川派中医药名家系列丛书

李斯炽

李国臣　编著

中国中医药出版社

·北　京·

图书在版编目（CIP）数据

川派中医药名家系列丛书．李斯炽 / 李国臣编著．—北京：中国中医药出版社，2018.12

ISBN 978 – 7 – 5132 – 4283 – 7

Ⅰ．①川…　Ⅱ．①李…　Ⅲ．①李斯炽（1892–1979）—生平事迹 ②中医临床—经验—中国—现代　Ⅳ．① K826.2　② R249.7

中国版本图书馆 CIP 数据核字（2017）第 132527 号

中国中医药出版社出版

北京市朝阳区北三环东路 28 号易亨大厦 16 层

邮政编码　100013

传真　010–64405750

廊坊市祥丰印刷有限公司印刷

各地新华书店经销

开本 710×1000　1/16　印张 17　彩插 0.5　字数 203 千字

2018 年 12 月第 1 版　2018 年 12 月第 1 次印刷

书号　ISBN 978 – 7 – 5132 – 4283 – 7

定价　69.00 元

网址　www.cptcm.com

社长热线　010–64405720

购书热线　010–89535836

维权打假　010–64405753

微信服务号　zgzyycbs

微商城网址　https://kdt.im/LIdUGr

官方微博　http://e.weibo.com/cptcm

天猫旗舰店网址　https://zgzyycbs.tmall.com

如有印装质量问题请与本社出版部联系（010–64405510）

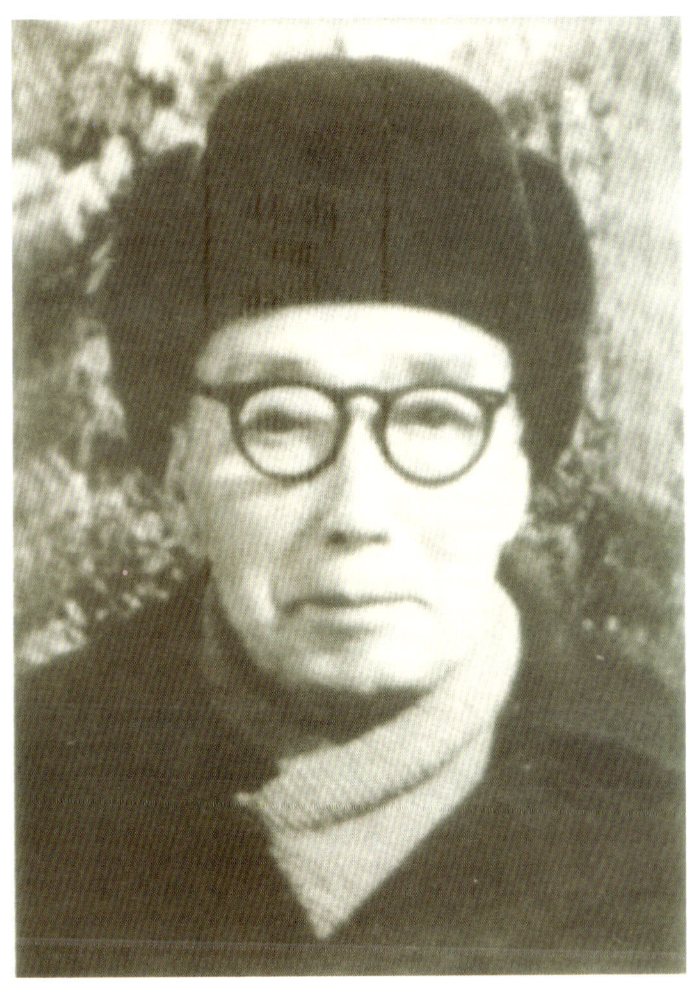

李斯炽

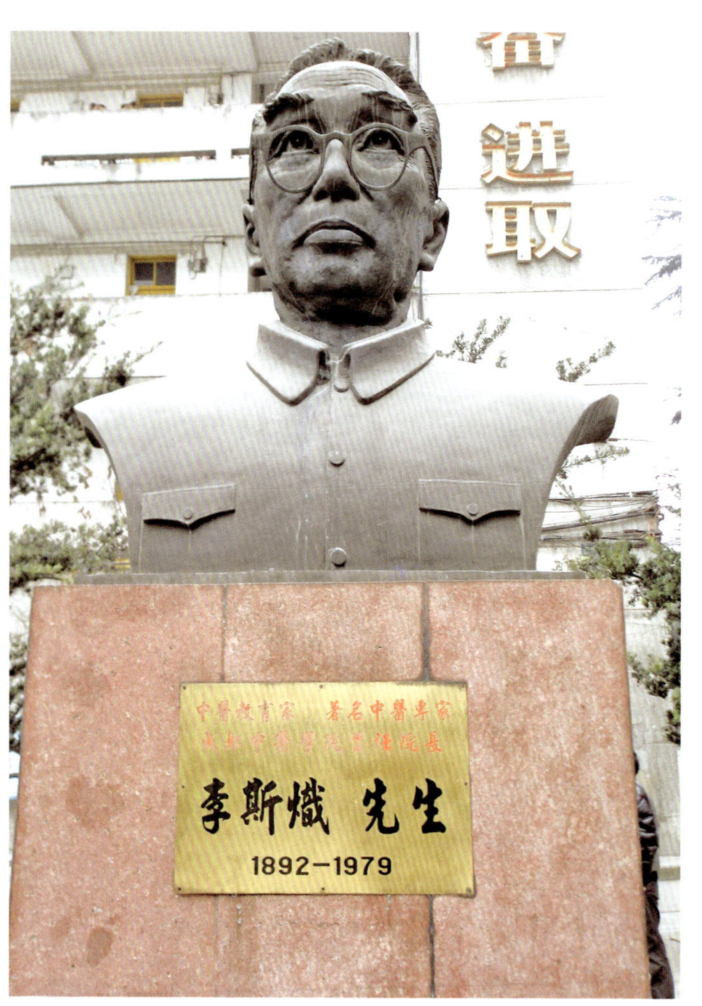

成都中医药大学校园内的李斯炽塑像

国药商钞 创刊纪念

是改良国药的先锋

就是推进业务的指

南针

四川国医学院院长李斯炽题

李斯炽手迹

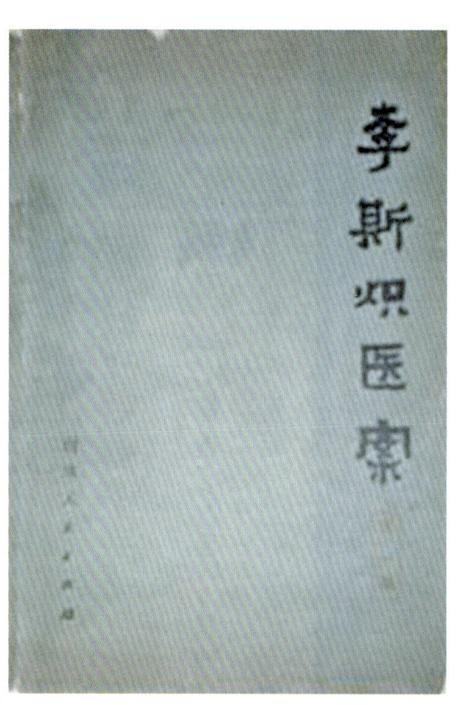

《李斯炽医案》（第一辑）书影

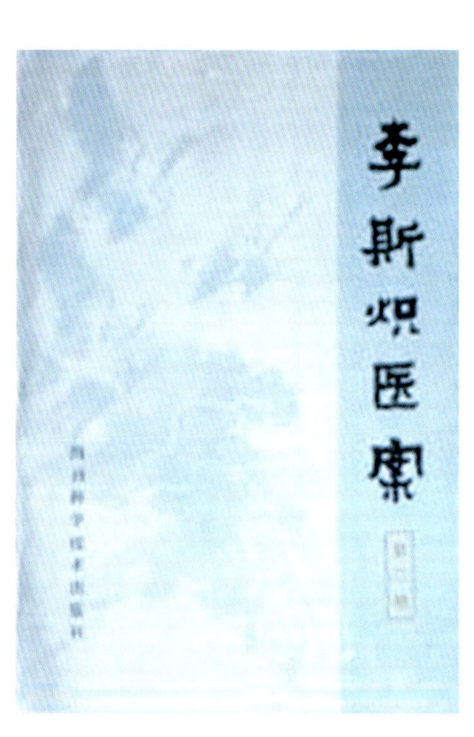

《李斯炽医案》（第二辑）书影

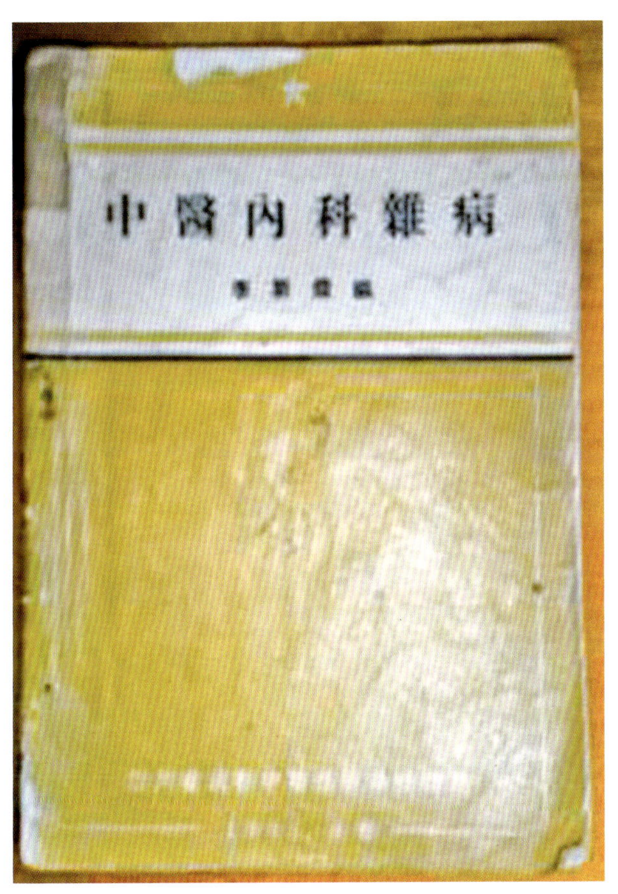

《中医内科杂病》书影

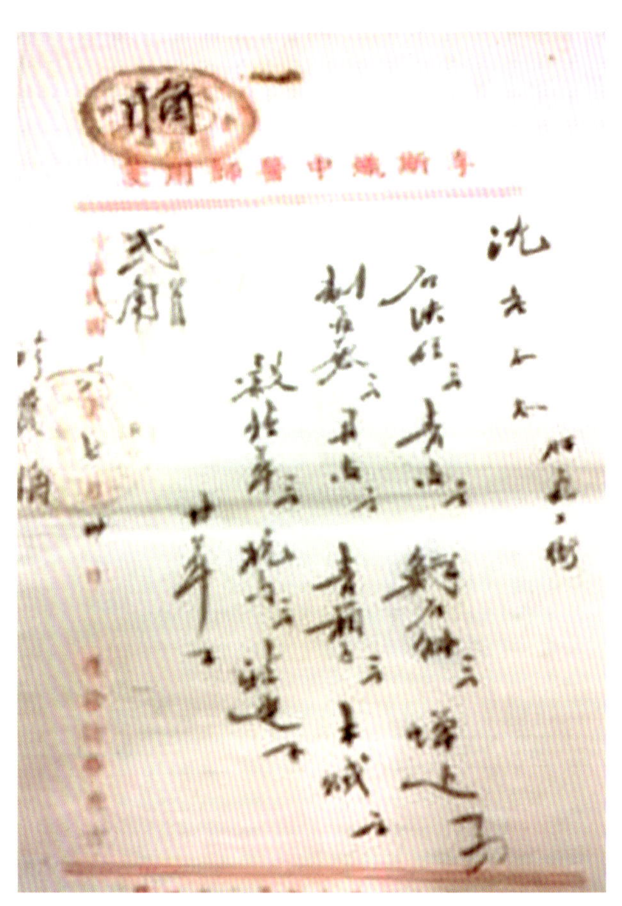
李斯熾中醫師用箋

李斯炽1949年亲笔处方

《川派中医药名家系列丛书》编委会

总序——加强文化建设，唱响川派中医

四川，雄居我国西南，古称巴蜀，成都平原自古就有天府之国的美誉，天府之土，沃野千里，物华天宝，人杰地灵。

四川号称“中医之乡、中药之库”，巴蜀自古出名医、产中药，据历史文献记载，自汉代至明清，见诸文献记载的四川医家有 1000 余人，川派中医药影响医坛 2000 多年，历久弥新；川产道地药材享誉国内外，业内素有“无川（药）不成方”的赞誉。

医派纷呈　源远流长

经过特殊的自然、社会、文化的长期浸润和积淀，四川历朝历代名医辈出，学术繁荣，医派纷呈，源远流长。

汉代以涪翁、程高、郭玉为代表的四川医家，奠定了古蜀针灸学派。郭玉为涪翁弟子，曾任汉代太医丞。涪翁为四川绵阳人，曾撰著《针经》，开巴蜀针灸先河，影响深远。1993 年，在四川绵阳双包山汉墓出土了最早的汉代针灸经脉漆人；2013 年，在成都老官山再次出土了汉代针灸漆人和 920 支医简，带有“心”“肺”等线刻小字的人体经穴髹漆人像是我国考古史上首次发现，应是迄今我国发现的最早、最完整的经穴人体医学模型，其精美程度令人咋舌！又一次证明了针灸学派在巴蜀的渊源和影响。

四川山清水秀，名山大川遍布。道教的发祥地青城山、鹤鸣山就坐落在成都市。青城山、鹤鸣山是中国的道教名山，是中国道教的发源地之一，自东汉以来历经 2000 多年，不仅传授道家的思想，道医的学术思想也因此启蒙产生。道家注重炼丹和养生，历代蜀医多受其影响，一些道家也兼行医术，如晋代蜀医李常在、李八百，宋代皇甫坦，以及明代著名医家韩懋（号飞霞道人）等，可见丹道医学在四川影响深远。

川人好美食，以麻、辣、鲜、香为特色的川菜享誉国内外。川人性喜自在休闲，养生学派也因此产生。长寿之神——彭祖，号称活了 800 岁，相传他经历了尧舜夏商诸朝，据《华阳国志》载，“彭祖本生蜀”，“彭祖家其彭蒙”，由此推断，彭祖不但家在彭山，而且他晚年也落叶归根于此，死后葬于彭祖山。彭祖山坐落在成都彭山县，彭祖的长寿经验在于注意养生锻炼，他是我国气功的最早创始人，他的健身法被后人写成《彭祖引导法》；他善烹饪之术，创制的“雉羹之道”被誉为“天下第一羹”，屈原在《楚辞·天问》中写道：“彭铿斟雉，帝何飨？受寿永多，夫何久长？”反映了彭祖在推动我国饮食养生方面所做出的贡献。五代、北宋初年，著名的道教学者陈希夷，是四川安岳人，著有《指玄篇》《胎息诀》《观空篇》《阴真君还丹歌注》等。他注重养生，强调内丹修炼法，将黄老的清静无为思想、道教修炼方术和儒家修养、佛教禅观会归一流，被后世尊称为“睡仙”“陈抟老祖”。现安岳县有保存完整的明代陈抟墓，有陈抟的《自赞铭》，这是全国独有的实物。

四川医家自古就重视中医脉学，成都老官山出土的汉代医简中就有《五色脉诊》（原有书名）一书，其余几部医简经初步整理暂定名为《敝昔医论》《脉死候》《六十病方》《病源》《经脉书》《诸病症候》《脉数》等。学者经初步考证推断极有可能为扁鹊学派已经亡佚的经典书籍。扁鹊是脉学的倡导者，而此次出土的医书中脉学内容占有重要地位，一起出土的还有用于经脉教学的人体模型。唐代杜光庭著有脉学专著《玉函经》3卷，后来王鸿骥的《脉诀采真》、廖平的《脉学辑要评》、许宗正的《脉学启蒙》、张骥的《三世脉法》等，均为脉诊的发展做出了贡献。

昝殷，唐代四川成都人。昝氏精通医理，通晓药物学，擅长妇产科。唐大中年间，他将前人有关经、带、胎、产及产后诸症的经验效方及自己临证验方共378首，编成《经效产宝》3卷，是我国最早的妇产科专著。加之北宋时期的著名妇产科专家杨子建（四川青神县人）编著的《十产论》等一批妇产科专论，奠定了巴蜀妇产学派的基石。

宋代，以四川成都人唐慎微为代表撰著的《经史证类备急本草》，集宋代本草之大成，促进了本草学派的发展。宋代是巴蜀本草学派的繁荣发展时期，陈承的《重广补注神农本草并图经》，孟昶、韩保昇的《蜀本草》等，丰富、发展了本草学说，明代李时珍的《本草纲目》正是在此基础上产生的。

宋代也是巴蜀医家学术发展最活跃的时期。四川成都人、著名医家史崧献出了家藏的《灵枢》，校正并音释，名为《黄帝素问灵枢经》，由朝廷刊印颁行，为中医学发展做出了不可估量的贡献，可以说，没有史崧的奉献就没有完整的《黄帝内经》。虞庶撰著的《难经注》、杨康侯的《难经续演》，为医经学派的发展奠定了基础。

史堪，四川眉山人，为宋代政和年间进士，官至郡守，是宋代士人而医的代表人物之一，与当时的名医许叔微齐名，其著作《史载之方》为宋代重要的名家方书之一。同为四川眉山人的宋代大文豪苏东坡，也有《苏沈内翰良方》（又名《苏沈良方》）传世，是宋人根据苏轼所撰《苏学士方》和沈括所撰《良方》合编而成的中医方书。加之明代韩懋的《韩氏医通》等方书，一起成为巴蜀医方学派的代表。

四川盛产中药，川产道地药材久负盛名，以回阳救逆、破阴除寒的附子为代表的川产道地药材，既为中医治病提供了优良的药材，也孕育了以附子温阳为大法的扶阳学派。清末四川邛崃人郑钦安提出了中医扶阳理论，他的《医理真传》

《医法圆通》《伤寒恒论》为奠基之作，开创了以运用附、姜、桂为重点药物的温阳学派。

清代西学东进，受西学影响，中西汇通学说开始萌芽，四川成都人唐宗海以敏锐的目光捕捉西学之长，融汇中西，撰著了《血证论》《医经精义》《本草问答》《金匮要略浅注补正》《伤寒论浅注补正》，后人汇为《中西汇通医书五种》，成为“中西汇通”的第一种著作，也是后来人们将主张中西医兼容思想的医家称为“中西医汇通派”的由来。

名医辈出　学术繁荣

中华人民共和国成立后，历经沧桑的中医药，受到党和国家的高度重视，在教育、医疗、科研等方面齐头并进，一大批中医药大家焕发青春，在各自的领域里大显神通，中医药事业欣欣向荣。

四川中医教育的奠基人——李斯炽先生，在 1936 年创立了“中央国医馆四川分馆医学院”，简称“四川国医学院”。该院为国家批准的办学机构，虽属民办但带有官方性质。四川国医学院也是成都中医学院（现成都中医药大学）的前身，当时汇集了一大批中医药的仁人志士，如内科专家李斯炽、伤寒专家邓绍先、中药专家凌一揆等，还有何伯勋、杨白鹿、易上达、王景虞、周禹锡、肖达因等一批蜀中名医，可谓群贤毕集，盛极一时。共招生 13 期，培养高等中医药人才 1000 余人，这些人后来大多数都成为中华人民共和国成立后的中医药领军人物，成为四川中医药发展的功臣。

1955 年国家在北京成立了中医研究院，1956 年在全国西、北、东、南各建立了一所中医学院，即成都、北京、上海、广州中医学院。成都中医学院第一任院长由周恩来总理亲自任命。李斯炽先生继创办四川国医学院之后又成为成都中医学院的第一任院长。成都中医学院成立后，在原国医学院的基础上，又汇集了一大批有造诣的专家学者，如内科专家彭履祥、冉品珍、彭宪章、傅灿冰、陆干甫；伤寒专家戴佛延；医经专家吴棹仙、李克光、郭仲夫；中药专家雷载权、徐楚江；妇科专家卓雨农、曾敬光、唐伯渊、王祚久、王渭川；温病专家宋鹭冰；外科专家文琢之；骨、外科专家罗禹田；眼科专家陈达夫、刘松元；方剂专家陈潮祖；医古文专家郑孝昌；儿科专家胡伯安、曾应台、肖正安、吴康衡；针灸专家余仲权、薛鉴明、李仲愚、蒲湘澄、关吉多、杨介宾；医史专家孔健民、李介民；中医发展战略专家侯占元等。真可谓人才济济，群星灿烂。

北京成立中医高等院校、科研院所后，为了充实首都中医药人才的力量，四川一大批中医名家进驻北京，为国家中医药的发展做出了巨大贡献，也展现了四川中医的风采！如蒲辅周、任应秋、王文鼎、王朴城、王伯岳、冉雪峰、杜自明、李重人、叶心清、龚志贤、方药中、沈仲圭等，各有精专，影响广泛，功勋卓著。

北京四大名医之首的萧龙友先生，为四川三台人，是中医界最早的学部委员（院士，1955 年）、中央文史馆馆员（1951 年），集医道、文史、书法、收藏等于一身，是中医界难得的全才！其厚重的人文功底、精湛的医术、精美的书法、高尚的品德，可谓“厚德载物”的典范。2010 年 9 月 9 日，故宫博物院在北京为萧龙友先生诞辰 140 周年、逝世 50 周年，隆重举办了“萧龙友先生捐赠文物精品展”，以缅怀和表彰先生的收藏鉴赏水平和拳拳爱国情怀。萧龙友先生是一代举子、一代儒医，精通文史，书法绝伦，是中国近代史上中医界的泰斗、国学家、教育家、临床大家，是四川的骄傲，也是我辈的楷模！

追源溯流　振兴川派

时间飞转，掐指一算，我自 1974 年赤脚医生的“红医班”始，到 1977 年大学学习、留校任教、临床实践、跟师学习、中医管理，入中医医道已 40 年，真可谓弹指一挥间。俗曰：四十而不惑，在中医医道的学习、实践、历练、管理、推进中，我常常心怀感激，心存敬仰，常有激情冲动，其中最想做的一件事就是将这些中医药实践的伟大先驱者，用笔记录下来，为他们树碑立传、歌功颂德！缅怀中医先辈的丰功伟绩，分享他们的学术成果，继承不泥古，发扬不离宗，认祖归宗，又学有源头，师古不泥，薪火相传，使中医药源远流长，代代相传，永续发展。

今天，时机已经成熟，四川省中医药管理局组织专家学者，编著了大型中医专著《川派中医药源流与发展》，横跨两千年的历史，梳理中医药历史人物、著作，以四川籍（或主要在四川业医）有影响的历史医家和著作为线索，理清历史源流和传承脉络，突出地方中医药学术特点，认祖归宗，发扬传统，正本清源，继承创新，唱响川派中医药。其中，“医道溯源”是以民国以前的川籍或在川行医的中医药历史人物为线索，介绍医家的医学成就和学术精华，作为各学科发展的学术源头。“医派医家”是以近现代著名医家为代表，重在学术流派的传承与发展，厘清流派源流，一脉相承，代代相传，源远流长。《川派中医药源流与发展》一书，填补了川派中医药发展整理的空白，是集四川中医药文化历史和发展现状之大成，理清了川派学术源流，为后世川派的研究和发展奠定了坚实的基础。

我们在此基础上，还编著了《川派中医药名家系列丛书》，汇集了一大批近现代四川中医药名家，遴选他们的后人、学生等整理其临床经验、学术思想编辑成册。预计编著一百人，这是一批四川中医药的代表人物，也是难得的宝贵文化遗产，今天，经过大家的齐心努力终于得以付梓。在此，对为本系列书籍付出心血的各位作者、出版社编辑人员一并致谢！

由于历史久远，加之编撰者学识水平有限，书中罅、漏、舛、谬在所难免，敬望各位同仁、学者提出宝贵意见，以便再版时修订提高。

中华中医药学会　副会长
四川省中医药学会　会　长
四川省中医药管理局　原局长　杨殿兴
成都中医药大学　教授、博士生导师

2015年春于蓉城雅兴轩

李序

先祖父李斯炽，毕生致力于中医学术的传承与发展，早年怀科学救国之志，学习理化，然于中国传统学术之中医学更为偏爱，于20世纪20年代末在参加反对废止中医案的斗争中，毅然弃教从医，正式以医为业。他广闻博览，精研医术；办学授徒，桃李芬芳；悬壶济世，笔耕不辍，其影响遍及蜀中，声名播于海内外。生平著述甚多，20世纪40年代刊行《金匮要略新诠》《内经类要》，新中国成立后出版《医学三字经简释》及《李斯炽医案》(第一、二辑)。但还有许多著述尚未公开出版，如历经5年耗费大量心血，于1966年撰成的《实用内经选释义》原稿在"文革"期间部分散佚。叔父李克淦协助编写的《五脏辨证论治歌括》《杂病论治歌括》等，通俗易懂，朗朗上口，在当地流传已久，仅有内部的油印与铅印本，现存世已十分稀少。整理先祖父的学术经验，伯父李克光、叔父李克淦发表有相关论著近百篇，拙著《中国中医昆仑·李斯炽卷》以人物传记的形式详细介绍了生平事迹，均可资了解先祖父之学术。

今四川省中医药管理局主持"川派中医药名家学术思想及临床经验研究"，实乃省内中医界之一大幸事，于发掘、保护、传承老中医经验，弘扬中医学术，展示川派中医面貌，都意义重大。青年中医才俊李国臣博士，学有所本，立志继承发扬老中医之学术经验，主动承担整理之职，历时年余，其纂辑之经验集已成，其内容约为“生平简介、临床经验、学术思想、学术传承、论著提要”等部分，临床经验所占篇幅为最，分病26种，著案数十例，首列“口诀”，以歌诀的形式概括该病的病因、辨证、治法、方药；次附验案，以示具体证治之法。其内容活泼，形式新颖，易学易懂，实为学习杂病证治之优秀读本。

李继明

序于成都中医药大学

2017年12月19日

编写说明

1. 按照四川省中医药管理局制定的“原汁原味”的宗旨和“要收集学术思想和学术成果的第一手资料”的要求，书中医案皆取自《李斯炽医案》第一、二辑，以达到忠实原著，使读者有直接触及医家之感的目的。每一案例下标明出处以便读者查阅、互参。

2. 编者将同一种病的不同案例进行整理、归纳、分析、对比，设置了诊断、辨证、治法、方剂、药物、按语等部分。在按语部分，作者摘录了古今医家的相关论述以及现代科研成果，以期使读者充分、全面、正确地理解李斯炽的学术精华。

3. 每种疾病案例前冠以歌诀，以期提纲挈领、简明实用。歌诀为李斯炽老口述的《杂病论治歌括》，是其临床经验的高度总结。

4. 医案剂量当中的“钱”换算成“克（g）”。瓜络4寸、瓜蒌1枚、竹叶20叶等未改，仍保持原貌。

5. 书中“勾藤”按标准改成“钩藤”。飧，原释读“申”，改正成读“孙”。烁，原释读“灼”，改正成读“硕”。

6. 本书为四川省中医药管理局“川派中医药名家学术思想及临床经验研究”课题，感谢四川省中医药管理局为振兴中医事业所做出的高瞻远瞩的决策和举措！

7. 承蒙李斯炽老之孙、成都中医药大学李继明教授为本书作序，李继明教授还亲自撰写了学术传承和年谱部分，确保了两部分的真实性、准确性和权威性，在此表示衷心的感谢！

继承、发展中医是每一位中医人的使命。我们坚信：古老而又青春勃发的中医药学定会薪火久传，为全人类的健康事业做出更大的贡献！

李国臣

2013 年 12 月于成都中医药大学

目 录

生平简介

川派中医药名家系列丛书

李斯炽

李斯炽（1892—1979），名瑛，字斯炽。祖父李仙洲，河南阌乡人，清咸丰十一年（1861）进士，曾任四川中江县知县，卸任后定居成都。李斯炽父亲李塾先，在兄弟四人中最喜读书，秀才及第。李斯炽为祖父长孙，4岁时已经能背诵《三字经》《百家姓》《千字文》等童蒙书籍，全家见其沉静聪颖，好学强记，决定予其最好的教育，令拜董稚庵为师。董稚庵为成都名士，以医为业，精通诗文书画。其效前贤丹溪翁为医以儒为本，通乎教化之训，济世活人，兼弘文化。李斯炽少时即有活人之志，所以对中医学兴趣很深，其跟随董稚庵学习道德文章之余，随师侍诊，得耳提面命10余载，尽得其传。期间，不但学习了老师丰富的临床经验，同时还随师深研《黄帝内经》《伤寒论》《金匮要略》等经典，精究义理，奠定了深厚的理论基础。

1915年李斯炽以优异成绩于四川省高等师范学校（四川大学前身）理化专业毕业，并留校任助教。他利用业余时间临证，因疗效显著，遂医名鹊起。1929年国民政府卫生部第一届中央卫生委员会通过了《规定旧医登记案原则》（简称《原则》），内容包括旧医登记限至民国十九年（1930）为止、禁止旧医学校、取缔新闻杂志等非科学医之宣传品及登报介绍旧医等，目的在于“废止中医”。《原则》激起了全国中医药界长达9年的抗争。在这关乎“中医存亡”的时期，李斯炽没有退缩在教育界里明哲保身，而是作为推举代表，为争取中医的合法地位请愿呼吁，四处奔走。他还与蔡品三、罗春舫等人发起组织“四川医学会”，创办《医药改进》月刊，为反对当时政府的错误决定而坚决斗争。1935年李斯炽以誓与国医共存亡的决心，毅然选择“弃教从医”，在成都市三桥南街挂出“李斯炽医寓”的牌子，正式以医为业。他的这些壮举得到成都市中医界人士的极大赞赏，以实际行动捍卫了中医。

为了从根本上挽救中医，1936年，李斯炽和中医界人士赖华锋、杨白鹿、邓绍先、何伯埙、徐庶瑶等人共同创办四川国医学院，李斯炽先后担任教务长、副院长、院长。他与同道采取社会筹募、自身捐献、义务上课、借贷典当等办法筹措经费，自己几乎把行医收入的绝大部分投入办学。此外，他还四处举债，为办学付出了极大的心血。四川国医学院为四川地区培养了如凌一揆、彭履祥、冉品珍、曾静光、余仲权、郭仲夫、李介明、戴佛延等一大批中医骨干人才。新中国成立后，四川国医学院改建为成都中医进修学校，李斯炽任一、二、三、四班班主任。1956 年，在成都中医进修学校基础上成立了成都中医学院。1958 年，李斯炽被中华人民共和国国务院任命为成都中医学院首任院长。

李斯炽重视中医临床工作，早在 1938 年，他就支持赵沅章开办了成都市第一所中医医院，并义务担任医务主任。1958 年，四川温江地区钩端螺旋体病流行，他带领中医治疗组进行中医分型治疗，疗效显著，并发表《治疗瘟疫（钩端螺旋体病）的初步报告》，为中医中药治疗急性流行性热病提供了宝贵经验。李斯炽医术精湛，1951 年，到成都参加会议的毛泽东主席感冒发烧，省卫生厅派车接李斯炽到金牛招待所为主席诊病。他辨证为风温初起，处以银翘散加防风两剂，毛主席很快康复。李斯炽还参加林伯渠副委员长等其他中央各部委领导同志的诊治工作，被称为“部医”，扩大了中医的影响，一时被传为佳话。1956 年，四川省委统战部征求李斯炽进京工作意见，他选择留在家乡为中医药发展献力，并极力推荐蒲辅周、杜子明、黄柱臣到北京中医研究所工作，得到了医界的广泛赞誉！

“医以载道，德惠众生”一直是李斯炽的行医指南。新中国成立前他就倡议医学会的成员轮流到三福堂和从心斋两个慈善机构义诊，自己每周固定在两处各义诊半天，逢各种节庆日还要捐钱捐物。1932 年秋，成都地区霍乱流行，贫民聚居地民众无钱医治，死者甚众。他不畏传染，深入疫区，发起组织“壬申防疫队”，献方献药，配制“辟瘟丹”“甘露午时茶”免费发放给病人，同时宣传卫生防护知识，对控制疫情起到了积极作用。1967 年后，李斯炽在家里为病人免费看病，其工资除基本生活开销外，几乎全部用于公益事业。

李斯炽治学严谨，善于继承，勇于创新。主办《医药改进》月刊、《国药商钞》等刊物。1955 年，他在四川医学院组织进行中医药治疗肺脓肿的临床观察，于 1957 年发表《治疗肺脓肿的初步报告》，在全国率先报道了中医药对肺脓肿这一急重症的治疗。其报告中所使用的治疗方法，被中医界普遍接受和采用。李斯炽著作有《金匮要略新诠》《实用内经选释义》《内经类要》《中医内科杂病》《医学三字经浅释》《运气学说管窥》《素问玄机原病式初探》《李斯炽医案》（第一、二辑）及《医学歌诀三种》等。1978 年，李斯炽被授予国家第一批中医教授职称。

李斯炽先后担任中华医学会顾问、中华医学会四川分会副会长、四川省科学技术委员会委员、《中医杂志》编委、农工民主党成都市代主任委员、第二及第三届全国人大代表、第五届全国政协委员。在第二届全国人民代表大会期间，入选大会主席团。1959 年，“因对发扬中医学工作积极，成绩卓著”，李斯炽获卫生部颁发的金质奖章。1979 年，李斯炽逝世于成都，享年 87 岁。

临床经验

川派中医药名家系列丛书

李斯炽

一、医案

1. 腰痛

歌诀

腰痛症，十五则，太阳伤寒寒湿邪，寒湿兼表与风邪，更有真中并湿热。
肝阴亏，少气血，肾阴亏损夹湿热。肾阳不足痰湿者，中寒肝郁并瘀血[1]。
治腰痛，十八方，应分外感与内伤，太阳伤寒项肌强，解表需要麻黄汤[2]。
寒湿痛，腰沉重，四肢倦怠不想动，舌苔白腻脉濡缓，甘姜苓术汤[3]可用。
寒湿痛兼表邪，头身项背都拘急，胸满腹痛食欲吐，解表温中用五积[4]。
风湿痛，无定处，天阴下雨痛尤著，腰酸脊强不能俯，羌活胜湿[5]服几付。
若不治，痛到夕，伤及肝肾发冷痹，俯迎屈伸不便利，独活桑寄生[6]功效奇。
真中风，筋脉急，半身不遂难转侧，舌强语蹇口眼斜，小续命汤[7]能驱邪。
湿热痛，腰灼热，身发黄色尿茶色，胸中烦闷喜清凉，舌苔黄腻濡数脉。
若热重，湿气轻，二妙木瓜芍泽陈[8]，湿热嚣张用八正[9]，湿重热轻用四苓[10]。
肝阴虚，腰痛强，益胃[11]二至[12]最为上。气血不足十全[13]养，气煦血濡自舒畅。
肾阴虚，六味丸[14]，桑枝牛膝并车前，再加杜仲与续断，兼夹湿热用金钱[15]。
肾阳虚，肾气丸[16]，骨脂[17]杜仲一起煎，若为痰湿腰麻冷，二陈再把桂芥添[18]。
若中寒，腰冷痛，桂附[19]干姜与杜仲，肝郁气滞不流通，柴胡疏肝[20]来运送。
有瘀血，脉细涩，或有紫块大便黑，腰间刺痛重在夜，桃红四物[21]加血竭。

注释

［1］腰痛症……中寒肝郁并瘀血：腰痛症大体上可以归纳为15种情况，即太阳伤寒、寒湿、寒湿兼表邪、风湿、真中风、湿热、肝阴亏、气血不足、肾阴亏损、肾阴亏损夹湿热、肾阳不足、痰湿、中寒、肝郁、瘀血。

［2］太阳伤寒……麻黄汤：太阳伤寒症状可参照《五脏辨证论治歌诀》风寒证条下。麻黄汤：麻黄、桂枝、杏仁、甘草。

［3］甘姜苓术汤：甘草、干姜、茯苓、白术。

［4］五积：即五积散，由麻黄、苍术、白芷、当归、白芍、川芎、枳壳、桔梗、茯苓、厚朴、陈皮、半夏、生姜、葱白、甘草组成。

［5］羌活胜湿：即羌活胜湿汤，由羌活、独活、藁本、防风、炙甘草、川芎、蔓荆子组成。

［6］独活寄生：即独活桑寄生汤，由独活、桑寄生、当归、白芍、川芎、熟地、桂枝、茯苓、杜仲、党参、牛膝、甘草组成。

［7］小续命汤：由桂枝、麻黄、川芎、党参、白芍、杏仁、防风、制附片、黄芩、防己、生姜、大枣、甘草组成。

［8］二妙木瓜芍泽陈：即二妙散（苍术、黄柏）加木瓜、白芍、泽泻、陈皮。

［9］八正：即八正散，由车前子、木通、瞿麦、扁蓄、滑石、栀子、大黄、甘草组成。

［10］四苓：即四苓散，由白术、茯苓、猪苓、泽泻组成。

［11］益胃：即益胃汤，由北沙参、麦冬、生地黄、玉竹、冰糖组成。

［12］二至：即二至丸，由女贞子、墨旱莲组成。

［13］十全：即十全大补汤，由当归、川芎、白芍、熟地、党参、白术、茯苓、黄芪、肉桂、甘草组成。

［14］六味丸：即六味地黄丸，由熟地、山茱萸、山药、茯苓、泽泻、牡丹皮组成。

［15］金钱：即金钱草。

［16］肾气丸：熟地、山茱萸、山药、茯苓、泽泻、牡丹皮、附子、肉桂。

［17］骨脂：即补骨脂。

［18］二陈再把桂芥添：即二陈汤（茯苓、法夏、陈皮、甘草）加肉桂、白芥子。

［19］桂附：即肉桂、制附片。

［20］柴胡疏肝：即柴胡疏肝散，由柴胡、陈皮、川芎、香附、枳壳、芍药、炙甘草组成。

［21］桃红四物：即桃红四物汤，由桃仁、红花、当归、川芎、白芍、熟地组成。

典型案例

（1）寒湿伤肾

李某，男，82岁，1972年1月10日初诊。腰痛而重，年老怕冷，脉沉而细，两尺脉尤沉细，舌苔白腻。（选自《李斯炽医案》第一辑第90页）

诊断：腰痛。

辨证：寒湿伤肾。

治法：温阳除湿。

方剂：肾着汤。

处方：

干姜 9g 茯苓 12g 白术 12g 甘草 3g

4 剂。

服上方 4 剂后，腰痛即痊愈。

按语：病人脉沉细，腰痛而重，形寒怕冷，为肾家寒湿。尺脉尤沉细，舌苔白腻，亦系寒湿之象。《辨证录》说：“人有露宿于星月之下，感犯寒湿之气，腰痛不能转侧，人以为血凝于少阳胆经也，谁知是邪入于骨髓之内乎？夫腰乃肾堂至阴之宫也，霜露寒湿之气，乃至阴之邪也。以至阴之邪，而入至阴之络，故搐急而作痛。”本案寒湿腰痛的症状叙述较为简单，临床可参照其他医家论述，如《明医指掌》的“寒湿腰痛者，遇阴寒即作，或久雨阴湿所得，晴暖即减”，《症因脉治》的“头痛身痛，无汗拘紧腰痛，不能转侧，此寒湿腰痛之症也”，等等。处方之来源《金匮要略》中说：“腰重如带五千钱，甘姜苓术汤主之。”对于肾着汤，《医学实在易》的发挥是：“盖以腰者，肾之府也，腰痛自当补肾。腰痛而重，是寒湿之邪，不在肾之中间，而在肾之外府，故其治不在温肾以散寒，而在燥土以胜湿，若用桂附则反伤肾阴矣。”主张以祛湿为主，反对过早用附子、肉桂等温阳散寒药。

（2）脾肾寒湿

安某，男，成年，1971 年 7 月 3 日初诊。主诉由于夏天睡卧湿地，致腰部疼痛，同时舌苔逐步变黑，饮食减少，四肢乏力，精神倦怠。曾经长时间服用清热药物，不但未见好转，反而舌黑情况更加严重。脉濡细，舌黑面滑。（选自《李斯炽医案》第一辑第 89 页）

诊断：腰痛。

辨证：湿伤脾肾之阳。

治法：除湿运脾温肾。

方剂：肾着汤、胃苓汤加减。

处方：

苍术 9g 厚朴 9g 茯苓 9g 泽泻 9g

法半夏 9g　　木香 6g　　炒扁豆 12g　　藿香 9g
炮姜 6g　　神曲 9g　　甘草 3g

4 剂。

服上方 4 剂后，黑苔渐退，腰痛大减，余症亦趋缓解。后以上方加减连服 20 余剂，基本上恢复健康。

按语：病人睡卧湿地，寒湿内侵。又过服寒凉清热药物，使湿邪更盛。舌黑而滑，脉濡而细，是水湿内聚的明证。《古今图书集成·医部全录》卷二百三十三言："肾属水，从其类也。"湿邪伤肾，腰为肾之府，则腰部疼痛。湿困脾阳则饮食减少、精神倦怠。脾主四肢，脾阳湿困，故四肢乏力。湿为阴邪，故当温中除湿，用肾着、胃苓增损，以两解脾肾之湿。本案与上案不同之处是在肾着汤的基础上用胃苓汤，加大祛湿力度。《古今图书集成·医部全录》卷一百八十七说："若湿滞腰痛而小水不利者，宜胃苓汤或五苓散加苍术主之。"

（3）肝肾阴亏

王某，男，成年，1970 年 12 月 12 日初诊。主诉腰痛、腿痛，失眠眼花，头晕耳鸣，性情急躁，饮食不好，头发易落。诊得脉象浮弦大，舌红少苔。（选自《李斯炽医案》第一辑第 87 页）

诊断：腰痛。

辨证：肝肾阴亏，虚阳上亢。

治法：滋阴潜阳。

方剂：二至丸、六味地黄丸加减。

处方：

熟地 12g　　山药 12g　　茯苓 9g　　玉竹 9g
制首乌 12g　　女贞子 12g　　墨旱莲 12g　　沙苑子 9g
菟丝子 12g　　五味子 6g　　白芍 9g　　龙骨 12g
牡蛎 12g　　柏子仁 9g

4 剂。

12 月 17 日二诊：服上方 4 剂后，失眠头晕好转，余症尚在。再本养肝肾之法。处方：

生地黄 9g　　山药 12g　　牡丹皮 9g　　茯苓 9g

泽泻 9g　牛膝 12g　菟丝子 9g　女贞子 12g
墨旱莲 12g　龙骨 12g　牡蛎 12g　白芍 9g
知母 9g

6剂。

12月24日三诊：服上方6剂后，腰痛、腿痛、失眠、头晕眼花、落发等症均大有好转，饮食也有增加。只觉耳鸣多梦，脉象浮弦，舌红少苔，仍本前法。处方：

磁石 9g　朱砂 1g　神曲 9g　生地黄 9g
山药 12g　茯苓 9g　牡丹皮 9g　泽泻 9g
菟丝子 12g　女贞子 12g　墨旱莲 12g　龙骨 12g
牡蛎 12g　白芍 9g

6剂。

服上方6剂后，病即痊愈。

按语：病人脉象浮弦而大，舌质红而少苔，属肝阴亏。腰者肾之府，肾阴不足故腰痛、腿痛。《古今名医汇粹》引张景岳曰："腰痛之虚证，十居八九。但察既无表邪，又无湿热，而或年衰劳苦，或酒色斫丧，或七情忧郁所致者，悉属真阴虚证。"阴虚则阳亢，故出现失眠、眼花、头晕耳鸣、性情急躁等症状。肝藏血，血属阴，发为血之余，肝脏阴血不足，头发易落。阴亏肝气横逆则侮脾，故出现饮食不好。《古今名医汇粹》给出的兼症是："凡虚证之候，形色必青白，间或见黧黑；脉息必和缓，而或细微；或行立劳动更甚，而卧息少可。盖积而渐至者皆不足，暴而痛甚者多有余，治宜辨之。"同时书中也列出了治疗方剂："凡肾水真阴虚，宜当归地黄饮及左右归丸；若病稍轻，或痛不甚，虚不甚者，青蛾丸、煨肾丸、补髓丹、通气散。"本案用二至丸、六味地黄丸加减。方中沙苑子、玉竹、制首乌、五味子、白芍、菟丝子、知母等以育肝肾之阴。龙骨、牡蛎、柏子仁、磁石、朱砂以潜阳安神。加神曲健胃，加牛膝意为引血下行。药证相应，故奏效较速。

（4）心肾阴亏，气血不足

李某，男，34岁。主诉患慢性肾炎已有年余，现下肢浮肿已消，唯腰节酸楚刺痛，动则心悸，口干咽燥，睡眠欠佳，目视少神，面色萎黄。脉弦细微数，舌净无苔。（选自《李斯炽医案》第一辑第86页）

诊断：腰痛。

辨证：心肾阴亏，耗伤气血。

治法：养心宁神，益阴生水。

处方：

生地黄 12g　　沙参 15g　　天冬 9g　　白芍 9g

女贞子 15　　山药 15g　　茯神 9g　　枣仁 9g

柏子仁 9g　　丹参 9g　　远志 3g　　甘草 3g

二诊：服上方后，症状减轻，眠食俱佳。但腰刺痛未平，口舌仍显干燥，此应扶其正气、滋其阴血，而心肾之虚自不难恢复。处方：

党参 12g　　山药 15g　　黄芪 15g　　当归 12g

生地黄 9g　　枣仁 9g　　柏子仁 9g　　丹参 9g

菟丝子 9g　　枸杞 9g　　茯神 9g　　鸡内金 6g

甘草 3g

连服 7 剂，遂告痊愈。

按语：本例脉弦细微数，舌净无苔，是阴亏。具体而言，动则心悸，睡眠欠佳，是心阴亏损症状，腰部酸楚刺痛、口干咽燥是肾阴亏损症状。《幼科证治准绳》说："心肾者，气血之母也。"由于久病，母病及子，耗伤气血。故兼见目视少神，面色萎黄，综合诸症诊断为心肾阴亏、气血不足。故用沙参、山药、女贞子、生地黄、丹参、天冬、菟丝子、枸杞以养心肾之阴。用柏子仁、茯神、枣仁、远志以养心安神。用党参、当归、黄芪、白芍、甘草以补气血。加鸡内金以健胃。使阴分恢复，心肾相交，气血得养，则病即痊愈。

（5）阴亏兼夹风湿气滞

程某，男，成年，1971 年 7 月 6 日初诊。主诉腰痛，头痛，头晕，血压偏高，睡眠较差，性情急躁，阵发性心跳过速，大便秘结。寸关脉浮，舌质红净。（选自《李斯炽医案》第一辑第 88 页）

诊断：腰痛。

辨证：心肝阴亏，浮阳上亢。

治法：育阴潜阳。

处方：

生地黄 9g　　白芍 12g　　女贞子 12g　　制首乌 12g

山药 12g	玉竹 12g	桑叶 9g	钩藤 12g
代赭石 9g	龙骨 12g	牡蛎 12g	甘草 3g

4剂。

7月11日二诊：服上方4剂后，头痛头晕好转，近来无心动过速现象，余症仍在。又自诉喉部有阻挡感觉，屎气多，腰痛在天气变化时更剧。此阴亏气滞兼夹风湿气滞之候，于前方中加入疏气祛风之品。处方：

生地黄 9g	白芍 12g	玉竹 12g	麦冬 9g
墨旱莲 12g	桑寄生 15g	钩藤 12g	牡蛎 12g
刺蒺藜 12g	秦艽 9g	厚朴 9g	甘草 3g

4剂。

服上方4剂后，诸症消失，以后停药观察1个月，未见复发。

按语： 病人寸关脉浮，舌质红净，为心肝阴亏。头痛头晕，睡眠较差，心动过速，大便秘结，都是阴亏阳亢之象。性情急躁，喉部梗阻，屎气多，是肝脾气滞之征。《灵枢·经脉》说："肝足厥阴之脉，是动则病腰痛。"今肝阴不足，复加肝气郁滞，故发为腰痛。又因天气变化时腰痛加剧，此夹有风湿之故，即内虚感外实。《圣济总录·伤寒门》说："腰者肾之腑，肾者主水，受五脏六腑之精而藏之，伤寒病后，精血不足，肾气既弱，风邪袭虚，客搏于足少阴之经，留注腰脚，凝滞不散，故机关不利，为腰脚疼痛，亦有宿患肾经风湿腰痛，因汗下后，经气虚而发者，各从其证以方治之。"综合诸症，诊断为心肝阴亏，肝脾气滞兼夹风湿。故用生地黄、女贞子、制首乌、山药、玉竹、麦冬以养心肝阴分。阴虚则阳亢，故用牡蛎、钩藤、桑叶、代赭石、龙骨以平肝潜阳。用白芍以敛肝气之横逆。用刺蒺藜、厚朴以疏肝脾之滞气。加桑寄生、秦艽以除风湿亦存深义。秦艽，《本草简要方》言其"主治寒湿风痹，肢节痛"，又可"通经络荣筋骨"。桑寄生，《本草便读》言其既能"壮骨强筋，补肝肾虚羸"，又能"和营通络。治痹风痛着"。《本草从新》也言其有"补筋骨、散风湿。苦坚肾，助筋骨而固齿长发。甘益血，止崩漏而下乳安胎。舒筋络而利关节，和血脉而除痹痛"的相似论述。此味药既补内虚，又驱外邪，一物两用，足见李斯炽用药精当之处。全方使筋脉得养，气机通畅，不但腰痛得除，他症亦即缓解。

（6）肾阴亏损，兼夹湿热

侯某，女，36岁，1963年11月23日初诊。主诉经常腰痛，尿频，排尿疼痛，一年多来下肢轻度浮肿，全身倦怠无力，劳动后便觉胸胁疼痛，食欲减退，睡眠多梦，有时口干，舌质红，有薄白苔，脉象细数。（选自《李斯炽医案》第一辑第85页）

诊断：腰痛。

辨证：肾阴亏损，兼夹湿热。

治法：滋肾，清热，利湿。

方剂：知柏地黄丸加味。

处方：

生地黄9g　山茱萸9g　山药12g　茯苓9g
牡丹皮9g　泽泻9g　黄柏9g　知母9g
忍冬藤15g　茅根9g　车前草12g

12月21日二诊：服上方14剂，一月来小便正常，已无尿频及排尿疼痛现象。下肢已不肿，腰痛减轻，食欲增进。但右胁肋觉疼痛，睡眠多梦，有时口干。脉象细弱，两尺软弱，是湿热已解，当从滋肾中兼理肝气。处方：

生地黄9g　山茱萸9g　山药12g　茯苓9g
牡丹皮9g　泽泻9g　白芍9g　刺蒺藜12g
菟丝子12g　桑寄生15g　夜交藤15g

服上方7剂后，诸症即基本上得到控制。

按语：病人多梦口干，舌质红，尺脉软弱，是肾阴亏损之象。腰为肾之府，肾阴不足，故发为腰痛。病人尿频，排尿疼痛，倦怠无力，食欲减退，脉象细数，皆是内蕴湿热之象。肾司二便，由于肾家湿热，故排尿不畅。水液停积体内，故发为下肢轻度浮肿。肝肾同源，肾病影响到肝脏，故出现胸胁疼痛之症。另外，湿热又可致腰痛，《续名医类案·饮》说："湿热痰饮，留滞胸膈，随气升降，上涌则为眩晕，下坠则为腰痛。"《医学纲目》曰："平日膏粱浓味之人，腰痛皆是湿热阴虚。"方中用六味地黄丸、加菟丝子、桑寄生以滋肾强腰。用黄柏、知母、忍冬藤、茅根、车前草以清利湿热。二诊时，湿热已解，因其胁痛多梦，故加白芍、刺蒺藜以调肝气。加夜交藤以增进睡眠。阴虚兼夹湿热是李斯炽的重要学术思想，本例腰痛证治即其学术思想的具体运用。

（7）肾阴亏损，湿热气滞

王某，男，成年，1970年12月27日初诊。主诉腰部疼痛，右胁及少腹亦痛，小便深黄。经西医检查，诊断为肾结石。诊得脉象浮大，舌上有黄滑苔。（选自《李斯炽医案》第一辑第90页）

诊断：腰痛。

辨证：肾阴亏损，湿热气滞。

治法：养肾疏肝，兼除湿热。

处方：

生地黄9g	山药12g	牡丹皮9g	茯苓9g
泽泻9g	菟丝子12g	车前子9g	冬瓜仁12g
金钱草15g	海金沙15g	薏苡仁12g	木通6g
刺蒺藜9g	白芍12g	金铃炭12g	牛膝9g

服上方50余剂，平时用金钱草、海金沙二味泡开水代茶饮，两月后腰痛消失。经西医检查，已排除肾结石，诸症亦痊愈。

按语：病人脉象浮大，为阴亏脉象，腰为肾之府，肾阴亏损则发腰痛。足厥阴肝经布胁肋循少腹，肝部气滞则右胁及少腹疼痛，小便深黄，舌苔黄滑为有湿热之象。故用六味地黄丸以养肾阴。用牛膝、车前子、冬瓜仁、薏苡仁、木通、金钱草、海金沙利小便除湿热。用金钱草、海金沙二味泡水代茶饮者，是增强化石的作用。用刺蒺藜、金铃炭、白芍以疏肝行气。刺蒺藜，《本草再新》言其“镇肝风，泻肝火，益气化痰，散湿破血，消痈疽，散疮毒”。金铃子，《本草求原》言其“治淋病茎痛引胁，遗精，积聚，诸逆冲上，溲下血，头痛，牙宣出血，杀虫”。芍药，《本经》言其“主邪气腹痛，除血痹，破坚积，治寒热疝瘕，止痛，利小便，益气”。三药合力，疏肝行气力量较强，为李斯炽所喜用。

（8）气血不足，肝郁气滞

胡某，女，成年，1970年12月14日初诊。主诉腰痛，月经错后，经来量多。脉弱舌淡。（选自《李斯炽医案》第一辑第91页）

诊断：腰痛。

辨证：气血不足，肝郁气滞。

治法：补益气血，疏肝行气。

处方：

党参 9g	茯苓 9g	白术 9g	黄芪 15g
当归 9g	白芍 12g	金铃炭 12g	延胡索 9g
木香 6g	大枣 3 枚	姜炭 6g	甘草 3g

4 剂。

1971 年 1 月 18 日二诊：服上方 4 剂后，即行停药，觉腰已不痛，本月经期正常，但量少色黑，经来腹痛，月经过后白带较多，脉象濡弱，舌淡无苔，仍本前方之法。处方：

太子参 9g	白术 9g	茯苓 9g	当归 9g
白芍 12g	川芎 6g	柴胡 6g	香附 9g
金铃炭 12g	青皮 6g	益母草 9g	甘草 3g

4 剂。

服上方 4 剂后，即基本恢复正常。

按语：病人脉弱舌淡，为气血不足之象。气血不足，复兼肝气郁滞，月经错后。经来量多，是气不统血。腰痛二诊时，白带较多，是气血不足。月经量少，色黑，经来腹痛，亦系肝郁之象。故用太子参、党参、黄芪、白术、大枣、甘草以补气，用当归、白芍、川芎以养血。用金铃炭、延胡索、木香、柴胡、香附、青皮以疏肝行气。初诊时，因经来量多，故加姜炭以温摄之。缪希雍在《本草经疏》中言姜炭“其止血者，盖血虚则发热，热则妄行，干姜炒黑能引诸补血药入阴分，血得补则阴生而热退，血不妄行矣”。二诊时，因月经量少、色黑，故加益母草以行血调经。《本草衍义》言益母草“治产前产后诸疾，行血养血”。可见，方中行气活血药都非峻烈之品，正如《女科切要》所讲：“亦有气血不足者，必面黄肌瘦，常带微热，虽歇几年，服药亦可通之，但不可用破血刚猛之药，如虻虫、山甲、三棱、莪术之类。只宜用补血生血之药，以四物、归脾加减可也。”

2. 水肿

歌诀

水肿病，十六证，总之不离脾肺肾，肺被风遏或肺热、风湿化热肺寒甚。
脾胃虚，寒水凌，肺壅脾湿饮食停，肾阴肾阳两亏损，膀胱不能化水行。
脾与肾，阳不足，小儿先天禀赋薄，内外俱实血分肿，表里病水中气弱[1]。

风水证，无大热，一身悉肿是浮脉[2]，恶风自汗口不渴，越婢汤[3]方能驱邪。
肺郁热，失治结，口渴面肿与喘咳，骨蒸自汗唇红者，清降肺气用泻白[4]。
风湿久，化热郁，遍身肿胀口烦渴，小便短赤大便秘，胸闷腹胀气短促。
舌厚腻，脉滑数，麻连赤豆[5]对症药，肺气虚寒不能布，方用苓桂与甘术[6]。
脾气虚，胃中冷，益中胜寒实脾饮[7]，若是寒水凌中土，附子理中是上品[8]。
气壅肺，湿滞脾，腰以下肿用五皮[9]，若是饮食停中脘，木香槟榔可去积[10]。
肾阳虚，水不化，济生肾气功效大[11]，肾阴亏损六味丸[12]，膀胱停水五苓下[13]。
脾与肾，阳不足，可用还少来斟酌[14]，小儿先天禀赋差，大补元煎[15]功效卓。
内外实，疏凿[16]行，血分水肿用调营[17]，表里病水又虚损，茯苓导水[18]性格平。

注释

[1] 脾与肾……表里病水中气弱：体内水分的运行，主要依靠肺气的通调肃降、肾气的开阖调节、脾气的运行转输，其中一脏的功能失常，都能导致水肿。所以说绝大部分水肿病的形成，都与肺、脾、肾三脏有关。常见的水肿病证型，大体上可以归纳为以下 16 种，即肺被风遏的风水证、肺热、风湿化热、肺寒、脾虚、脾寒、肺壅脾湿、饮食停滞、肾阳虚、肾阳虚、膀胱停水、脾肾阳虚、先天不足、内外俱寒、血分水肿及表里病水而中气不足者。

[2] 风水证……一身悉肿是浮脉：《金匮要略·水气病脉证并治》云："风水，其脉自浮，外证骨节疼痛，恶风。"

[3] 越婢汤：麻黄、石膏、生姜、大枣、甘草。

[4] 泻白：即泻白散，由地骨皮、桑白皮、粳米、甘草组成。

[5] 麻连赤豆：即麻黄连翘赤小豆汤，由麻黄、连翘、杏仁、赤小豆、生梓白皮、大枣、生姜、甘草组成。

[6] 肺气虚寒……苓桂术甘：肺气虚寒症状见《五脏辨证论治歌诀》。苓桂术甘，即苓桂术甘汤，由茯苓、桂枝、白术、甘草组成。

[7] 脾气虚……益中胜寒实脾饮：脾气虚、胃中冷症状可参照《五脏辨证论治歌诀》脾阳虚、脾受寒条下。实脾饮：茯苓、白术、木瓜、木香、大腹皮、草豆蔻、制附片、生姜、厚朴、甘草。

[8] 若是……是上品：凌，音玲，欺负的意思。附子理中汤由附片、人参、干姜、白术、甘草组成。

［9］气壅肺……用五皮：气壅肺、湿滞脾症状分别见《五脏辨证论治歌诀》肺气实、脾受湿条下。五皮：即五皮饮，由茯苓皮、生姜皮、陈皮、桑皮、大腹皮组成。

［10］若是饮食……可去积：饮食停中脘症状见《五脏辨证论治歌诀》有食积条下。木香槟榔丸：川军、黄连、黄芩、莪术、当归、枳壳、木香、槟榔、香附、黑丑、青皮、三棱、陈皮、芒硝、黄柏。

［11］肾阳虚……功效大：肾阳虚症状见《五脏辨证论治歌诀》。济生肾气丸：熟地、牡丹皮、山茱萸、怀山药、茯苓、泽泻、制附片、肉桂、牛膝、车前子。

［12］肾阴亏损六味丸：肾阴亏损症状见《五脏辨证论治歌诀》。六味丸：即六味地黄丸，由熟地、山茱萸、山药、茯苓、泽泻、牡丹皮组成。

［13］膀胱停水五苓下：膀胱停水症状见癃闭“有蓄水，在膀胱”条下。五苓：即五苓散，由桂枝、白术、茯苓、泽泻、猪苓组成。

［14］脾与肾……来斟酌：“脾与肾，阳不足”症状分别见《五脏辨证论治歌诀》脾阳虚、肾阳虚条下。还少：即还少丹，由山茱萸、怀山药、茯苓、熟地、杜仲、牛膝、肉苁蓉、楮实子、小茴香、巴戟天、枸杞、远志、菖蒲、五味子、大枣组成。

［15］大补元煎：熟地、党参、怀山药、杜仲、枣仁、枸杞、山茱萸、破故纸、白术、肉桂、制附片、炙甘草。

［16］疏凿：即疏凿饮子，由羌活、秦艽、槟榔、大腹皮、商陆、茯苓皮、椒目、木通、泽泻、赤小豆、生姜皮组成。

［17］血分水肿用调营：血分水肿指瘀血留滞，血化为水，出现四肢浮肿、皮肉赤纹等症状者。调营：即调营饮，由莪术、川芎、当归、延胡索、白芷、槟榔、陈皮、赤芍、桑皮、大腹皮、赤茯苓、葶苈、瞿麦、大黄、细辛、官桂、甘草组成。

［18］茯苓导水：即茯苓导水汤，由赤苓、麦冬、泽泻、白术、桑皮、紫苏、槟榔、木瓜、大腹皮、陈皮、砂仁、木香组成。

典型案例

（1）风水水肿

郭某，男，成年，1971年2月3日初诊。脸肿恶风，咳嗽，身痛，左肋痛，脉浮微数，舌上有黑苔。（选自《李斯炽医案》第一辑第126页）

诊断：水肿。

辨证：风热乘肺，内有水气。

治法：疏风清热，宣肺行水。

处方：

麻黄 6g　　黄芪 12g　　防己 9g　　杏仁 9g

生姜 2 片　　大枣 3 枚　　甘草 3g

3 剂。

2 月 13 日二诊：服上方 3 剂后，诸症缓解，后因又伤风邪，恶风咳嗽之症复发，且兼全身浮肿，手指关节，亦微肿胀，咳嗽时牵引左肋作痛，牙痛，食少，腹胀，脉浮，舌上苔黄。此乃风邪乘肺，水湿化热之征，用越婢合黄芪防己汤加减。处方：

麻黄 6g　　石膏 15g　　白术 9g　　黄芪 12g

防己 9g　　厚朴 9g　　杏仁 9g　　生姜 2 片

大枣 3 枚　　甘草 3g

4 剂。

2 月 19 日三诊：身肿已消，畏风、咳嗽、肋痛、牙痛亦解，饮食增进。目前尚余咽痛，脸微肿，腹胀，指关节痛。脉已不浮，舌上有黄腻苔，是湿热未尽之象，用开泄兼清利法以善其后。处方：

金银花 9g　　连翘 9g　　板蓝根 9g　　豆卷 9g

桔梗 6g　　杏仁 9g　　厚朴 9g　　刺蒺藜 12g

木通 6g　　桑枝 30g　　金铃炭 12g　　甘草 3g

4 剂。

按语：《金匮要略·水气病脉证并治》说："风水其脉自浮，外症骨节疼痛恶风。"本案病人脸肿、恶风、咳嗽、手指关节疼痛肿胀、肋痛、身痛、舌上黑苔、脉浮显系风水见症。《素问·水热穴论》对风水机理的解释是："勇而劳甚则肾汗出，肾汗出逢于风，内不得入于脏腑，外不得越于皮肤，客于玄府，行于皮里，传为跗肿，本之于肾，名曰风水。"对于风水的治疗，《金匮要略》给出两张处方："风水恶风一身悉肿，脉浮不渴，续自汗出，无大热者，越婢汤主之。""风水，脉浮身重，汗出恶风者，防己黄芪汤主之。"李斯炽则用越婢合防己黄芪汤而治之。初诊以麻黄、杏仁发散风寒兼以止咳，用防己以渗水气，用黄芪以固表虚，姜枣甘草和中补脾，故诸症因之缓解。二诊时由于邪尚未尽，复受风邪，风为阳邪，使水湿化热，不但原症复发，且出现牙痛、食少腹胀、苔黄等湿热之症。故在原方基础上，加石膏以清热，白术以燥湿，厚朴行脾以消腹胀，使诸症又得好转。三诊时，出现咽痛、脸微肿、腹胀、指关节痛、脉不浮、舌苔黄腻诸症，显示风邪已不甚重。而内蕴湿热之邪突出，针对风邪，用金银花、桔梗以开之；用刺蒺藜、金铃炭以疏之；用杏仁、厚朴以降之。针对湿热，用连翘、板蓝根以清热；用豆卷、木通、桑枝以利湿。由是湿热之邪得解，风邪亦得宁息，诸症消失。

（2）脾肾阳虚

案一 周某，女，成年，干部，1961年1月18日初诊。病人患水肿病，时发时愈。近来头身又肿，形寒畏冷，手足麻木，食少乏力，腰脊尾椎疼痛，月经提前量多，有时头昏。脉象虚细而缓，舌淡无苔。（选自《李斯炽医案》第二辑第169页）

诊断：水肿。

辨证：脾肾阳虚。

治法：温补脾肾。

处方：

党参9g　茯神9g　白术6g　炙甘草3g

炒杜仲9g　续断9g　鹿角霜6g　焦陈艾3g

黑炮姜3g　吴茱萸3g　砂仁（淡盐水炒）3g

2剂。

1月24日二诊：病人服上方2剂后，诸症俱减，水肿渐消，精神转好，饮食增加，舌稍转红，渐布薄苔。此为胃气逐渐充盈之象，左脉稍有力，右脉尚觉虚软。于前方中再加重药味。处方：

党参9g　白术9g　黄芪9g　广陈皮6g

杜仲9g　续断9g　牛膝9g　补骨脂9g

吴茱萸6g　炮姜6g　焦陈艾3g　鹿角霜6g

炙甘草3g

2剂。

2月2日三诊：服上方后，诸症更减，尤以腰脊疼痛明显减轻。时值月经来潮，虽较前改善，但仍属提前量多，脉象空弦，气机尚不充盈。于前方中，加养血调经之品。处方：

党参 9g　白术 6g　炙甘草 3g　黄芪 9g
当归 9g　杭白芍 9g　炒杜仲 9g　桑寄生 9g
狗脊 6g　菟丝子 9g　吴茱萸 6g　炮姜 6g

2 剂。

病人服上方后，诸症若失，水肿亦全部消退，但仍体瘦脉弱，嘱其增加营养，缓缓调理。后经随访，病人身体已较健康，10 余年来很少患病。

按语：病人食少、畏冷、乏力、脉虚、舌淡为脾肾阳虚之证。脾主水湿之运化，肾司水湿之排泄，脾肾虚寒，功能失调，故聚水而发为肿胀。《丹溪手镜·肿胀》说："盖水肿因脾虚不能制肾水，肾为胃关，胃关不利则水渍妄行，渗透经络，其始起也，目窠上微肿，颈脉动，咳，阴股间寒，足胫胀大，水已成矣。"另外，脾阳虚弱，清阳不升，故有头昏之症。督脉总督一身之阳，循行脊柱中央，阳虚督脉失养，故背脊尾椎疼痛。阳气虚，则卫气不行。《灵枢·刺节真邪》说："卫气不行，则为不仁，故手足麻。"气虚不能摄血，故月经提前量多。总之，治宜温补脾肾为主，故用党参、茯神、白术、砂仁、甘草补气，而兼温运脾土。用鹿角霜、杜仲、续断强阳，又兼暖补督脉。加焦陈艾、黑炮姜、吴茱萸以温摄下元。《丹溪治法心要·水肿》曾说："水肿本自中宫，诸家只知治湿利小便之说，而类用去水之药，此速死之兆也。"纵观全案李斯炽渗利导水药很少用，而重点在于扶持阳气，旨在阳强则停水自化，肿胀自然消除。

案二　刘某，男，45 岁，1965 年 4 月 17 日初诊。面目浮肿，时肿时消，已有七八年历史，睡眠不好，饮食不多，大便或闭或泻，精神欠佳，有时腰部作痛，面色晦暗，口舌干燥，脉象缓弱无力。（选自《李斯炽医案》第一辑第 121 页）

诊断：水肿。

辨证：脾肾阳虚，不能制水。

治法：补脾运脾，温中强肾。

处方：

山药 15g　茯苓 15g　白术 12g　厚朴 9g
陈皮 9g　法半夏 9g　生姜皮 9g　陈艾炭 6g
红糖 30g　菟丝子 6g　淫羊藿 9g

服上方 15 剂后，面目浮肿俱消，精神好转，腰痛亦减轻。

按语：病人饮食不多，大便或闭或泻，精神欠佳，面色晦暗，脉象缓弱无力，为脾肾阳虚所致。脾肾阳虚则水肿，《古今名医汇粹·肿胀》说："虚人水胀者，土虚不能制水也。水虽制于脾，实则统于肾。肾本水脏，而元阳寓焉。命门火衰，既不能自制阴寒，又不能温养脾土，则阴不从阳，而精化为水，故水肿之症多属火衰也。"另脾胃不和，则睡眠不好。腰为肾之府，肾阳不足发为腰痛，阳虚不能化水生津，故口舌反觉干燥。故方用白术、茯苓、山药、法半夏、厚朴、陈皮、生姜皮等补脾运脾。以陈艾炭、红糖、菟丝子、淫羊藿等温中强肾。使阳行水化，则浮肿自消。本案和上案同属脾肾阳虚，但本案更侧重运脾行气。

（3）脾肾阳虚，气血不足

王某，女，成年，1960 年 12 月 29 日初诊。患水肿已九个月，初发即肿，时愈时发，腹部饱胀，夜间小便次数较多。脉象细弱，舌苔白滑。（选自《李斯炽医案》第一辑第 123 页）

诊断：水肿。

辨证：脾肾阳虚，湿聚中焦。

治法：通阳化气，运脾燥湿。

处方：

苍术 9g　厚朴花 6g　广陈皮 6g　法半夏 9g
茯苓 9g　桂木 4.5g　薤白 9g　炮姜 6g
吴茱萸 9g　生姜皮 6g　甘草 3g

4 剂。

1 月 10 日二诊：服上方后，饱胀与水肿俱减，但四肢无力、倦怠思睡，且有黄带，在前方中加入培养气血强肾之品。处方：

土炒党参 9g　砂仁 4.5g　黄芪 9g　当归 9g
炒白芍 9g　苍术 9g　炒杜仲 9g　吴茱萸 4.5g
桂木 4.5g　炮姜 4.5g　炙甘草 4.5g

4 剂。

1 月 18 日三诊：服上方 4 剂后，情况良好。但因停药，又有微肿，小便减少，大便失禁，此乃肾气不固，用四神丸加减。处方：

益智仁 6g　五味子 3g　补骨脂 9g　吴茱萸 3g
茯苓 9g　炒白芍 9g　炙甘草 1.5g

4 剂。

1 月 28 日四诊：大小便恢复正常，午后尚有轻微水肿，黄带仍未全尽，脉来尚缓，舌苔白滑，再用温脾除湿法。处方：

党参 9g　白术 9g　莲子 9g　山药 9g
当归 9g　广陈皮 3g　藿香 6g　薤白 9g
桂木 3g　吴茱萸 3g　海螵蛸 9g　炙甘草 3g

4 剂。

2 月 6 日五诊：一切症状基本消失，睡眠欠佳，带下未尽，脉象软涩，舌苔淡白，正气尚嫌不足，用归脾汤加味以收全功。处方：

党参 9g　黄芪 9g　白术 3g　莲子 9g
当归 9g　山药 9g　薏苡仁 9g　枣仁 6g
远志 3g　海螵蛸 6g　杜仲 9g　炙甘草 3g

4 剂。

按语：病人腹部饱胀，四肢无力，倦怠思睡，脉象细弱，舌苔淡白等，为脾肾阳虚又兼气血不足。脾阳不振，则水湿不得运化，故出现带下。肾司二便，肾阳不足，或为阳不化水，夜多小便。或为下焦不约，大便失禁。水肿日久，伤及气血，造成气血亏虚。《景岳全书·杂证谟·肿胀》说："水肿证，以精血皆化为水，多属虚败。"古人重视水肿的气血亏损，《古今医统大全·水肿门》还对气虚还是血虚，做出了有益的鉴别："水肿朝宽暮急者血虚，暮宽朝急者气虚，朝暮急者气血俱虚。今人不论气血阴阳，只行利药，利之再三而愈甚者，多见其不知阴阳妙用也。"本案用党参、茯苓、黄芪、白术、莲子、山药、炙甘草等以补气扶脾。用当归、白芍以养血和营。针对脾肾阳虚，用薤白、桂木、法半夏、吴茱萸、炮姜、生姜皮等以温阳行水。用苍术、薏苡仁、厚朴花、广陈皮、砂仁、藿香等以除湿运脾。用杜仲、益智仁、五味子、补骨脂等以强肾阳。诊治中还加远志、枣仁以安神，海螵蛸以止带。

（4）湿热壅滞

蓝某，女，23 岁，学生，1970 年 5 月 7 日初珍。病人患慢性肾炎已半年余，近来水肿情况突然增剧，面目手足均肿胀，以致足不能行，眼不能开，经本院同学抬来就诊。主诉胸中窒闷，气粗似喘，食少腹胀，小便短赤。据最近检查，胸腔有少量积液。以手按肿胀处，呈凹陷不起。脉沉濡而数，舌苔黄腻而滑。（选自《李斯炽医案》第二辑第167页）

诊断：水肿。

辨证：湿热壅滞水停。

治法：清热利湿行水。

方剂：茵陈五苓散、四妙散加减。

处方：

白茵陈 12g	猪苓 12g	茯苓 12g	泽泻 12g
葶苈子 6g	苍术 9g	炒知母 12g	牛膝 9g
木通 6g	通草 3g	莱菔子 12g	

4剂。

5月11日二诊：病人服上方4剂后，小便渐通，眼稍能开。小便黄热而痛，大便尚欠通利。处方：

茵陈 12g	茯苓 12g	猪苓 9g	泽泻 9g
葶苈子 6g	牛膝 9g	知母 9g	莱菔子 12g
枯黄芩 9g	滑石 12g	车前子 9g	通草 3g
槟榔 9g			

4剂。

5月14日三诊：小便更行通利，色黄，已不似前之热烫，肿胀渐减，已能步行前来就诊，出气仍粗，胸腔中觉有水液流动。处方：

泽泻 9g	猪苓 9g	葶苈子 9g	防己 9g
薏苡仁 12g	石韦 9g	桑白皮 3g	木通 6g
通草 3g	法半夏 3g	山药 12g	莱菔子 12g

4剂。

5月17日四诊：二便通畅，肿胀大减，饮食增进，气喘渐平，小便仍黄，续用前方意。处方：

杏仁 6g	猪苓 9g	泽泻 12g	薏苡仁 12g

桑白皮 3g　　石韦 9g　　木通 6g　　通草 3g
葶苈子 6g　　莱菔子 12g
4剂。

5月21日五诊：近日偶患感冒，觉头痛、鼻塞、口苦，小便又觉黄热，肿胀稍有增加。处方：

紫苏梗 9g　　防风 9g　　枯黄芩 9g　　泽泻 9g
猪苓 9g　　防已 9g　　炒知母 9g　　牛膝 9g
牡丹皮 9g　　通草 3g　　莱菔子 12g
4剂。

5月27日六诊：感冒已解，肿胀更消，小便不热。近来因生气，觉肝区疼痛，饮食稍减，舌苔仍黄腻，脉细数。处方：

柴胡 6g　　木香 6g　　川芎 6g　　姜黄 6g
茵陈 12g　　猪苓 12g　　泽泻 9g　　苍术 9g
木通 3g　　通草 3g　　莱菔子 12g
4剂。

5月31日七诊：前症稍缓，饮食增进，肿胀再减，但仍觉两胁隐痛。近来睡眠欠佳，晚上手足心发热。处方：

柴胡 6g　　刺蒺藜 12g　　桑白皮 9g　　地骨皮 12g
猪苓 9g　　泽泻 9g　　防已 9g　　木通 6g
通草 3g　　槟榔 9g
4剂。

续服上方数剂后，水肿即基本消退。胸闷、气粗、食少、腹胀、小便短赤等症均已缓解。睡眠不稳，手足心热，口舌微干，后用益脾养阴法以奏全功。

按语：病人脉沉濡而数，苔黄腻而滑为湿热之象。病人罹患水湿，郁遏化热，充斥三焦，影响三焦决渎之功能，使水液溢于水道之外，而发为全身水肿。古代医家十分重视水肿的湿热病机，《古今医鉴·水肿》就说："夫肿者，钟也，寒热气所钟聚也，为病有十水之分。其本乃湿热所致。"湿热水肿与脾肾阳虚水肿不同，《厘正按摩要术·肿胀》鉴别道："肿在外属水，胀在内属气。肿分阳水阴水，胀分气实气虚。因湿热浊滞，致水肿者为阳水，因肺脾肾虚，致水溢者为阴水。浊气在上为实胀，中气不运为虚胀。”湿热之邪侵犯上焦，则肺脏受邪，宣降失权，故见气粗似喘；胸腔积液，胸中窒息不舒，湿热滞于中焦，则健运失司，故食少腹胀；湿热施于下焦，则小便短赤；方选茵陈五苓散合四妙散加减。因湿已化热，故去桂枝以防过热；又因停水甚剧，故去白术以杜其过壅；当时因黄柏不易购得，故用炒知母以代之；用通草、木通代薏仁，以增强利水之力；用葶苈子以泻肺行水，用莱菔子以消胀行气，取气行则水行之意。二诊：小便渐通，眼稍能开，小便黄热而痛，大便尚欠通利。首诊方中去苍术、木通，加枯黄芩、滑石、车前子、槟榔。三诊：小便更行通利，色黄，肿胀渐减，出气仍粗，胸腔中觉有水液流动。再二诊方意，加重泻肺行水，并兼顾脾胃。四诊继续好转，仍用三诊方法。五诊：近日偶患感冒，肿胀稍有增加。故加入解表清里，并用牡丹皮、泽泻，以增强舒泄之力。六诊：病人因生气，觉肝区疼痛，饮食稍减，应防因肝郁乘脾而加重湿热症状，故用疏肝运脾、清利湿热法。七诊：睡眠欠佳，晚上手足心发热。此因久服利尿药伤阴，水肿尚未全消，养阴尚非其时，用疏肝泻肺行水法。前后七诊虽有出入，但总不离清热祛湿大法。

（5）肾阳不足，兼夹湿热

薛某，男，13 岁，1971 年 8 月 3 日初诊。7 岁时即患肾炎，经常头部及下肢水肿，腰疼头昏，最近小便次数增多，尿色仍黄，胃纳不佳，脉象细数，两尺脉尤弱，舌质淡红。（选自《李斯炽医案》第一辑第 125 页）

诊断：水肿。

辨证：肾阳不足，兼夹湿热。

治法：温补肾阳，清热利湿。

处方：

山药 12g	生地黄 9g	牡丹皮 9g	茯苓 9g
牛膝 9g	车前子 9g	菟丝子 12g	桑寄生 15g
巴戟天 9g	石韦 9g	茵陈 12g	甘草 3g

4 剂。

8 月 15 日二诊：服上方 7 剂，浮肿消退，腰不疼头不昏，胃纳转佳，小便次数减少，色仍黄。经西医检查，尿中尚有微量蛋白。脉弱舌淡，再本前方加重强肾药，以巩固之。处方：

生地黄 9g	山药 12g	茯苓 9g	泽泻 9g
牡丹皮 9g	车前子 9g	牛膝 9g	茵陈 12g
菟丝子 12g	巴戟天 9g	补骨脂 9g	萆薢 9g

按语：病人先天不足，加之久病正气亏损，肾阳不足，故出现腰疼、头昏、尺脉弱等。阳不化水则水肿、小便次数增多。而尿色黄、胃纳不佳又为湿热内聚之象，脉细数亦为虚热在里，此为肾阳不足兼夹湿热。方选济生肾气丸加减。一方面，强肾利水用济生肾气丸，因其年龄太小，不堪刚燥，故不用桂附，而用巴戟天、补骨脂。另一方面，加萆薢、茵陈、石韦清热利湿。湿热所致水肿并不少见，《玉机微义·水气门》说："经曰诸湿肿满皆属脾土，又曰太阴所主肿，又曰湿胜则濡泄，甚则水闭。肿皆所谓太阴脾土湿气之实甚也。又经曰诸腹胀大皆属于热，又云诸肿疼酸皆属于火，又曰热胜则肿。皆所谓心火实热，而安得言脾虚不能制肾水之实甚乎？故诸水肿者湿热之相兼也。如六月湿热太甚，而庶物隆盛水肿之象明可见矣。"阳虚和湿热共同治病的机理正如《简明医彀》的阐述："脾土既虚，胃虽纳受水而转输之官失职，不能司消化之令，营运精微，分布灌溉，致使心肺之阳不降，肾肝之阴不升，而成天地不交之否。清浊混淆而成壅塞，湿气不流郁而为热，湿热留积，因成胀满。若四肢齐肿，是为水肿。"

（6）湿热肝郁，阴阳并虚

苏某，男，成年，1965年1月14日初诊。面目及左下肢浮肿，左侧躯体感觉减退，活动欠佳，已有10余年历史。经西医检查，诊断为左侧躯体功能紊乱。近来大便稀黄，食欲亢进，脉来盛去急，弦滑较甚，舌上白苔。（选自《李斯炽医案》第一辑第122页）

诊断：水肿。

辨证：中焦湿热。

治法：清热利湿。

处方：

雅黄连 6g	枯黄芩 9g	泽泻 12g	防己 9g
大腹皮 9g	茯苓皮 8g	青皮 3g	牡丹皮 6g
白芍 15g	甘草 3g		

3剂。

1月25日二诊：脉象转为虚滑无力，舌苔淡白，食少便溏疲乏。处方：

土炒党参 9g　茯苓 12g　炒白术 9g　法半夏 9g
厚朴 9g　广陈皮 9g　木香 15g　菟丝子 15g
益智仁 9g　炮姜 6g

10剂。

4月22日三诊：服上方70余剂，小便增多，水肿大减，饮食渐趋正常，但大便有时结燥，脉来细数。处方：

熟地 12g　山茱萸 9g　山药 15g　牡丹皮 6g
茯苓 9g　泽泻 9g　知母 9g　炒黄柏 6g
菟丝子 9g　枸杞 9g

6剂。

5月19日四诊：服上方18剂后，面目和左下肢已无浮肿，饮食和大小便均正常，唯有特别畏冷、动辄多汗、脉象虚数，舌苔尚属匀净，再从温养加补阴药以善其后。处方：

桂枝 9g　炮姜 6g　茯苓 12g　厚朴 9g
广陈皮 4.5g　熟地 12g　山茱萸 9g　山药 15g
菟丝子 9g　枸杞 12g　白芍 12g　制附片（先煎）18g

按语：病人患水肿日久，正气不足，阴阳并虚是其本，但首诊时肝郁脾滞，湿热之邪内蕴中焦，客热犯胃，消谷善饥，急则治其标，先用清热利水、疏肝运脾法。二诊时客邪已解，虚象毕露，脉象转为虚滑无力，舌苔淡白，食少便溏疲乏，对此脾肾阳虚之候，用补脾扶肾、温中行气法。三诊时，脉来细数，根气有余，此因连服温药，肾阳虽复而肾阴反亏所致，故再从培养肾阴入手。四诊时，又出现阳虚症状，药用补阳并酌加入养阴之品，以善其后。临床实践中，一个疾病不可能简单地属于某个证型。本案水肿施治，李斯炽或清热利湿，或温补脾肾，或滋阴行气，标本缓急，井然有序，随证论治，灵活多变，充分显示出了中医辨证施治的精神实质。

3. 癃闭

歌诀

癃闭症，十一则，上窍不通下窍塞，肺气闭阻停痰液，肺阴亏损与肺热。
或气虚，或瘀血，或为蓄水与湿热，肾阴肾阳不足者，肝郁肝火失疏泄[1]。

肺气闭，有停痰，脉滑舌腻二便难，呼吸不利胸痞满，当服清气化痰丸[2]。
肺阴虚，少化源，气逆干咳与失眠，舌红潮热又盗汗，养阴清肺[3]加车前。
有肺热，爱呛咳，咳痰不爽带黄色，小便不利口中渴，枯芩清石加泻白[4]。
气虚者，脉细弱，少腹坠胀气不足，面白懒言体懈惰，补中益气[5]是良药。
有瘀血，脉弦涩，少腹拒按小便急，定处刺痛重在夜，五淋散[6]中加琥珀。
有蓄水，在膀胱，发热恶寒属太阳，口渴尿少身肿胀，五苓散[7]中加葱姜。
湿热病，少腹急，尿时黄痛且淋沥，湿热太甚成癃闭，八正散[8]方有效力。
肾阴虚，津不足，盗汗腰痠口发渴，舌赤脉浮易动火，知柏地黄[9]滋化育。
肾阴虚，脉沉细，腰痛膝软腿无力，阳不化水成癃闭，八味肾气[10]最适宜。
肝气郁，易积热，口燥咽干水道塞，月经不调胁痛者，丹栀逍遥[11]来疏泄。
肝火重，尿不通，口苦目赤耳发聋，头疼心烦胸胁痛，龙胆泻肝[12]病自松。

注释

［1］癃闭症……肝郁肝火失疏泄：癃闭症状大体可以归纳为 11 种情况。即肺气闭阻、停痰、肺阴亏损、肺热、气虚、瘀血、蓄水、湿热、肾阴亏损、肾阳不足、肝郁、肝火。

［2］清气化痰丸：姜半夏、陈皮、茯苓、枳实、杏仁、瓜蒌仁、胆南星、黄芩。

［3］养阴清肺：即养阴清肺汤，由生地黄、麦冬、玄参、贝母、牡丹皮、薄荷、白芍、甘草组成。

［4］泻白：即泻白散，由地骨皮、桑白皮、粳米、甘草组成。

［5］补中益气：即补中益气汤，由党参、黄芪、白术、陈皮、当归、升麻、柴胡、甘草组成。

［6］五淋散：当归、赤芍、赤茯苓、山栀仁、甘草。

［7］五苓散：桂枝、白术、茯苓、泽泻、猪苓。

［8］八正散：车前子、木通、瞿麦、扁蓄、滑石、栀子、大黄、甘草。

［9］知柏地黄：即知柏地黄丸，由知母、黄柏、生地黄、牡丹皮、山茱萸、怀山药、茯苓、泽泻组成。

［10］八味肾气：即八味肾气丸，由熟地、牡丹皮、茯苓、泽泻、怀山药、山茱萸、肉桂、附片组成。

［11］丹栀逍遥：即丹栀逍遥散，由当归、白芍、柴胡、白术、茯苓、薄荷、牡丹皮、栀子、生姜、甘草组成。

［12］龙胆泻肝：即龙胆泻肝汤，由龙胆草、柴胡、栀子、黄芩、生地黄、泽泻、当归、车前子、木通、甘草组成。

典型案例

（1）阴虚火旺

于某，女，70岁。长期小便不利，近来更甚，尿意频急，不得畅解，甚至癃闭不通，小腹胀满。终日心中烦躁不安，怔忡气短。脉细数，舌尖红，干燥少津。（选自《李斯炽医案》第一辑第101页）

诊断：癃闭。

辨证：阴虚火旺。

治法：滋阴降火。

方剂：知柏地黄汤加味。

处方：

生地黄 9g　山茱萸 9g　山药 12g　茯苓 12g
泽泻 12g　牡丹皮 6g　知母 12g　黄柏 15g
五味子 6g

5剂。

二诊：服药后有显著效果，诸症均有好转。继续给予滋阴泻火，前方加龟板，可望痊愈。处方：

生地黄 9g　山茱萸 9g　山药 12g　茯苓 12g
泽泻 12g　牡丹皮 6g　知母 12g　黄柏 15g
五味子 6g　龟板（先煎）15g

5剂。

后偶然遇见病人女婿，言其岳母服药未尽剂，诸症已痊愈。

按语：本例脉象细数、舌质干燥尖红，是阴亏火旺之象。肾司二便，肾阴亏损，水不济火，故尿意频急癃闭。膀胱蓄水，则小腹胀满。阴亏火旺则烦躁、怔忡。以上诸症皆肾阴亏损所致。《医经原旨》说："其不及则真阴虚，虚则心肾不交，故令人心悬而怯，如病饥也。季胁下空软之处曰中，肾之旁也。肾脉贯脊属肾，络膀胱，故为脊痛、腹满、小便变等病。变者，谓或黄，或赤，或为遗淋，或为癃闭之类，由肾水不足而然。"故以六味地黄场滋肾阴，用知母、黄柏以清肾火。加车前子者，以其性味甘寒，助排尿，而不损阴也。《本草汇言》记载："车前子，行肝疏肾，畅郁和阳，同补肾药用，令强阴有子。"

（2）气血不足，脾肾阳虚

何某，女，成年，1970年7月15日初诊。主诉小便黄少，有时癃闭不通，胃部及腹部两侧胀满，自觉有水停滞于内，饮食很差，每餐仅能进食一两多，常嗳气矢气，喉中时觉有痰，头部昏重，手足发烫，晚上口干，出气觉热，有时心累。前医用香燥、清利药，均未奏效，反觉胀满愈甚，小便更加不通。脉微弱，舌质淡萎。（选自《李斯炽医案》第一辑第101页）

诊断：癃闭。

辨证：气血不足，脾肾阳虚。

治法：补气益血，扶脾温肾。

处方：

泡参 9g	茯苓 9g	炒白术 9g	黄芪 12g
木香 6g	砂仁 6g	当归 9g	川芎 6g
白芍 9g	益智仁 9g	菟丝子 12g	补骨脂 9g
肉桂 3g	麦冬 9g	甘草 3g	

6剂。

服上方6剂后，诸症大减，小便已得通利，腹亦不胀，后嘱其续服，服至30余剂，自觉康复，后随访两年多，情况一直良好。

按语：病人脉象微弱，舌质淡萎，是气血不足，阳气虚衰之象。脾阳不足，则致胃腹膨满，饮食难化，嗳气矢气。水食停滞，则痰从内生。清阳不升，则头部昏重。肾阳不充，则气化不行，故小便黄少，甚至癃闭不通。至于出气较热，晚上口干，手足发烧，有时心累，纯系假热之象，实质仍是气血虚弱。《素问·调经论》曾言："有所劳倦，形气衰少，谷气不盛，上焦不行，下脘不通，胃气热，热气熏胸中，故内热。"前医以香燥、清利药，反而病增，证明其为虚证。《医述》曰："有气实而闭者，有气虚而闭者。夫膀胱为藏水之腑，而水之入也由气以化水，故有气斯有水；水之出也由水以达气，故有水始有溺。"故用泡参、黄芪、白芍、茯苓、砂仁、木香、甘草以补气运脾。用当归、川芎、白芍、麦冬以滋养阴血。用益智仁、菟丝子、补骨脂、肉桂以温肾强阳，使气血得充，阳行水化，则诸症即解。

（3）阳虚水停

毛某，女，72岁。1975年9月29日初诊。病人9月12日突然大小便不通，并发腹胀、呕吐。当即去医院急诊，诊断为尿潴留，每日采用导尿办法，得以暂时缓解。据最近检查，发现尿道有一樱桃大的块状物，因病人颇感导尿痛苦，于是来寻中药治疗。现头部昏晕，腰间胀痛，胃纳不香，口中干苦，鼻内干燥。左右寸关脉均浮，左尺脉细弱，右尺脉似有似无。舌质淡红，上有微白苔。（选自《李斯炽医案》第二辑第161页）

诊断：癃闭。

辨证：阳虚水停。

治法：温阳利水。

方剂：济生肾气丸加减。

处方：

熟地 9g　山药 12g　牡丹皮 9g　茯苓 12g
泽泻 9g　牛膝 9g　车前子 9g　桑寄生 15g
续断 9g　菟丝子 9g　肉桂（后下）3g
制附片（先熬半小时）9g

6剂。

10月27日二诊：病人服上方1剂后，即能自行排尿，随即大便亦能自解，气有下行之势，呕逆亦停止。但小便尚欠通畅，每解需停歇三次，才觉解尽，且夜多小便，每晚竟达七八次。服至6剂，小便即通畅，一次即能解尽，夜尿亦减至二三次。经医院检查尿液，发现尿中蛋白（+），现仍觉头晕、腰胀、食少、口苦、鼻干，右尺脉渐显，至数清晰可辨。此肾阳虽有来复之势，但尚不充盈，肾脏功能尚未恢复正常，故仍本前法。因患者有燥象，故去辛热之桂附，而改用其他扶脾强肾之药物。处方：

桂枝 9g　白术 9g　茯苓 12g　泽泻 9g
熟地 12g　山药 12g　牡丹皮 9g　菟丝子 12g
牛膝 9g　车前子 9g　杜仲 9g　桑寄生 15g
益智仁 9g　巴戟天 9g

1个月后，其女儿来说，服上方6剂后，目前二便通利，眠食俱佳，精神健旺，诸症亦消失。

按语： 病人右尺脉似有似无，是老年命火不足之脉象。肾阳虚衰，使膀胱不能气化，则小便癃闭不通。肾司二便，肾气不充，故大便亦艰涩。二便不利，故腹中胀满，气不得下泄，则上逆发为呕吐。阳不化水，则水停中脘，脾为湿困，故舌上微白，胃纳不香，津液不得上承，故口中干苦、鼻内干燥。腰为肾之府，肾虚故致腰间胀痛，肾虚则髓海不足，故有脑转头晕之症。病人左尺脉细弱，肾阴亦嫌不足。但根据现症，应以肾阳虚损为主。《素问·灵兰秘典论》说："膀胱者，州都之官，津液藏焉，气化则能出矣。"故治疗关键在于振奋肾阳，处以济生肾气丸。再加桑寄生、续断补肾强腰除湿，方中因缺山茱萸，故以菟丝子代之。李斯炽认为济生肾气丸为强肾利水之剂，对癃闭有特效，屡试不爽。《张氏医通·祖方》曾说："济生肾气丸 治肾气不化。小便涩数。"从方义来看，金匮肾气丸既有六味地黄丸补肾阴，又有附子、肉桂补肾阳，阴阳两补。济生肾气丸又在金匮肾气丸基础上再加车前子、牛膝利水，方药颇合本案病机，故疗效显著。

4. 胁痛

歌诀

胁痛症，取十三，一般发病多在肝，肝郁湿热与肝火，阴虚血少痛难安。

或痰饮，或瘀血，或兼胆石与虫积，少阳在经与在腑，肺水停食滞胸膈[1]。

肝气郁，逍遥散[2]，湿热茵陈汤加减[3]，肝火当归龙荟丸[4]，阴虚养肝莫迟缓[5]。

若肝脏，血不足，眼花耳聋脉细弱，心怯惊恐不安卧，柴胡青皮与四物[6]。

有痰饮，滞胸膈，舌苔黏腻弦滑脉，胁肋隐痛多唾液，控涎[7]逐饮功最烈。

瘀血证，因外伤，伤处青紫痛难当，切脉沉涩带弦象，可服复元活血汤[8]。

胆石症，湿热多，肝郁脾滞胃不和，按症加入金钱草，茵陈郁金与枳壳[9]。

有虫积，胆道塞，右胁钻痛有间隙，四肢发冷并吐唠，乌梅汤方治蛔厥[10]。

少阳证，若在经，往来寒热目眩晕，口苦咽干胸胁闷，小柴胡汤[11]效最灵。

少阳证，若在腑，心下痞硬胸胁苦，便秘苔黄脉弦数，应以大柴胡[12]为主。

肺蓄水，用葶苈，枳壳香附青陈皮，大枣加入不伤气[13]，保和丸[14]方消食积。

注释

[1] 胁痛症……肺水停食滞胸膈：胁痛症取了13种基本类型，计有肝郁、湿热、肝

火、肝阴虚、肝血虚、痰饮、瘀血、胆石、虫积（胆道蛔虫）、少阳经证、少阳腑证、肺水、停食。

［2］肝气郁，逍遥散：肝气郁症状见《五脏辨证论治歌诀》肝气郁条下。逍遥散：柴胡、当归、茯苓、白芍、白术、炙甘草、姜、薄荷。

［3］湿热茵陈汤加减：湿热症状见《五脏辨证论治歌诀》肝湿热条下。茵陈汤：即茵陈蒿汤由茵陈、栀子、大黄组成。

［4］肝火当归龙荟丸：肝火症状可参见《五脏辨证论治歌诀》肝热病条下。当归龙荟丸：当归、龙胆草、芦荟、黄芩、栀子、黄连、黄柏、大黄、青黛、木香、麝香、甘草。

［5］阴虚养肝莫迟缓：肝阴虚症状及养肝阴药均见《五脏辨证论治歌诀》各项条下。

［6］四物：即四物汤，由当归、熟地、白芍、川芎组成。

［7］控涎：即控涎丹，由甘遂、大戟、白芥子组成。

［8］复元活血汤：当归、桃仁、红花、大黄、穿山甲、天花粉、柴胡、甘草。

［9］胆石症……茵陈郁金与枳壳：若经西医检查确诊为胆结石者，可根据其出现的症状进行辨证施治，再加入金钱草、茵陈、郁金、枳壳等疏肝利胆排石。

［10］有虫积……乌梅汤方治蛔厥：胆道蛔虫症一般用乌梅丸疗效较好。乌梅丸：乌梅、细辛、干姜、黄连、当归、附子、蜀椒、桂枝、人参、黄柏。

［11］小柴胡汤：柴胡、黄芩、党参、炙甘草、半夏、生姜、红枣。

［12］大柴胡：即大柴胡汤，由柴胡、黄芩、芍药、半夏、生姜、枳实、大枣、大黄组成。

［13］肺蓄水……大枣加入不伤气：肺蓄水症状见《五脏辨证论治歌诀》肺蓄水条下。由于肺蓄水而出现胁痛者，用葶苈大枣泻肺汤（即葶苈、大枣）加枳壳、香附、青皮、陈皮以疏肝理气。

［14］保和丸：焦山楂、茯苓、制半夏、炒六神曲、炒莱菔子、陈皮、炒麦芽、连翘。

典型案例

（1）肝郁化火

甄某，女，33岁，1959年6月初诊。患传染性肝炎，右胁作痛，肝右胁下大出三指。头昏口苦，月经先期，脉象弦数。（选自《李斯炽医案》第一辑第63页）

诊断：胁痛。

辨证：肝郁化火克胃。

治法：疏肝清热和胃。

处方：

茵陈 9g	枯黄芩 9g	焦栀子 9g	柴胡 6g
白芍 9g	枳实 9g	青皮 9g	牡丹皮 6g
刺蒺藜 9g	谷芽 9g	甘草 3g	

5 剂。

服上方 5 剂后，病人经医院检查，肝脏由三指缩小至仅能触及，症状亦全部消失。

按语：脉象弦数，口中发苦，均为肝热现症。胁部为肝经所过，肝郁则胁痛。《素问·刺热》云："肝热亦令胁痛，手足燥，不得安卧。"《古今名医汇粹·心胸胃脘腹痛诸证》方约之曰："胁痛之症，多是肝火上升，不得条达之故。"肝经上连巅顶，肝热上冲，则头部发昏。足厥阴肝经循少腹络阴器，肝热则易导致月经先期。故用枯黄芩、焦栀子、茵陈以清火。用刺蒺藜、牡丹皮、柴胡、青皮以疏肝。用白芍以敛横逆之肝气兼止痛。用枳实、谷芽运脾和胃。因病属急性，正气未损，故好转较快。

（2）湿热肝郁

樊某，男，38 岁，1959 年 10 月 16 日初诊。近来 10 余日，发现右胁疼痛。经医院检查，肝功能正常。目赤，脉弦数，舌苔厚腻而少津液。（选自《李斯炽医案》第一辑第 62 页）

诊断：胁痛。

辨证：肝经湿热肝郁。

治法：清热除湿疏肝。

处方：

茵陈 9g	枯黄芩 9g	黄柏 9g	焦栀子 9g
连翘 9g	滑石 9g	防己 9g	刺蒺藜 9g
枳实 9g	青皮 6g	牡丹皮 6g	甘草 3g

3 剂。

10 月 23 日二诊：服上方后，右胁疼痛减轻，脉濡数，舌苔白滑，仍本前法。处方：

茵陈 9g　　连翘 9g　　薏苡仁 9g　　茯苓 12g
泽泻 6g　　刺蒺藜 9g　　白芍 9g　　枳实 9g
青皮 6g　　牡丹皮 6g　　木香 4.5g　　厚朴 9g
甘草 3g

3 剂。

10 月 30 日三诊：右胁疼痛更减，眠食接近正常，脉象尚弦，苔未退尽，仍按前法，稍加益胃药，以善其后。处方：

茵陈 9g　　连翘 9g　　栀子 9g　　枯黄芩 9g
泽泻 9g　　茯神 12g　　枳壳 9g　　白芍 9g
牡丹皮 6g　　厚朴 9g　　山药 15g　　甘草 3g

服上方 5 剂后，右胁已不疼痛。停药观察一段时间，未见复发。

按语：病人舌腻、脉濡，为湿象。舌上少津液、脉数，为热象。两者结合系湿热内聚。肝连目系，目赤为肝热。足厥阴肝经布胁肋，不通则痛，故胁痛为肝气郁结，而弦脉亦为肝郁之脉象。综合脉证分析，断为肝郁湿热。方用枯黄芩、黄柏、连翘、焦栀子、茵陈以清热兼除湿。用茯神、茯苓、泽泻、薏苡仁、滑石、防己以利湿兼清热。《古今图书集成医部全录》说："气滞食积，湿热所致。"故用刺蒺藜、牡丹皮、青皮以疏解肝郁。肝郁则侮脾，加枳实、枳壳，厚朴、木香以运脾行气，加白芍以敛肝止痛。《医宗金鉴》评价龙胆泻肝汤时说："芩、栀、通、泽、车前辈大利前阴，使诸湿热有所从出也。然皆泻肝之品，若使病尽去，恐肝亦伤矣，故又加当归、生地黄补血以养肝。"本方一虑病人苔燥，二虑淡渗过分伤阴，在善后方中加入山药 15g，益胃生津，而不滋腻，亦是李斯炽巧妙之处。

（3）湿热肝郁脾滞

杜某，男，成年，1971 年 2 月 14 日初诊。主诉近日突发右胁疼痛，手足发冷，战栗不止，口干，食少，自觉有积食停在心下，巩膜发黄。经医院检查，诊断为急性胆囊炎。脉象微浮，舌苔黄腻。（选自《李斯炽医案》第一辑第 70 页）

诊断：胁痛。

辨证：湿热肝郁脾滞。

治法：清热除湿，疏肝行脾。

处方：

柴胡 6g　白芍 9g　枳实 9g　金铃炭 12g
延胡索 6g　茵陈 12g　郁金 9g　茯苓 9g
白术 9g　木香 6g　吴茱萸 6g　黄连 6g
甘草 3g

服上方 1 剂后，即手足转温，寒战停止，胁痛消失，诸症亦缓解。

按语：病人舌苔黄腻为湿热征象，《医学入门》说："湿热盛则两胁痛。"急性胆囊炎湿热在胆经，《灵枢·经脉》曰："胆足少阳也，是动则病口苦，善太息，心胁痛不能转侧。"另外，湿热内聚则口中干燥。热深厥亦深，故手足发冷，战栗不止。方用黄连、茵陈、茯苓、白术清热利湿。本例特点是湿热初病，正气尚足，邪有外解之势，故脉象微浮。所以用四逆散为主，因势利导，疏肝运脾，流畅气机，阳气一通，则厥逆胁痛等症亦解。

（4）湿热肝郁阴虚

张某，女，34 岁，1965 年 4 月 5 日初诊。久病右胁疼痛，胃纳不佳，食后反饱，睡眠多梦，头部昏痛。经西医检查，诊断为慢性肝炎。脉弦细微数，舌苔黄厚。（选自《李斯炽医案》第一辑第 64 页）

诊断：胁痛。

辨证：湿热肝郁。

治法：清利湿热，疏肝理气。

处方：

茵陈 9g　黄连 6g　连翘 12g　赤小豆 9g
刺蒺藜 12g　郁金 6g　青皮 9g　牡丹皮 9g
白芍 9g　石决明 12g　甘草 3g

4 剂。

4 月 19 日二诊：服上方后，胁痛已止，食欲堆进，全身症状亦趋好转。但尚感疲乏，脉象已接近正常，舌苔白滑，前方中稍佐滋阴之品以巩固之。处方：

枯黄芩 9g　连翘 9g　薏苡仁 12g　茯苓 9g
刺蒺藜 9g　白芍 9g　枳壳 9g　青皮 9g
草决明 9g　玉竹 12g　甘草 3g

6 剂。

按语：病人脉象微数，舌苔黄厚为湿热内聚之证。用茵陈、黄连、连翘、赤小豆、枯黄芩、薏苡仁、茯苓等以清利湿热。脉弦胁痛为肝气郁结，肝郁则易乘脾，故出现胃纳不佳、食后反饱等脾滞现象。方用刺蒺藜、牡丹皮、郁金、青皮、枳壳等以疏肝运脾。病人脉细、头部昏痛、睡眠多梦，即为肝阴亏损，肝阳上亢之象。《症因脉治》说："湿久生热，热必伤阴，古称湿火者是也。"故用白芍、玉竹、石决明、草决明等以育阴潜阳。一般湿热合并阴虚证型，应以清热利湿为主，兼顾阴分，使其清利湿热而不伤阴。如滋阴药过多，则湿热有胶结难解之弊。

（5）肝郁脾湿

李某，男，成年，1960年6月6日初诊。主诉两胁不舒，右边有痛感，胸腹胀痛，夜眠不安，大便溏薄。经西医检查，诊断为无黄疸型肝炎。脉象弦而动数。（选自《李斯炽医案》第一辑第65页）

诊断：胁痛。

辨证：肝郁脾湿。

治法：疏肝行气，燥脾利湿。

处方：

苍术9g	厚朴花9g	陈皮6g	青皮9g
茯苓9g	法半夏9g	薏苡仁15g	木香6g
白芍9g	生谷芽9g	甘草3g	

3剂。

按语：病人两胁不舒，脉象弦而动数，为肝气郁结之征。肝气郁结则右胁疼痛，正如《古今名医汇粹·心胸胃脘腹痛诸证》所讲："胁痛右痛多痰气，痰，二陈汤。气，推气散。"肝郁则克脾，脾滞则易生湿，故出现胸腹胀痛，湿甚则大便溏薄，脾胃不和则夜眠不安。治法《吴鞠通医案·温疫》提出："胁痛胀，舌苔重浊，不思食。其人本有痰饮，与两和肝胃法。"用白芍、青皮、木香、厚朴花、陈皮等以疏肝运脾。用苍术、茯苓、薏苡仁以燥湿行水。用生谷芽、法半夏以和胃安神。使肝不传脾，湿不内聚，诸症即缓解。

（6）肝郁阴虚

袁某，男，35岁。于1月前发现右肋胁下端有块状物形成，常觉窒痛不舒，胸胁胀满拒按，同时向肩背牵引作痛，心中慌乱，情绪不安，眠食均差，神倦不耐久坐。经医院检查，最初怀疑为胃癌，后来确诊为胸膜炎。就诊时脉象弦细，舌苔薄白微干。（选自《李斯炽医案》第一辑第 65 页）

诊断：胁痛。

辨证：木郁不舒。

治法：舒肝郁，宽胸膈。

处方：

郁金 9g　刺蒺藜 9g　金铃炭 9g　青皮 9g
厚朴花 9g　木香 4.5g　茯苓 9g　薤白 9g
瓜蒌仁 9g　沙参 9g　甘草 3g

5 剂。

二诊：服上方后，经透视照片，胁肋部分疑似现象已消失。仅是先天性畸形，于病情无碍。胸肋膜炎症减轻，脉象已见好转，但根气尚差，阴精尤当顾及。处方：

白芍 9g　金铃炭 6g　刺蒺藜 9g　牡丹皮 6g
茵陈 6g　豆卷 15g　瓜蒌皮 9g　川贝母 6g
雅黄连 3g　牡蛎 15g　明沙参 5g　天花粉 9g
生谷芽 15g　甘草 3g

5 剂。

三诊：前症继续减轻，胸胁肩背尚牵引作痛，眠食欠佳，精神倦怠，再予疏肝中寓以益阴之法。处方：

柴胡 6g　白芍 9g　郁金 6g　刺蒺藜 9g
青皮 9g　瓜蒌皮 9g　麦冬 9g　夜交藤 9g
鸡内金 4.5g　甘草 3g

4 剂。

四诊：胁下包块全消，疼痛未作，反右胁下尚有压痛，睡眠较差，脉象微弦而细，舌苔干白，此肝阴未复，宜再进前药。上方去鸡内金、牡蛎，加牡丹皮、香橼。服 6 剂后，病即痊愈。

按语：病人脉象弦细、情绪不安、心中慌乱，均为肝气郁结不舒所致。肝气郁结则右胁结块，窒痛不舒，胀满拒按。故用刺蒺藜、青皮、金铃炭、郁金、牡丹皮、柴胡等以舒解肝郁。用茵陈、雅黄连者，是防其肝郁化火之弊。肝气郁结进而影响到胸中阳气不宣，发为胸胀满、痛引肩背等胸痹症状。故用薤白、瓜蒌仁、瓜蒌皮以宽胸开痹。肝郁则克脾，脾滞则食差，故用厚朴花、木香、鸡内金、香橼、生谷芽等以健脾消食。舌苔干白、睡眠不佳是阴精不足之故。李斯炽用沙参、茯神、牡蛎、白芍、天花粉、川贝母、夜交藤、麦冬等滋阴以疏肝育阴以安神。李斯炽滋阴疏肝法颇具特色，这种治法，《冷庐医话·肝病》分析得比较透彻，云："赵养葵《医贯》，徐灵胎砭之是矣，然观其治木郁之法，先用逍遥散，继用六味地黄汤加柴胡、芍药以滋肾水，俾水能生木，此实开高鼓峰滋水清肝饮之法门（六味加归身、白芍、柴胡、山栀、大枣以治肝胃等症，血少者加味逍遥散加生地黄）。再传而魏玉璜之治胁痛用一贯煎（沙参、麦冬、生地黄、归身、枸杞、川楝子，口苦燥者加酒连），叶天士之治脘痛用石决明、阿胶、生地黄、枸杞子、茯苓、石斛、白粳米等以养胃汁，则又化而裁之。法益详备，学人不可忘所自来也。"可见赵养葵、高鼓峰、魏玉璜、叶天士等先贤都重视滋阴以疏肝的方法，并逐步使该法得到完善。

（7）气血不足，脾肾阳亏，肝气郁滞

魏某，男，成年，1971年2月10日初诊。从去年起，每于饭后两胁疼痛，腹部发胀，经常头昏，头痛，眼花心累，口干，腰痛腿麻，面色萎黄，倦怠思睡。经医院检查，确诊为肝硬化。脉象细弱，右尺脉尤弱，舌红少苔。（选自《李斯炽医案》第一辑第71页）

诊断：胁痛。

辨证：气血不足，脾肾阳亏，肝气郁滞。

治法：补气血，培脾土，壮肾阳，疏肝气。

处方：

党参9g	茯苓9g	炒白术9g	甘草3g
当归9g	白芍12g	五味子6g	炮姜6g
菟丝子12g	刺蒺藜12g	木香6g	青皮9g

6剂。

2月17日二诊：服上方后，头部已不昏不痛，眼不发花，矢气频转，腹已不胀，心累腰痛已大减，口干好些，精神转佳。小便晚上清长，白天发黄，现感足跟上至膝关节、阴部直到两肋及两肩发痛，有时全身发冷，足麻木，舌净无苔，脉浮弱，仍本扶正行气之法。处方：

太子参 12g	茯苓 9g	当归 9g	白芍 12g
补骨脂 9g	菟丝子 12g	小茴香 6g	吴茱萸 6g
刺蒺藜 12g	青皮 9g	牛膝 9g	甘草 3g

6 剂。

3 月 26 日三诊：服上方 30 余剂，自觉头目清快，胁痛减，腹已不胀，矢气亦不多，全身亦不发痛发冷。目前觉脐下跳动，两腿尚软，并觉微麻，睡眠不好，牙痛，尿黄，脉阳浮阴弱，舌红无苔。此因多服阳药，形成阴虚气滞浮火，改用养阴疏肝涤热法。处方：

生地黄 9g	白芍 12g	知母 9g	地骨皮 12g
茵陈 12g	钩藤 12g	瓦楞子 9g	木通 6g
刺蒺藜 12g	牡丹皮 9g	金铃炭 12g	郁金 9g

4 剂。

4 月 17 日四诊：服上方 10 余剂，经医院检查，肝已变软，无肿大现象，睡眠饮食均正常。但又感全身发冷，阳痿精少，两足麻软，腹微胀，腰痛尿频。此又多服阴药使脾肾之阳不足，用还少丹加减以补脾肾。处方：

熟地 9g	山药 12g	茯苓 9g	续断 9g
枸杞子 9g	肉苁蓉 9g	牛膝 9g	菟丝子 12g
楮实子 9g	五味子 6g	巴戟天 9g	淫羊藿 9g
小茴香 6g	甘草 3g		

6 剂。

5 月 12 日五诊：服上方 20 余剂腹已不胀，牙已不痛，头亦不晕，已无阳痿现象，脐下跳动大减，眠食俱佳，已不怕冷，小便通利，脉转有力，舌红少苔。经医院化验，各项肝功能均正常。只微感腰痛足重腿软，再以平补阴阳、强腰膝而收全功。处方：

熟地 9g	山药 12g	茯苓 9g	牡丹皮 9g
泽泻 9g	续断 9g	牛膝 9g	菟丝子 12g
补骨脂 9g	益智仁 9g	茵陈 9g	

6剂。

按语：本例肝硬化病人有头昏、头痛、眼花、心累、面色萎黄、倦怠思睡等症状。加之脉象细弱，显系由正气不足，气机不畅。故始终以扶正疏导为主，使正气充足，气血流畅，则积聚自得疏通。如滥用攻坚破积之品，则正气愈伤，而积聚愈甚。现用《古今医案按·胁痛》一病例再以证明：“云中秦文山。掌教平湖。每患胁痛。遇劳忍饿则发。以书介家兄来求方。予以参、术、地黄、芎、归、萸肉、枣仁、牛膝、木瓜、石斛、薏苡仁、柏子仁、桃仁之属令常服之。后来谢云。自服药后。积久之疾。一朝而愈。不复发矣。闻魏昆溟吏部。亦以劳饿得胁痛。无大病也。而医者投以枳壳、青皮破气之药。痛愈甚。不数日而殒。予故着之以为世戒。”在治疗过程中，因病人居住较远，复诊困难，如二诊时所拟的药方竟服至30余剂，致使阴分受损。三诊时所拟的药方竟服至10余剂，以致阳气受伤，腰痛腿麻，由此看来，服药不遵医嘱辑，必致耽延时日，影响疗效。

（8）肝郁脾滞

薛某，男，43岁。右肋胁疼痛，嗳气，两腿有酸软疼痛感，面色萎黄，略消瘦，饭后反饱，食欲欠佳。经医院检查，诊断为胃下垂及早期肝硬化。脉象两关俱弦。（选自《李斯炽医案》第一辑第67页）

诊断：胁痛。

辨证：肝郁脾滞。

治法：疏肝行脾。

处方：

刺蒺藜 15g	郁金 6g	青皮 9g	白芍 9g
木香 6g	枳实 9g	瓜蒌皮 12g	薤白 6g
玉竹 15g	左金丸 4.5g	生谷芽 9g	甘草 3g

5剂。

二诊：初服上方1剂后，有肠鸣反应，自觉气机运转，腹中较为舒适。服2剂后，反应便不明显。近日因气候转变，曾一度引起轻微外感，咳嗽微汗出，夜不成寐，自觉吸气不能下达丹田。此因肝郁未解，脾气不伸，久病正虚，故一触新邪，肝胃更加失调。正虚不耐发表，仍当从和脾理肝论治，使气机流畅，则轻感自解矣。处方：

刺蒺藜 9g　青皮 9g　广陈皮 6g　厚朴 9g

薤白 6g　制香附 9g　乌药 9g　白芍 6g

茯苓 9g　茅术 9g　远志 6g　炙甘草 3g

7 剂。

三诊：呼吸比较深长，胃纳渐增，前症相应好转，但两胁胁仍痛、咳嗽。此肝脾之气尚结滞中焦，宜疏肝理脾行气。处方：

制香附 9g　乌药 9g　南藿香 6g　炒柴胡 6g

茅术 9g　厚朴 9g　茯苓 9g　生谷芽 15g

鸡内金 6g　杏仁 9g　炙甘草 3g

3 剂。

四诊：服前方 3 剂后，精神好转，食欲增加。仅小便时黄，鼻孔偶尔见血，自觉干燥，胁间阵发刺痛，脉象弦细，舌红无苔。此肝郁未达，阴分尚虚，治宜疏肝益胃生津，并入咸寒软坚之品。处方：

石斛 9g　玉竹 9g　麦冬 9g　白芍 9g

茯苓 9g　山药 12g　牡蛎 15g　海藻 9g

茵陈 9g　枳实 6g　刺蒺藜 12g　生甘草 3g

五诊：前症略有好转，仅呃气未平，再从前法论治。处方：

石斛 8g　玉竹 9g　玄参 9g　麦冬 9g

茵陈 12g　薏苡仁 9g　刺蒺藜 12g　海藻 9g

牡蛎 15g　旋覆花 6g　代赭石 9g　枳实 9g

甘草 3g

六诊：胁间刺痛减轻，诸症都有好转，病人因病久正虚，抵抗力较弱，又受感冒，鼻流清涕，头晕，呼吸时牵引肋下作痛，脉象浮弦，舌苔黄，但不甚干燥。此新感风热，与原病无关，暂予辛凉平剂。处方：

焦栀子 9g　淡豆豉 9g　菊花 9g　连翘 12g

薄荷 6g　枳壳 9g　青皮 9g　白芍 9g

石斛 9g　木通 6g　甘草 3g

七诊：服药后，新感风热症状减退，腰脐连小腹部又发现酸胀疼痛，脉象沉取微弦。此肝脾郁气又现结滞，而肾家亦感虚寒，法当温养下焦与疏肝扶脾并进。处方：

柴胡 9g　金铃炭 6g　厚朴 9g　木香 4.5g
茯苓 12g　茅术 9g　杜仲 12g　益智仁 6g
菟丝子 9g　沙苑子 9g　吴茱萸 6g　甘草 3g

八诊：诸症递减，自言饮食精神与病前无甚差别，脉象柔和。经医院检查，钡餐试验和肝功能均属正常。仅自觉胁间疼痛，尚未完全消失，此久病初愈常见现象，不足为虑。再以疏肝扶脾、温养肝肾之药进行调治。处方：

党参 12g　茯苓 12g　白术 9g　柴胡 9g
当归 9g　木香 3g　砂仁 6g　厚朴 9g
杜仲 18g　沙苑子 9g　菟丝子 9g　益智仁 9g
吴茱萸 6g　炙甘草 3g

九诊：胁间疼痛完全消失，精神食欲更佳，肝胃病变亦痊愈，欣然返回兰州工作，拟用丸方以巩固疗效。处方：

党参 30g　茯神 30g　白术 30g　甘草 15g
熟地 30g　当归 30g　广陈皮 15g　法半夏 18g
黄芪 50g　桂木 15g　柴胡 15g　木香 9g
砂仁 15g　山药 60g　杜仲 30g　菟丝子 60g
枸杞 30g　益智仁 15g　沙苑子 15g　龙骨 15g
琥珀 9g

上药共研成极细末，炼蜜为丸，每次服 6g，日服 3 次，饭前淡盐汤下。

按语：本例为早期肝硬化病人，故而胁痛。《中藏经·论肝脏虚实寒热生死逆顺脉证之法》说："肝病则头痛胁痛。"《临证指南医案·胁痛》邹时乘也说："胁痛一症，多属少阳厥阴，伤寒胁痛，皆在少阳胆经，以胁居少阳之部，杂症胁痛，皆属厥阴肝经。"病人肝气横逆，伤克脾胃，迁延日久，正气受损，阴阳并虚。《冷庐医话·肝病》说："今人所谓心痛、胃痛、胁痛，无非肝气为患，此有虚实之分，大率实者十之二，虚者十之八。"病人虽然肝郁脾滞积聚，又有阴阳并虚，虚实相兼。因病情复杂，故取效较缓，治有先后。初诊至三诊均以疏肝理脾为主，是使肝郁得伸，脾运健旺，虽未专力补虚去积，已寓疏通积聚，补益阴阳之义。四诊以后，肝郁脾滞，症状虽渐缓解，阴虚症状又显得突出，故随即以育阴为主，此即是《傅青主男科·胁痛门》所谓：“故治胁痛，必须平肝，平肝必须补肾，肾水足而后肝气有养，不治胁痛，而胁痛自平也。”七诊之后，阴液有来复之象而阳又偏虚，故又以扶阳为主。九诊时，以阴阳并补而收全功。其间因体虚曾两度外感，二诊时感冒较轻，故只在疏肝运脾药中，选用辛通不腻之品，使气行流畅，则轻感自解。如此则既不失疏理肝脾本义，又防发汗伤正之弊。四、五诊中，同用了药性相反的海藻与甘草，是取其软坚作用更强，仿仲景甘遂甘草汤之意。药性相反药物，并不是绝对不能同用只要根据情况，使用恰当，是可以收到较好疗效。六诊时，因感冒为主，故稍用辛凉平剂，使其微汗而解。切不可用解表重剂以重虚其阴阳。由此看来，对于复杂病症，应随证分出阶段，辨清标本先后缓急，审慎用药，则疗效自显。

5. 黄疸

歌诀

黄疸病，十二则[1]，阳黄多是瘀湿热，湿胜于热、热胜湿，或者湿热兼表邪。

或夹酒，或夹食，湿热入营心火炽，阴黄脾胃寒湿甚，湿胜于寒寒胜湿。

肝气郁，脾又湿，或者脾肾俱寒湿，久病正衰气血少，或因女劳伤房室。

热胜湿，身黄亮，腹痛便秘小便黄，舌苔黄腻脉滑实，清化湿热茵陈汤[2]。

湿胜热，膀胱满，尿涩身面俱黄染，舌苔厚腻脉沉滑，可用茵陈五苓散[3]。

兼表邪，身无汗，麻连赤豆[4]可发散，酒疸懊侬[5]不能食，栀子大黄[6]来通便。

若夹食，胃苦满，食后头眩用胃疸[7]，湿热入营神昏迷，可服千金犀角散[8]。

寒兼湿，熏烟黄，湿胜于寒平胃方[9]，寒胜于湿身畏寒，茵陈附子干姜汤[10]。

肝气郁，脾受湿，逍遥散方服莫迟[11]，脾肾寒湿手足冷，茵陈四逆汤可吃[12]。

若病久，气血伤，当用人参养营汤[13]，女劳肾虚生热象，可服硝石矾石方[14]。

注释

[1]黄疸病，十二则：黄疸病以身黄、目黄、小便黄为主症。大体上可以归纳为12种证型，身黄而亮如橘子色者为阳黄，大多由于湿热所引起，在具体处理时应区分湿重于热和热重于湿，或者湿热兼表邪，或者兼伤酒、伤食以及湿热入于营分等。身黄而晦暗如烟熏色者为阴黄，阴黄多由于寒湿所引起，在具体处理时应分开湿重于寒和寒重于湿，或者肝郁脾湿、脾肾俱寒湿等。此外，尚有气血不足、房劳伤肾等，亦可出现黄疸或黑疸。

［2］茵陈汤：即茵陈蒿汤，由茵陈、栀子、大黄组成。

［3］茵陈五苓散：茵陈、桂枝、白术、茯苓、猪苓、泽泻。

［4］麻连赤豆：即麻黄连翘赤小豆汤，由麻黄、连翘、杏仁、赤小豆、大枣、桑白皮、生姜、甘草组成。

［5］懊侬：汪必昌《医阶辨证》谓："懊侬之状，心下热如火灼不宁，得吐则止。"

［6］栀子大黄：即栀子大黄汤，由栀子、大黄、枳实、淡豆豉组成。

［7］胃疸：即胃疸汤，由茵陈、白术、茯苓、猪苓、泽泻、苍术、陈皮、黄连、栀子、防己、葛根、秦艽组成。

［8］千金犀角散：犀角、茵陈、栀子、黄连、升麻。

［9］湿胜于寒平胃方：脾寒脾湿症状见《五脏辨证论治歌诀》。平胃散：苍术、厚朴、陈皮。

［10］茵陈附子干姜汤：茵陈、附子、干姜。

［11］肝气郁……逍遥散方服莫迟：肝郁、脾湿症状见《五脏辨证论治歌诀》。逍遥散：柴胡、当归、茯苓、白芍、白术、炙甘草、姜、薄荷。

［12］脾肾寒湿……四逆汤可吃：脾肾受湿症状见可参照《五脏辨证论治歌诀》脾有寒、脾受湿、肾气寒各条下。茵陈四逆汤：茵陈、附子、干姜、甘草。

［13］若病久……人参养营汤：气血不足症状可参照《五脏辨证论治歌诀》脾阳虚和血虚证条下。人参养营汤：当归、熟地、白芍、党参、白术、黄芪、肉桂、茯苓、五味子、陈皮、远志、甘草。

［14］女劳肾虚……硝石矾石方：《金匮要略》谓："额上黑，微汗出，手足中热，薄暮即发，膀胱急，小便自利，名曰女劳疸。"硝石矾石散由硝石和矾石组成。

典型案例

（1）湿热熏蒸

肖某，女，成年，1970年5月16日初诊。病人因长期忧郁，面目及周身逐渐发黄，近年来巩膜及全身已变为深黄而晦暗，且周身发痒，饮食少味，腹部胀满，睡眠不好，头昏如裹，大便稀溏，小便黄少，周身乏力，行走困难，曾经西医检查，诊断为胆结石。诊得满舌白腻而中心微黄，脉象濡弱。（选自《李斯炽医案》第二辑第139页）

诊断：黄疸。

辨证：湿热熏蒸，湿重热轻。

治法：清热利湿。

处方：

茵陈 12g	茯苓 9g	泽泻 9g	猪苓 9g
苍术 9g	车前子 9g	白芍 9g	郁金 9g
鸡内金 9g	肉桂末（冲）3g	甘草 3g	

4 剂。

6 月 7 日二诊：续服上方 10 剂后，诸症有所改善，饮食增进，精神转好，小便尿量增加，但仍黄浑。仍本前法加减。处方：

茵陈 12g	苍术 9g	白术 9g	茯苓 9g
泽泻 9g	车前子 9g	石韦 9g	萆薢 9g
金钱草 15g	鸡内金 6g	枳壳 9g	甘草 3g

4 剂。

7 月 15 日三诊：续服上方 10 余剂后，更觉诸症减缓，目黄、身黄大退。但有时感心慌心悸，午后发烧，小便仍黄，舌上腻苔渐退。此湿热虽得缓解，但阴分稍有损伤，因湿热未尽，补阴则嫌滋腻。故仍本前方，去掉苦燥，加重疏理，兼顾阴分。处方：

茵陈 12g	白术 9g	茯苓 9g	泽泻 9g
猪苓 9g	鸡内金 6g	金钱草 15g	满天星 16g
郁金 9g	枳壳 9g	金铃炭 12g	青皮 9g
丹参 12g	甘草 3g		

续服上方 10 余剂后，身黄、目黄已去，诸症亦消失。经医院检查，胆囊结石已排除。自觉阴分尚亏，即停药用饮食调理，随访 3 年，健康如常人。

按语：病人满舌白腻而中心微黄，脉象濡弱。为湿热阻滞，湿重热轻。患者长期忧郁，使气滞而水湿不运，日渐蕴热，湿热熏蒸而成黄疸。《经验丹方汇编·黄疸》说："盖湿热积于脾胃之中，久而不散，故其土色形于面与肌肤也。"黄疸辨证为湿热后，还要分湿和热孰轻孰重。宋代杨士瀛《仁斋直指方》在论述黄疸时说："自本自根，未有非热非湿而能致病者也，湿也热也又岂无轻重之别乎，湿气胜则如熏黄而晦。"本案小便黄少，满舌白腻而中心微黄，脉象濡弱，属于湿重于热之证。湿蒙清阳，则头昏如裹；湿困脾运，则饮食少味、腹部胀满、大便稀溏；脾胃不和，则睡眠不安；湿郁于肌肉四肢，故周身发痒、四肢乏力。其治法当以除湿为主，清热次之，佐以疏肝健胃。《医宗金鉴·伤寒心法要诀》中说："若大便溏，小便秘，发黄者，宜茵陈五苓散利之。"本方仿茵陈五苓散意，以苍术更白术，则走表燥湿之力更强；不用桂枝而用肉桂，更能加强膀胱气化而行水湿；再加车前子以利尿，白芍、郁金以调肝解郁，鸡内金、甘草以健胃化石。三诊：续服上方10余剂后，更觉诸症减缓，目黄身黄大退。但有时感心慌心悸，午后发烧，小便仍黄，舌上腻苔渐退。此湿热虽得缓解，但阴分稍有损伤，因湿热未尽，补阴则嫌滋腻。故仍本前方，去掉苦燥，加重疏理，兼顾阴分。

（2）肝肾阴虚，血行滞涩

王某，女，39岁，医生，1974年6月15日初诊。病人头部昏痛，骨节酸软，长期失眠，肌肉瞤动，足肚抽筋，眼胀，耳鸣，腰膝酸痛，小便黄少，皮肤干燥，头发易落，口渴心慌，色素沉着。月经一般均提前七八天。经某医院检查24小时尿，17-羟类固醇为3.6mg，17-酮类固醇为5.6mg，确诊为原发性肾上腺皮质功能减退症。长期未能治愈，病情续有发展。观其肌肉瘦削，面色黯黑，上下牙龈及手中纹路均带黑色，两手微颤动，舌质干而暗晦，脉象沉细，此属中医黄疸之黑疸病范畴。（选自《李斯炽医案》第二辑第141页）

诊断：黄疸。

辨证：肝肾阴虚，血行滞涩。

治法：养阴生津，益血通络。

处方：

生地黄12g	白芍12g	女贞子12g	墨旱莲12g
枸杞子9g	淫羊藿9g	天花粉12g	牡蛎12g
山药15g	丹参12g	牛膝9g	牡丹皮9g
泽泻9g	桑枝30g	秦艽9g	

10剂。

6月27日二诊：服上方10剂后，病情有显著好转。面部、牙龈、手纹黑色均转淡。头部昏痛、手颤、口干均基本消失，心慌已缓解，心率每分钟80～90次。眼胀、失眠、肌肉瞤动、足肚抽筋等现象亦有减轻。时值经期，只比正常经期提前两天。右耳已不鸣，只左耳尚鸣。小便较前通利，呈淡黄色。腰膝仍酸痛，落发现象尚存在，食欲不振，脉象仍沉细。处方：

当归 9g	白芍 12g	熟地 12g	牡丹皮 9g
茯苓 9g	泽泻 9g	山茱萸 9g	山药 12g
续断 9g	桑寄生 25g	枸杞 9g	牛膝 9g
菟丝子 12g	丹参 12g	秦艽 9g	

10 剂。

7 月 12 日三诊：服上方 10 剂后，诸症又有所改善，眼胀耳鸣等现象已全部消失，色素沉着又有所减轻。但仍觉腹痛、身软口干，大便日行 2 次，脉已不沉，但仍细弱。处方：

泡参 12g	茯苓 9g	丹参 9g	白芍 12g
女贞子 12g	墨旱莲 12g	益智仁 9g	菟丝子 12g
桑寄生 15g	续断 9g	山药 12g	莲子 12g
秦艽 9g	甘草 3g		

上方加减，续服 40 余剂，诸症基本消失。1975 年 2 月 28 日，病人自觉全身已无明显症状，牙龈、面部及手纹黑色均已消失。体重增加，肌肤润泽，精神饱满，已能正常工作和学习。随访至 1975 年 10 月，其身体状况均较稳定。

按语：病人舌干而暗晦，脉沉而细弱，为肝肾阴血不足，气血滞涩之象。肝肾阴亏，营血不足发为黑疸。《读医随笔·黄疸黑疸》的诠释是："肾虚燥而脾湿热之所致也。肾恶燥而脾恶湿，肾燥必急需他脏之水精以分润之，适值脾湿有余，遂直吸受之，而不觉并其湿热之毒。而亦吸入矣。脾肾浊气，淫溢经脉，逐日饮食之新精，亦皆为浊气所变乱，全无清气挹注，周身血管，不得吐故纳新，遂发为晦暗之黑色矣。"肾主骨，在色为黑，开窍于耳，腰为肾之府，发为血之余，肾阴血不足则出现面部、牙龈及手中纹路均带黑色，骨节酸软，腰部酸痛，耳鸣发落等症状。由于肝主筋，藏魂，在窍为目，足厥阴肝经上连巅顶，故肝脏之阴血不足即出现转筋、失眠、眼胀、头部昏痛等症状。血不养心，则心中慌乱；血不营于肌肉四肢，则发生瞤动抖颤。阴虚则津液不足，故产生口渴及皮肤干燥症状。阴虚生内热，故有经期提前、小便黄少。热烁肌肉，故瘦削不堪。用生地黄、白芍、女贞子、墨旱莲、枸杞、牡蛎以养肝肾之阴而益血，因防其大队滋阴药损阳，故佐淫羊藿强阳以配阴。《本草纲目》说:“淫羊藿，性温不寒，能益精气，真阳不足者宜之。”《名医别录》言:“坚筋骨。”方中天花粉、山药旨在益胃生津。丹参、桑枝、秦艽、牛膝、牡丹皮旨在行血通络而兼顾阴分。二诊时诸症缓解，经期已提前不多，尿色转淡，知其阴血有来复之象，水升火降。方选四物、六味地黄汤加减并佐以通络之品，当此之际，用药如果过于阴柔，恐有补阴碍阴之弊，故在前方中，去除部分滋阴药。并将生地黄改为熟地，加入当归、山茱萸、菟丝子、续断。山茱萸，即《名医别录》言其“微温，无毒”。菟丝子《本经》言其“主续绝伤，补不足，益气力，肥健人，久服明目”。续断《要药分剂》言其“主伤中，补不足，味苦辛，性微温”。这些药即养肝肾、益营血，又秉微温之性而不碍阴，最为对证。三诊觉腹痛、身软口干，大便日行2次，脉虽不沉，但仍细弱。此属阴液渐复，但阳气又嫌不足，故用阴阳气血平调、脾肾双补之法。

6. 疝气

歌诀

疝气病，分七证，肝寒肝郁寒湿浸，水湿内停湿化热，气虚肝胃火热盛[1]。

肝气寒，肿睾丸，肿硬如石痛绵绵，椒桂汤[2]能治寒疝，肝肾俱寒暖肝煎[3]。

肝郁甚，气不行，疝无定处游走疼，欲治气疝聚香饮[4]，温散行气病自轻。

若寒湿，坠睾丸，阴囊肿胀大如拳，不痛不痒名㿗疝，可用济生橘核丸[5]。

阴囊肿，如水色，水湿内停不寒热，阳不化气有积液，济生肾气[6]来解决。

湿郁甚，则化热，阴囊肿大带红色，下身瘙痒泌黄液，大分清饮[7]能驱邪。

阳虚者，气下陷，卧入立出名狐疝，劳后下坠更明显，补中益气[8]即可散。

肝胃火，小儿多，脉数尿黄口发渴，丹栀黄连与川楝，苓柏荔核木通曲[9]。

注释

[1] 疝气病……气虚肝胃火热盛：疝气病一般可以分为7种证型，即肝寒、肝郁、寒湿、水湿内停、湿热、气虚、肝胃火热。

[2] 椒桂汤：川椒、桂枝、良姜、小茴香、广陈皮、吴茱萸、青皮、生姜、柴胡。

[3] 暖肝煎：当归、枸杞、小茴香、肉桂、乌药、沉香、茯苓。

[4] 聚香饮：即聚香饮子，由乳香、沉香、檀香、藿香、木香、延胡索、乌药、桔梗、桂心、生姜、甘草组成。

［5］济生橘核丸：橘核、海藻、昆布、桃仁、海带、川楝子、厚朴、木通、枳实、延胡索、桂心、木香。

［6］济生肾气：即济生肾气丸，由熟地、牡丹皮、山茱萸、怀山药、茯苓、泽泻、制附片、肉桂、牛膝、车前子组成。

［7］大分清饮：茯苓、泽泻、木通、车前子、栀子、枳壳。

［8］补中益气：即补中益气汤，由黄芪、人参、白术、甘草、当归、陈皮、升麻、柴胡、生姜、大枣组成。

［9］丹栀黄连与川楝，芩柏荔核木通曲：即牡丹皮、栀子、黄连、川楝子、黄芩、黄柏、荔枝核、木通、神曲。

典型案例

（1）肝气郁滞

易某，男，11岁，1971年7月22日其父母由浙江来信说，孩子阴囊左上方长一小包，约有鸡蛋黄大，质地较软，手推之能活动，曾服他医治疝方无效。（选自《李斯炽医案》第一辑第94页）

诊断：疝气。

辨证：肝气郁滞。

治法：舒肝行气。

处方：

青皮9g	金铃炭12g	小茴香6g	木香6g
橘核9g	荔枝核9g	玄参9g	牡蛎12g
浙贝母6g	夏枯草15g	海藻9g	

4剂。

病家来信说，服上方4剂后，疝气即消失。以后其母来成都时说，她的孩子至今3年，未见旧病复发。

按语：《古今名医汇粹》论曰："足厥阴肝经绕阴口，肝气不舒，则易发为疝气。"《石室秘录·男治法》说："疝气一症，大约皆肝木之病，予所以治其肝，自随手而奏功也。"方中用金铃炭、青皮、小茴香、木香以疏肝行气。用橘核、荔枝核治疝。气郁过甚，则成瘰疬，非单用疏肝行气治疝药所能奏效。故应加入消瘰药，用玄参、海藻、浙贝母、牡蛎、夏枯草以消瘰，使气行瘰消，则疝即消解。

（2）湿热下注，气机阻滞

段某，男，1岁，1971年1月18日初诊。阴囊肿大，小腹膨胀，昼夜啼哭，遍身发疹，午后发烧，小便色黄，泡沫甚多。风气二关指纹略紫，舌中有一团黄腻苔。（选自《李斯炽医案》第二辑第135页）

诊断：疝气。

辨证：湿热下注，气机阻滞。

治法：清热祛湿，行气止痛。

处方：

金铃炭 6g	青皮 3g	小茴香 3g	橘核 6g
荔枝核 6g	苍术 3g	黄连 3g	薏苡仁 6g
白芍 6g	知母 6g		

4剂。

2月4日二诊：服上方4剂后，肿大阴囊渐消，疹子稍退，啼哭已止。乃停药数日，疹子又复增加。仍午后发热，少腹仍胀，口唇干燥，小便色黄，大便酱溏。此湿热深伏，应予气血两清兼疏滞气。处方：

金银花 6g	蒲公英 6g	黄连 3g	土茯苓 6g
玄参 6g	白芍 6g	知母 6g	生地黄 6g
广木香 3g	金铃子 3g	牡丹皮 6g	莱菔子 6g
甘草 3g			

2剂。

2月10日三诊：服上方2剂后，各症稍缓。因居住相隔20余里，来诊不便，乃于就地求医，予刚燥药，遂致高烧抽搐昏迷，又抱来求诊。病人阴囊肿大全消，仍遍身发疹，神识不清，指纹深紫。此湿热化燥，郁毒内蒙心窍，营血耗损之候。宜清热养营、涤热解毒。处方：

金银花 6g	连翘 6g	蒲公英 3g	大青叶 6g
莲子心 5g	芦根 6g	青蒿 6g	知母 6g
生地黄 6g	白芍 6g	牡丹皮 6g	生谷芽 9g

3剂。

2月23日四诊：上方续服3剂后，即热退神清，诸症亦基本痊愈，只余唇干、便结，此热病伤阴所致。用益胃增液法，以善其后。处方：

玄参6g　麦冬6g　竹茹6g　枳实6g
沙参6g　石斛6g　天花粉6g　芡实6g
莲子6g　甘草3g

3剂。

按语：病人舌心黄腻，午后发热，小便黄稠，指纹略紫，为湿热之征。湿热下流少腹阴部，气机阻滞，发为阴囊肿大、少腹膨胀等症。《景岳全书·杂证谟·疝气》说："疝气之病，有寒证，亦有热证，或以阳脏之人，火因邪聚，而湿热相资者亦有之。"实际上，《素问·玉机真脏论》的"脾传之肾，病名曰疝瘕，少腹冤热而痛，出白，一名曰蛊"和《灵枢·经筋》的"足厥阴之筋伤于热则纵挺不收"都是指热证而言。二诊医家胶柱鼓瑟，以刚燥药治湿热证，辨证失误，致使病人高烧抽搐昏迷，此足令后学为戒。另外，湿热侵入血分，病人则遍身发疹，气行不畅则生疼痛，故昼夜啼哭。方用金铃炭、青皮、小茴香、橘核、荔枝核疏肝行气以消疝；用苍术、黄连、薏苡仁清热除湿以治肿；白芍和营止痛；知母清热护阴。因疼痛啼哭较剧，气行不畅亦较明显，故方中行气消疝、清热除湿药势均力敌，此属标本同治之法。

（3）肾阴不足，肝气瘀滞

周某，男，35岁，干部，1968年5月11日初诊。病人阴囊肿大已1年余，皮色如常，手触之似有核块，近几月自觉两侧少腹疼痛，平时并有腰膝酸软、耳鸣、头晕、多梦、遗精等症。曾经西医检查，诊断为慢性睾丸炎、输精管炎等病，多方治疗，未见效果。脉寸关浮大，两尺脉弱，舌质红淡少苔。（选自《李斯炽医案》第一辑第134页）

诊断：疝气。

辨证：肾阴不足，肝气郁滞。

治法：滋阴行气。

方剂：六味地黄丸加味。

处方：

生地黄12g　牡丹皮9g　山茱萸9g　山药15g

泽泻 9g　　茯苓 9g　　金铃子 12g　　牡蛎 12g

4 剂。

5 月 27 日二诊：服上方 4 剂后，自觉效果明显，即续服 10 余剂，已未见遗精。腰膝颇感有力，头晕、耳鸣、多梦等症亦相应好转，少腹仅微有隐痛，阴囊肿处亦觉变软变小。但最近又觉胃中隐痛，欲食又不敢多食，询之则以往曾患胃溃疡病。前药稍偏阴柔，恐阴药损胃而引动宿疾，上方加良附丸以兼顾之。处方：

生地黄 9g　　牡丹皮 9g　　山茱萸 9g　　山药 12g

泽泻 9g　　茯苓 9g　　金铃炭 12g　　牡蛎 12g

良姜 6g　　香附 9g

4 剂。

6 月 6 日三诊：续服上方 8 剂，病情大减，胃已不痛，饮食转佳，精神渐旺，小腹已无痛感，阴囊变软，只稍有肿胀。虽药证相投，但阴易耗而难养，宜本上方大法加强滋肾软坚，用丸方以巩固疗效。处方：

生地黄 30g　　牡丹皮 21g　　山茱萸 30g　　山药 30g

泽泻 21g　　茯苓 30g　　金铃炭 30g　　牡蛎 30g

瓦楞子 30g　　玄参 30g　　良姜 12g　　香附 24g

黄柏 15g　　青皮 21g　　荔枝核 30g

上方药物共研细末，炼蜂蜜为丸，每丸重 9g，每日早、晚用温开水各冲服 1 丸。

按语：病人腰膝酸软、耳鸣、头晕、多梦、遗精、寸关脉浮、两尺脉弱、舌红少苔系肾阴不足。足厥阴肝经之脉，环阴器，抵少腹，本案少腹疼痛，阴囊肿大，属肝气郁滞。《圣济总录》说："嗜欲劳伤，肾水涸竭，无以滋荣肝气，故留滞内结，发为阴疝之病。"故肾阴亏耗为本，肝气郁滞是标，因此，用六味地黄滋养肾阴为主，只用一味金铃子疏理少腹滞气，金铃子《本经逢原》言其"苦寒性降，能导湿热下走渗道，人但知其有治疝之功，而不知其荡热止痛之用"。加牡蛎既能咸寒软坚以散结块，又能滋阴潜阳。一物两用，治疗此种肾阴不足之疝气，切忌本末倒置，以行气导滞为主，否则疾病难愈。

（4）肝肾阴亏，气机阻滞

杨某，男，成年，1971 年 2 月 7 日初诊。主诉睾丸肿痛，少腹疼痛，眼睛觉

闭不拢，牙痛，腰痛。经西医检查，诊断为附睾炎。脉浮大，舌干红。（选自《李斯炽医案》第一辑第94页）

诊断：疝气。

辨证：肝肾阴亏，气机阻滞。

治法：滋养肝肾，行气导滞。

处方：

熟地 9g	枸杞 9g	牡丹皮 9g	泽泻 9g
茯苓 9g	菟丝子 12g	知母 9g	山药 12g
青皮 9g	金铃炭 12g	荔枝核 9g	小茴香 6g

3剂。

2月10日二诊：服上方3剂后，睾丸肿痛即行消失，精神好转，牙已不痛，少腹亦不疼痛。目前尚觉腰痛，眼睛尤有胀感，再本前法以巩固之。处方：

熟地 12g	山药 12g	泽泻 9g	牡丹皮 9g
茯苓 9g	蚕沙 9g	续断 9g	桑寄生 15g
菟丝子 12g	荔枝核 9g	小茴香 6g	金铃炭 9g

4剂。

服上方4剂后，即完全恢复正常。

按语：病人脉浮大、舌质干红，为阴亏之象。腰为肾之府，肾阴亏损则腰痛。肾主骨，齿为骨之余，阴亏浮火，故发牙痛。肝肾同源，肝阴不足，即发为双目难闭。足厥阴肝经循少腹绕阴器，肝经阴虚气滞，即发为少腹疼痛、睾丸肿痛等症。《金匮玉函要略辑义》说："寒疝为沉寒在下，由阴虚得之，阴虚则不得用辛烈热燥之药，重劫其阴。"《古今图书集成医部全录》卷二百依法立方，曰："若阴虚兼有疝气病者，补阴丸加苍术（盐水炒）一两半，黄连（姜汁炒）、山栀（炒）各六钱，川芎一两，吴茱萸（炒）、青皮（去穰）各五钱。"本案则用金铃炭、青皮、小茴香、荔枝核行气，以六味地黄丸加枸杞以养肝肾之阴分。方中还用知母以去浮游之火，用加蚕沙、桑寄生、续断以治腰痛。诸药合用使阴液来复，肝气条达，诸症即解。

（5）肾阳不充，阴湿下聚

朱某，男，38岁，1961年5月4日初诊。于2月份发觉睾丸肿痛。由于当时患水肿，未处理，及致肿病治愈，睾丸肿痛日增。过去虽曾服疏肝利湿药多剂，始终未见好转，经西医检查，诊断为睾丸鞘膜炎。病人宿有哮喘，不耐劳累，脉沉弦，舌润无苔。（选自《李斯炽医案》第一辑第93页）

诊断：疝气。

辨证：肾阳不充，阴湿下聚。

治法：温补命门，祛湿消疝。

方剂：济生肾气丸加味。

处方：

熟地 9g	山药 9g	牡丹皮 9g	泽泻 9g
山茱萸 9g	茯苓 9g	车前子 9g	牛膝 9g
党参 9g	附片（先煎）15g	肉桂（后下）3g	五味子 3g

4剂。

5月16日二诊：服上方后，自觉睾丸稍小，胀痛较前减轻，脉象平和，舌润无苔，大便稍觉干燥，亦肾气不足之征。因天气渐热，改用丸剂常服，以期后效。按上方加菟丝子、肉苁蓉、巴戟天、枸杞、补骨脂、胡芦巴、牡蛎，做蜜丸，早晚服用。

7月因他病来诊，据述服前方后，睾丸已恢复原状。其夹杂症状亦完全消失。嘱其注意调摄，以免复发。

按语：病人宿患水肿日久，肾气虚惫可知。现今脉沉弦、舌润无苔、不耐劳累，均为肾阳不足之征。肾阳不足，则阴湿下聚，而成睾丸肿痛。正如《圣济总录·阴疝门》所讲："肾虚之人，因饮食不节，喜怒不时，津液内溢，下流于睾，寒气结聚不散，谓之气，水气盛则津液内结，谓之水。"古法治疝多从肝经，但本案病人曾服疏肝利湿药多剂，始终未见好转。其中原因，《古今医统大全·疝气门》分析道："疝本肝经，与肾经绝无相干，恐为未备之说。原夫疝气，肝经属本，心肾属标。"可见疝气治疗从肾入手，不可忽视。本案实为肾阳不充所致，故以济生肾气丸加味，用强肾利水而获显效。

7. 胃痛

歌诀

胃痛症，取九则，虫积食滞寒与热，脾阳不振胃阴虚，痰饮肝郁并瘀血[1]。

有虫积，乌梅丸[2]，食滞楂曲平胃煎[3]，寒痛喜热又喜按，良附理中能散寒[4]。热痛证，洪数脉，拒按溲赤便秘结，舌黄口渴少津液，清中金铃[5]能涤热。脾阳虚，大便溏，可服香砂六君汤[6]，阴虚舌红应滋阴，一贯加减功效良[7]。有痰饮，用二陈[8]，寒加姜寇热栀芩。肝郁克脾胁痛闷，柴胡疏肝把气行[9]。瘀血痛，如针夺，乌贝手拈把血和[10]，胃痛原因多交错，还须临床细斟酌。

注释

［1］胃痛症……痰饮肝郁并瘀血：胃痛症本篇只取了9种。计有虫积、食滞、寒痛、热痛、脾阳虚、胃阴虚、痰饮、肝郁、瘀血。

［2］有虫积，乌梅丸：虫积症状见《五脏辨证论治歌诀》有虫积条下。乌梅丸：乌梅、细辛、干姜、黄连、当归、附子、蜀椒、桂枝、人参、黄柏。

［3］食滞楂曲平胃煎：食滞症状见《五脏辨证论治歌诀》有食积条下。楂曲平胃散：苍术、陈皮、厚朴、山楂、神曲、甘草。

［4］寒痛……良附理中能散寒：寒痛症状见《五脏辨证论治歌诀》脾受寒条下。良附丸：良姜、香附。理中汤：党参、白术、甘草、干姜。

［5］清中金铃：即清中饮，由黄连、山栀、陈皮、茯苓、半夏、豆蔻、甘草组成。金铃，即金铃子散，由金铃子、延胡索组成。

［6］脾阳虚……可服香砂六君汤：脾阳虚症状见《五脏辨证论治歌诀》脾阳虚条下。香砂六君子汤由木香、砂仁、党参、白术、茯苓、法夏、陈皮、甘草组成。

［7］阴虚舌红……一贯加减功效良：胃阴虚症状见《五脏辨证论治歌诀》胃阴虚条下。一贯煎由生地黄、当归、枸杞、沙参、麦冬、川楝子组成。

［8］二陈：即二陈汤，由法半夏、陈皮、茯苓、甘草组成。

［9］肝郁……柴胡疏肝把气行：肝郁症状见《五脏辨证论治歌诀》肝气郁条下。柴胡疏肝散由柴胡、白芍、川芎、香附、陈皮、枳壳、甘草组成。

［10］瘀血痛……乌贝手拈把血和：瘀血症状见《五脏辨证论治歌诀》血瘀条下。乌贝：即乌贝散，由乌贼骨、贝母组成。手拈：即手拈散、由延胡索、五灵脂、豆蔻、没药组成。

典型案例

（1）寒凝气滞

王某，1971年2月20日，主诉胃中剧烈疼痛，痛感循右胸肋，放射至右肩，晚上疼痛更剧，头昏怕冷。经医院检查，诊断为胰腺炎。诊得脉细弱，舌淡红。

（选自《李斯炽医案》第一辑第 77 页）

诊断：胃痛。

辨证：寒凝气滞。

治法：疏肝温胃。

处方：

柴胡 6g　　白芍 12g　　金铃炭 12g　　延胡索 9g
木香 6g　　香附 9g　　枳实 9g　　黄连 6g
吴茱萸 6g　　良姜 6g　　瓦楞子 9g　　法半夏 6g

3 剂。

服上方 3 剂后，疼痛即痊愈。

按语：病人胃痛循右胸胁放射至右肩，此路线为足厥阴肝经循行部位，故疼痛系肝气郁滞所引起。所以用柴胡、白芍、金铃子散、左金丸等以疏肝止痛。头昏怕冷、脉弱舌淡、晚上疼痛更为剧烈等为寒凝气滞症状。《症因脉治》曰："心胃痛须分新久，若明知身受寒，口食冷物而得，其初当与温散，如桂枝七气汤。或温利之，如九痛丸。"本案用良附丸、法半夏、木香、枳实等以温胃运脾。使气行血畅，通则痛除。

（2）脾滞肝郁

王某，男，42 岁，1963 年 1 月 8 日初诊。主诉胃痛，发作时胸腹胁肋并痛，平时不喜冷饮，又兼咳嗽。经医院检查，诊断为慢性胃溃疡及肺气肿。脉象细弦，舌上白苔。（选自《李斯炽医案》第一辑第 76 页）

诊断：胃痛。

辨证：脾滞肝郁。

治法：运脾疏肝。

处方：

法半夏 9g　　茯苓 12g　　厚朴 9g　　制香附 9g
木香 3g　　青皮 9g　　白芍 9g　　延胡索 9g
杏仁 9g　　吴萸连 3g　　炙甘草 3g

1 月 22 日二诊：服上方后，胃痛一直未发，咳嗽亦趋好转，脉象平和，舌苔薄润，情况良好。因病人即将离开成都，故拟丸方以巩固之。处方：

党参 30g　茯苓 60g　白术 60g　法半夏 30g
广陈皮 15g　山药 90g　木香 15g　砂仁 30g
益智仁 30g　制香附 30g　延胡索 30g　甘草 15g

上药研细，炼蜜为丸，每服 9g，每日早晚各服 1 次。

按语：《医法圆通》说："胃痛一证，有饮食、寒热、虚实之别。"本例病人不喜冷饮，脉细苔白，属寒证范畴，咳嗽亦系肺寒所致。用香砂、二陈、党参、白术、厚朴、杏仁、益智仁、山药等以温润脾肺。病人胸腹、胁肋并痛，脉象兼弦，是肝郁之征。《医法圆通》说："切不可执定有形质之胃，当于胃中往来之气机上理会方可。"故用香附、吴萸连、青皮、白芍、延胡索等以疏肝止痛。由此可见，疏肝行气是治疗各类胃痛常用的方法。所以《景岳全书·心腹痛》总结道："胃脘痛证，多有因食、因寒、因气不顺者。然因食因寒，亦无不皆关于气，盖食停则气滞，寒留则气凝。所以治痛之要，但察其果属实邪，皆当以理气为主，宜排气饮加减主之。食滞者兼乎消导，寒滞者兼乎温中，若止因气逆，则但理其气，病自愈矣。其有诸药不效，气结难解者，唯神香散为妙。若气有滞逆，随触随发者，宜用后简易二方最妙。"

（3）肝郁乘脾

阙某，女，成年，干部，1972 年 9 月 14 日初诊。病人于 3 个月前，因生气复加饮食不慎，致胃中急痛如针刺，口中泛酸，全身大汗，手足乏力，大便稀溏，色如黑酱。即到某医院诊治，经检查大便有隐血（++++），确诊为胃溃疡出血。从此饮食大减，只能进流食，腿软无力，走路亦感困难。脉弦紧，舌质暗晦少苔。（选自《李斯炽医案》第二辑第 113 页）

诊断：胃痛。

辨证：肝郁乘脾。

治法：疏肝运脾。

处方：

柴胡 6g　白芍 12g　枳壳 9g　金铃炭 12g
延胡索 9g　香附 9g　广木香 6g　郁金 9g
乌贼骨 12g　川贝母 9g　瓦楞子 9g　黑姜 6g
黄连 6g

3 剂。

10 月 24 日二诊：服上方后，胃痛减轻，饮食增进，便色由黑转灰，身体亦稍觉有力，再本前法加减。处方：

白芍 12g　枳壳 9g　延胡索 9g　郁金 9g
香附 9g　广木香 6g　厚朴 9g　黄连 5g
吴茱萸 6g　良姜 6g　乌贼骨 12g　川贝母 6g
瓦楞子 12g　白及 9g　金铃炭 12g

4 剂。

11 月 8 日三诊：服上方 4 剂后，病情续有好转，饮食、精神情况都大有改善，胃部只觉隐痛。苔上微白，关节微痛，此为夹湿所致。再按前法加入平胃散、桑枝，以除湿邪。处方：

苍术 9g　陈皮 9g　厚朴 9g　桑枝 30g
香附 9g　柴胡 6g　白芍 12g　延胡索 9g
郁金 9g　乌贼骨 12g　川贝母 3g　良姜 6g
吴茱萸 6g　甘草 3g

4 剂。

服上方 4 剂后，胃痛、出血症状均已停止，余症亦解，眠食正常，精神健旺。后该单位派她到省外出差，便将上药磨成粉剂，带着在途中服用。在旅途中虽食生冷硬物，亦未再复发。1972 年底停药。随访至 1976 年 3 月，未再发胃病。

按语：此为饮食不慎导致胃中不和，复加郁怒伤肝，肝郁乘脾，使脾胃损伤太过，使消化受阻，饮食大减、大便稀溏、全身乏力、胃中疼痛。因有溃疡所以出现便血，脉弦为肝郁，脉紧为痛证，舌质暗晦均为气血不畅之征。综合脉症，应予疏肝运脾止痛兼以止血之法。故用柴胡、白芍、郁金、金铃炭、延胡索、广木香、香附、枳壳疏肝运脾以止痛；用黑姜温摄止血，加黄连以清郁热，瓦楞子以制酸液。方药切中病机，故有好的疗效。乌贼骨、川贝母即乌贝散，有抗酸、止痛、促进溃疡愈合的作用，是治疗胃及十二指肠溃疡的常用方。对小鼠实验性胃溃疡治疗作用的研究证明，本方具有明显中和胃酸及吸附胃蛋白酶的作用。由于胃酸被中和，降低了胃蛋白酶的活性，从而减少了胃蛋白酶对溃疡面的刺激，故具有保护溃疡面、促进溃疡愈合作用。

（4）阴亏气滞

柳某，男，43岁，1959年5月18日初诊。曾经下血，竟至昏厥，胃下端时常作痛。反酸，消化不好，腹中时觉气鼓，睡眠欠佳，足胫微痛，面色红润。脉象浮大，舌质红，微有白苔。（选自《李斯炽医案》第一辑第75页）

诊断：胃痛。

辨证：阴亏气滞。

治法：益胃行气止痛。

处方：

石斛9g	玉竹9g	沙参9g	阿胶（烊化）9g
山药12g	白及9g	海螵蛸9g	川贝母6g
牡蛎9g	青藤香9g	生谷芽12g	鸡内金6g
甘草3g			

10剂。

6月2日二诊：胃痛大减，腹中气鼓亦减，饮食渐增加，脉舌如前，再本前方。处方：

石斛9g	玉竹9g	沙参9g	阿胶（烊化）9g
生地黄9g	麦冬9g	海螵蛸9g	川贝母6g
牡蛎9g	白及9g	瓦楞子9g	山药12g
生谷芽12g	鸡内金6g	青藤香9g	茯神9g
甘草3g			

10剂。

服上方10剂后，即基本恢复正常。

按语：本例因失血损阴，阴亏阳亢竟至昏厥。现症见睡眠欠佳、面色红润、脉象浮大、舌质红赤等，亦符阴亏阳亢之征，足胫微痛，是阴血不足，不能营筋。由此看来，本例胃痛，显系胃阴不足所致。《内经》说："阴虚生内热""诸呕吐酸，皆属于热"。本例反酸为虚热上冲之故。胃阴不足，则胃失和降，而产生消化不良，腹中气鼓，舌上白苔等。故治法应以补益胃阴为主，而兼治其他症状。《未刻本叶氏医案》指出:“营虚气痹。不宜过于辛燥。”主张用贞元饮的生地黄、阿胶、天冬、茯神、川斛、牡蛎来治疗。本案即用沙参、山药、石斛、玉竹、生地黄、麦冬、川贝母、牡蛎、茯神等以益胃潜阳。用海螵蛸、阿胶、白及等以防其继续失血。稍加青藤香、瓦楞子行气活血以止胃痛。《医宗金鉴》曰:“心胃痛多伤食滞,苍朴陈甘果枳曲。”所以,用生谷芽、鸡内金等消导饮食,由于抓住了阴亏气滞的主要矛盾,故效果较为显著。

8. 腹痛

歌诀

腹痛症,十九则[1],寒痛寒疝寒痢疾,热痛湿热或成痢,肠痈胃寒胸中热。

脾气滞,与血瘀,肝郁痛泻虫食积,少阴夹水奔豚气,气虚血虚肾阳虚。

服感寒,痛绵绵,舌苔白滑脉沉弦,尿清便溏喜热按,香砂[2]理中[3]即可痊。

若寒甚,手足厥,下利清谷脉欲绝,或者呕逆或泄泻,附子理中[4]去寒邪。

寒疝症,痛绕脐,手足厥冷肤起栗,脉象弦紧而沉细,大乌头煎[5]用白蜜。

肝肾寒,发疝气,暖肝煎内加吴萸[6],虚寒痢证久不愈,腹痛脉沉用温脾[7]。

积热痛,最恶热,小便黄赤大便结,唇干口渴或暴泻,可用芍甘[8]加连枯。

腹硬痛,伤湿热,胸中痞闷吃不得,饮食伤滞成泄泻,枳实导滞[9]可荡积。

湿热甚,发痢疾,里急后重便脓血,香连[10]芍药[11]治痢泻,白头[12]秦皮与连柏。

肠痈症,湿热伤,右腹拒按痛难当,右足难伸全身烫,快服大黄丹皮汤[13]。

胸中热,胃中寒,腹痛欲呕用黄连[14],姜桂参甘半夏枣,升降阴阳呕痛安。

脾气滞,脘腹胀,嗳气放屁稍通畅,默默不把欲食想,木香顺气[15]最为上。

若瘀血,痛最烈,腹有积块便黑血,桃仁承气[16]把瘀泻,失笑[17]丹参[18]也用的。

肝气郁,脉细弦,月经不调头目眩,胸胁小腹均痛满,逍遥[19]加味来疏肝。

若肝实,把脾克,此为土虚被木贼,腹痛不止有泄泻,痛泻要方[20]是秘诀。

有虫积,腹痛满,眼睑唇舌有白点,时痛时止吐清涎,可服理中安蛔散[21]。

若食积,痛吞腹,保和丸剂即时咽[22],食积太甚腹胀满,可服木香槟榔丸[23]。

少阴病,夹水气,四肢沉重自下利,小便不利腹中痛,快用真武[24]来治愈。

奔豚气,上冲胸,上下升降气不通,寒热往来胸中痛,奔豚汤[25]方可平衡。

气虚痛,多恶寒,脉微少气多懒言,痛处喜热又喜按,补中益气[26]自然安。

阴血虚，腹中痛，归姜羊肉汤可用[27]，命门火衰肾气丸[28]，肾阳一振脾运动。

注释

［1］腹痛症，十九则：腹痛症大略可分为以下19种类型、即寒痛、寒疝、寒痢、热痢、湿热、湿热痢、肠痈、胃寒胸热、脾滞、血瘀、肝郁、痛泻、虫积、食积、少阴夹水气、奔豚气、气虚、血虚、肾阳虚。

［2］香砂：即香砂六君子汤，由木香、砂仁、党参白术、茯苓、法夏、陈皮、甘草组成。

［3］理中：即理中汤，由党参、白术、甘草、干姜组成。

［4］附子理中：即附子理中汤，由党参、白术、甘草、干姜、附子组成。

［5］大乌头煎：乌头、白蜜。

［6］肝肾寒……暖肝煎内加吴萸：肝肾虚寒，容易导致小腹疼痛并发疝气。暖肝煎：当归、枸杞、小茴香、肉桂、乌药、沉香、茯苓、生姜。

［7］虚寒痢证……腹痛脉沉用温脾：虚寒痢疾，下利赤白，连年不止，腹痛按之满，脉沉弦者可用千金温脾汤。温脾汤：大黄、附片、干姜、党参、甘草。

［8］芍甘：即芍药甘草汤（芍药、甘草）加黄连、黄柏。

［9］枳实导滞：即枳实导滞丸，由大黄、枳实、神曲、茯苓、黄芩、黄连、白术、泽泻组成。

［10］香连：即香连丸，由广木香、黄连组成。

［11］芍药：即芍药汤，由白芍、黄芩、黄连、大黄、槟榔、当归、木香、肉桂、甘草组成。

［12］白头：即白头翁汤，由白头翁、黄柏、黄连、秦皮组成。

［13］大黄丹皮汤：由大黄、牡丹皮、桃仁、冬瓜仁、芒硝组成。

［14］黄连：即黄连汤，由黄连、半夏、干姜、桂枝、党参、大枣、甘草组成。

［15］木香顺气：即木香顺气丸，由木香、香附、槟榔、青皮、陈皮、厚朴、苍术、枳壳、砂仁、甘草组成。

［16］桃仁承气：即桃仁承气汤，由桃仁、大黄、桂枝、芒硝、甘草组成。

［17］失笑：即失笑散，由五灵脂、蒲黄组成。

［18］丹参：即丹参饮，由丹参、檀香、砂仁组成。

［19］逍遥：即逍遥散，由柴胡、当归、茯苓、白芍、白术、炙甘草、姜、薄荷组成。

［20］痛泻要方：由防风、白芍、白术、甘草组成。

［21］理中安蛔散：由党参、白术、干姜、蜀椒、乌梅、茯苓组成。

［22］若食积……保和丸剂即时咽：食积症见《五脏辨证论治歌诀》有食积条下。保和丸：焦山楂、茯苓、制半夏、炒六神曲、炒莱菔子、陈皮、炒麦芽、连翘。

［23］木香槟榔丸：川军、黄连、黄芩、莪术、当归、枳壳、木香、槟榔、香附、黑丑、青皮、三棱、陈皮、芒硝、黄柏。

［24］真武：即真武汤，由茯苓、白芍、白术、干姜、制附片组成。

［25］奔豚汤：甘草、川芎、当归、半夏、黄芩、生葛、芍药、生姜、甘李根白皮。

［26］补中益气：即补中益气汤，由黄芪、人参、白术、甘草、当归、陈皮、升麻、柴胡、生姜、大枣组成。

［27］阴血虚……归姜羊肉汤可用：阴血虚症状，可见《五脏辨证论治歌诀》血虚证条下。归姜羊肉汤：当归、生姜、羊肉。

［28］命门火衰肾气丸：命门火衰症状见《五脏辨证论治歌诀》肾阳虚条下。肾气丸：山茱萸、干山药、牡丹皮、泽泻、肉桂、附子。

典型案例

（1）外感风热，内伤饮食

马某，男，8岁。突患感冒发烧，复加饮食不慎，以致腹中剧痛，不思饮食。脉浮舌赤。（选自《李斯炽医案》第一辑第82页）

诊断：腹痛。

辨证：风热夹食气滞。

治法：清热消食行气。

处方：

荆芥 6g	防风 9g	枯黄芩 9g	知母 9g
焦山楂 9g	神曲 9g	白芍 9g	金铃炭 9g
木香 6g	金银花炭 9g	甘草 3g	

服上方2剂后，病即痊愈。

按语：病人发热、脉浮、舌赤，是风热感冒之表证。不思饮食，并有饮食不慎病史，是内伤饮食之里证。《三因极一病证方论》陈无择云："十二经络，外感六淫，则其气闭塞，郁于中焦，气与邪争，发为疼痛。"此种腹痛当表里兼治，故仿陆九芝《世补斋不谢方》的治法，用防风、荆芥以祛风。用枯黄芩、知母、金银花炭以清热。用焦山楂、神曲以消食滞，加金铃炭、木香、白芍以行气止痛。临床上外感风寒、内伤饮食更为常见，《杂病广要·腹痛》说："感寒停食凡大人小儿胸腹骤然大痛，其痛连延不止。甚则有如刀剜者，皆因停食，其停食皆因感寒。或脾胃先感风寒而后饮食，即能停滞作痛，或先饮食而随感风寒，亦能停滞作痛。因感寒停食者，不必皆多食过度而后停滞，即日用常餐亦停滞也。"至于选方，《寿世保元·腹痛》记载"外感风寒，头疼发热，恶心腹痛，予以藿香正气散加香附、川芎"，可供参考。

（2）肝胃郁热

田某，男，48岁，1965年9月8日初诊。主诉右下腹及脐周疼痛已1年多，经常口干便燥。脉象沉数有力，舌干少津无苔。（选自《李斯炽医案》第一辑第79页）

诊断：腹痛。

辨证：肝胃郁热。

治法：行气涤热。

方剂：大黄牡丹皮汤加减。

处方：

生大黄（后下）6g　牡丹皮9g　冬瓜仁15g　薏苡仁12g
雅黄连4.5g　枳实9g　木香6g　金铃炭9g
甘草3g

5剂。

9月13日二诊：服上方后，曾见腹泻，自觉腹痛减轻，情况较好，舌上津液渐复，脉仍沉数，舌有微黄苔，再本前法。处方：

牡丹皮9g　冬瓜仁18g　薏苡仁15g　雅黄连4.5g
刺蒺藜12g　郁金9g　金铃炭9g　木香6g
枳实9g　白芍15g　甘草3g

服上方7剂后，病即痊愈。

按语：病人口干便燥，脉沉数有力，舌干少津无苔，是胃中积热，热甚伤津。足厥阴肝经循少腹两侧，肝气郁结则右下腹疼痛。相比较而言，腹痛寒证易识，热证难认，所以刘河间《素问病机原病式》说："热郁于内则腹满坚实而痛，不可例言为寒也。”至于选方，《丹溪手镜》说：“调胃承气加木香、槟榔，治热腹痛及实证。”本方以大黄牡丹皮汤加减。肝气郁结，故用金铃炭、刺蒺藜、牡丹皮、郁金、白芍疏理肝气并杜其郁热。胃中积热，故用冬瓜仁、薏苡仁甘淡渗利引热从小便出。用雅黄连、枳实、木香、大黄行气涤热，使热从大便出，故初诊后即热退津回，再诊后即痊愈。

（3）湿热壅遏，气滞血阻

常某，1970 年 11 月 28 日初诊。主诉小腹疼痛，大便脓血，一日数次，肛门有刺痛感，胃疼腹响，头部沉重，口干不欲饮。经医院检查，诊断为慢性肠炎。舌淡苔黄，脉微浮数。（选自《李斯炽医案》第一辑第 81 页）

诊断：腹痛。

辨证：湿热壅遏，气滞血阻。

治法：清热除湿，行气活血。

方剂：白头翁汤、芍药汤加减。

处方：

白头翁 9g	秦皮 9g	黄芩 9g	黄连 6g
金银花炭 9g	枳实 3g	厚朴 9g	木香 6g
槟榔 9g	当归 9g	白芍 12g	甘草 3g

2 剂。

12 月 31 日二诊：服上方 2 剂后，疼痛大减，脓血已止，头部沉重感稍减，眼微肿，脉微浮，舌上黄苔，再予疏肝、燥脾、行气，佐以清热。处方：

柴胡 6g	白芍 12g	金铃炭 3g	木香 6 g
枳实 9g	厚朴 9g	黄芩 9g	茯苓 9g
薏苡仁 12g	白术 9g	金银花炭 9g	甘草 3g

服上方 2 剂后，诸症尽除，恢复健康。

按语：病人苔黄舌干，为内有积热。头部沉重不欲饮，为内有湿邪。《冯氏锦囊秘录》说：“腹痛癥积，皆下焦湿热，邪气留结所致。”舌淡、脉微浮为湿热之邪阻遏正气之故。肠胃为湿热壅遏，故产生胃疼、腹痛、腹响、大便脓血一日数次、肛门刺痛等症状。《温病条辨·湿温》说：“肠中逆阻似闭，腹痛在下尤甚者，白头翁汤主之。”《古今医统大全》说：“黄芩芍药汤治虚热腹痛，不能食，衄吐血。”综合二方，故用白头翁、秦皮、黄芩、黄连、金银花炭以除湿热。用木香、枳实、厚朴、槟榔以行滞气。加当归、白芍调血以清脓血。二诊时，因湿热之邪大减，故减用苦寒之品，加入柴胡、金铃炭以疏肝理气，意使肝木得疏，脾运得健，则湿热不致壅阻。加白术、茯苓、薏苡仁扶正而兼除湿。

（4）脾肺虚寒，水饮内聚

张某，女，成年，1971年3月7日初诊。主诉腹中疼痛，精神欠佳，痰多。前医以峻补及镇痛之法，未见效果，反而加剧。诊得舌黑而有水滑苔，脉象濡弱。（选自《李斯炽医案》第一辑第82页）

诊断：腹痛。

辨证：脾肺虚寒，水饮内聚。

治法：温运脾肺，行水化痰。

方剂：苓桂术甘汤、二陈汤加减。

处方：

茯苓9g	桂枝6g	白术9g	陈皮3g
法半夏9g	泽泻9g	猪苓9g	生姜2片
白芍9g	甘草3g		

服上方2剂后，腹痛即止，诸症尽减。续服2剂后，病即痊。

按语：病人脉象濡弱、精神欠佳，为虚寒症状。阳气不振则水饮难消，故舌黑而有水滑苔。脾为生痰之源，肺为贮痰之器，脾肺虚寒则聚水成痰。故本例腹痛断为脾肺虚寒，水饮内聚腹痛。用苓桂术甘汤以温运脾肺。加生姜、泽泻、猪苓以行水，用二陈汤以化痰，加白芍以止腹痛，使阳行水化，诸症即解。《伤寒论·辨太阳病脉证并治》云：“伤寒，若吐、若下后，心下逆满，气上冲胸，起则头眩，脉沉紧，发汗则动经，身为振振摇者，茯苓桂枝白术甘草汤主之。”如果阳虚严重则苓桂术甘汤不能胜任，当选用真武汤。《丹溪手镜》说：“腹痛小便不利，四肢沉重痛，自利，此为有水气，其咳者，真武主之，此为水饮与里寒相合也。”

（5）肝郁乘脾

张某，女，45岁，干部，1964年9月3日初诊。病人于1963年8月中旬因饮食不慎，于半夜急发右腹剧痛，其疼痛并向胸胁腰部放射。曾经西医检查，怀疑为胆囊积液。一年前曾多方求治，均未见效果。现症腹部胀痛，时发胸胁疼痛，饮食甚少，食后呃噎呕酸，头昏无力，肢软乏力，面部浮肿，皮肤青黄，口唇发绀。脉缓涩，舌质淡净少苔。（选自《李斯炽医案》第二辑第 114 页）

诊断：腹痛。

辨证：肝郁乘脾。

治法：疏肝健脾。

处方：

炒柴胡 9g　杭白芍 18g　青皮 9g　刺蒺藜 9g
法半夏 9g　茯苓 9g　广木香 6g　胡黄连 4.5g
吴茱萸 4.5g　甘草 3g

4 剂。

9 月 15 日二诊：服上方 4 剂后，腹部及胸胁胀痛均缓解，呃气反酸亦减，余症未去。此肝郁稍疏，宜疏肝解郁与温运脾阳并进。处方：

炒柴胡 9g　白芍 9g　吴茱萸（黄连水炒）4.5g
青皮 9g　陈皮 9g　法半夏 9g　茯苓 12g
苍术 9g　厚朴 9g　广木香 6g　炮姜 4.5g
甘草 3g

6 剂。

9 月 26 日三诊：服上方效果良好，腹痛消失，胸胁胀满亦减退，颜面浮肿已消，食欲增进。但停药数日后，又感胸胁微胀，头昏，肢软，脉象缓涩，舌苔滑润。此脾阳未充足，肝脏疏泄之力尚弱，当以补脾运脾为主，兼用疏肝之法。处方：

炙柴胡 9g　党参 12g　茯苓 9g　白术 9g
法半夏 9g　广陈皮 9　广木香 4.5g　制香附 9g
苍术 9g　厚朴 9g　炮姜 6g　炙甘草 3g
吴茱萸（黄连水炒）4.5 g

6 剂。

10 月 9 日四诊：服上方 6 剂后，已无其他不适，但脉仍缓涩，舌质萎薄，正气仍感不足。再用益气养营、疏肝运脾法以巩固之。处方：

党参 12g　茯苓 12g　白术 9g　当归 9g
川芎 6g　炒白芍 9g　厚朴 9g　陈皮 9g

吴茱萸 6g	香附 9g	广木香 6g	炙甘草 3g

6剂。

按语：病人腹痛偏右，并向胸胁腰部放射，此皆足厥阴肝经所过部位，肝气太实，则经气阻滞而发为肝经部位疼痛。其肤青、唇绀、脉涩等，亦系肝气郁滞，脉流不畅所致。肝经郁火干胃，则发为呃逆呕酸。肝郁则乘脾，脾失健运，清阳不升，则发为头昏无神、肢软乏力、饮食甚少、面部浮肿、舌质淡净等症。粗略看来，病人腹部疼痛，起因于饮食不慎，且有饮食甚少、食后呃逆呕酸、肢软无力、面部浮肿等脾胃症状。其主症颇似在于脾胃，但经一年来反复调理脾胃，始终未见效果，其理安在？其病本在肝，而标在脾故。若徒事补脾，则肝气更壅。治法当以疏肝抑肝为主，兼以运脾，待肝脾气畅，始可再议补法。故以戊己丸为主方加味治之。方中白芍伐肝泻木，使不克伤脾土。心者肝之子，实则泻其子，故用黄连泻心以平肝，吴茱萸入肝解郁，再加柴胡、青皮、刺蒺藜以疏肝行气。另外，用茯苓、甘草、法半夏、木香以补脾运脾。标本分明，而获显效。

（6）肝郁脾虚

岳某，男，44岁，1961年12月18日初诊。左腹股沟经常作痛，似有硬感，重压更觉疼痛，饮食难消，大便溏薄，身体消瘦，病达3年之久。脉象微弱无力，舌本中有黄苔。（选自《李斯炽医案》第一辑第80页）

诊断：腹痛。

辨证：肝郁脾虚。

治法：疏肝运脾。

处方：

炒柴胡 6g	白芍 9g	炒枳实 9g	广陈皮 6g
木香 4.5g	厚朴 9g	生白术 9g	霜苍术 9g
公丁香 4.5g	吴茱萸 6g	桃仁 3g	炙甘草 3g

2剂。

12月23日二诊：服用上方后，肝气渐舒，自觉腹部症状减轻，饮食二便俱正常，再本前法加入补脾之品以巩固之。处方：

炒柴胡 6g	白芍 9g	炒枳实 9g	广陈皮 6g
木香 6g	厚朴 9g	生白术 9g	霜苍术 9g

党参 9g　　茯苓 9g　　白蔻仁 6g　　公丁香 4.5g
吴茱萸 6g　　桃仁 4.5g　　炙甘草 3g

4 剂。

按语：左腹股沟为足厥阴肝经所过部位，该部产生痛感说明病人肝气郁滞。《厘正按摩要术》就说："肝郁证。右脉弱，左脉强，主腹痛易怒。"气郁过久，则血亦瘀阻，故有发硬及重压愈痛感觉，即《眉寿堂方案选存》谓："昼夜腹痛，泄气则缓；夜卧扪之，常高突有形横处其间，为肝郁不舒，致冲、任二脉乏气流行。"病程长达 3 年，脾虚可知，故脉象缓弱无力，身体消瘦。今脾本虚，复加肝郁克脾，所以饮食难消化、大便溏薄，食停中脘则舌上出现黄苔。方用柴胡、白芍、吴茱萸以疏肝，加桃仁以逐瘀阻，用党参、白术、茯苓、甘草以补脾，用厚朴、丁香、木香、苍术、陈皮、枳实、白蔻以运脾。初诊时，因肝郁脾滞太甚，党参虽能补脾，但有壅气之弊故未使用。二诊时，因肝脾之气渐舒，方中入党参，以扶正气。

（7）气滞血瘀

陈某，女，成年，1971 年 4 月 6 日初诊。主诉月经十月未至，近来两月一至，经量较少，经期前和经期中均感腹痛，平时易怒，食量较差。脉象缓涩。（选自《李斯炽医案》第一辑第 83 页）

诊断：腹痛。

辨证：气滞血瘀。

治法：行气活血。

处方：

柴胡 6g　　白芍 9g　　金铃炭 9g　　延胡索 9g
桃仁 6g　　当归尾 9g　　丹参 9g　　牡丹皮 9g
茺蔚子 9g　　茯苓 9g　　白术 9g　　甘草 3g

服上方 4 剂后，月经即应时而至，且无腹痛现象。以后，嘱其在经期前续服 2 剂，以巩固之。

按语：病人平时易怒，为肝郁征象。气为血之帅，气行则血行。气郁过久，则血亦瘀阻，故经期过期不至，即至亦经量较少。足厥阴肝经循少腹，肝经气血瘀阻，则经期前和经期中均有腹痛感觉。《医学入门》："此言腹痛也。经事欲行，脐腹绞痛者，为血滞，经水临行时痛者为气滞。”肝郁则克脾，故食量较差，气血瘀滞不通，脉象亦表现缓涩。故用柴胡、金铃炭以疏肝，用白芍以敛横逆之肝气，用当归尾、桃仁、丹参、牡丹皮、延胡索、茺蔚子以行血止痛调经，用茯苓、白术、甘草以扶脾，气血通畅，腹痛、痛经即愈。

9. 便秘

歌诀

大便秘，二十一则，秋伤温燥表里热，太阳阳明合病者，大头天行是温邪。

或停痰，肺气逆，肝郁肝火与肺热，风秘肠燥少津液，脾约食积与虫积。

胃家实，脾凝寒，肺肾阴亏津液干，脾肾阳虚中气短，血虚津少大便难[1]。

温燥证，身发热，干咳无痰气上逆，肺合大肠少津液，清燥救肺[2]可解决。

表与里，俱实热，小便赤涩大便结，目赤睛痛恶寒者，防风通圣[3]来驱邪。

少阳病，合阳明，身热微烦呕不停，寒热往来心下硬，大柴胡汤[4]效最灵。

有湿邪，发时疫，头面肿大口又渴，大便结燥目闭锁，普济消毒[5]是良药。

内停痰，症凶顽，便秘苔黄脉滑弦，或发惊悸或惊痫，酌用礞石滚痰丸[6]。

肺气逆，气朝上，上焦郁闭便不畅，气促无痰有声响，苏子降气[7]来润降。

肝气郁，疏肝气[8]，可加四磨[9]把病去，肝火当归龙荟丸[10]，肺火泻白是良剂[11]。

风秘证，脉浮弦，手足发麻头晕眩，润燥祛风来通便，可服搜风顺气丸[12]。

大肠燥，津液干，体弱可用蜜导煎[13]，更衣朱砂与芦荟[14]，养阴润燥五仁丸[15]。

脾约病，浮涩脉，小便过多大便结，脾约蜜丸[16]把热泻，保和加味消食积[17]。

有虫积，化虫方[18]，胃家实者承气汤[19]，脾寒脉迟沉有力，便秘温脾来通肠[20]。

肺阴虚，津不足，养阴清肺来斟酌[21]，肾阴亏者生虚火，六味地黄加润药[22]。

脾肾虚，发冷秘，头晕腹痛把寒畏，身重下肢如浸水，脾肾双补[23]病自退。

中气虚，当补气，补中益气即可愈[24]，血虚津少大便难，通幽一服便通利[25]。

注释

［1］大便秘……血虚津少大便难：便秘症大体上可由以下21种情况所造成。即秋伤温燥、表里实热、太阳阳明合病、大头天行、停痰、虫积、胃家实、脾寒、肺气上逆、肝郁、肝火、肺热、风秘、肠燥、脾约、食积、肺阴亏、肾阴亏、脾肾阳虚、中气不足、血虚。

［2］清燥救肺：即清燥救肺汤，由桑叶、杏仁、炙枇杷叶、沙参、麦冬、麻仁、阿

胶、石膏、甘草组成。

［3］防风通圣：即防风通圣散，由防风、川芎、当归、芍药、大黄、薄荷叶、麻黄、连翘、芒硝、石膏、黄芩、滑石、生甘草、荆芥穗、白术、栀子组成。

［4］大柴胡汤：柴胡、黄芩、芍药、半夏、生姜、枳实、大枣、大黄。

［5］普济消毒：即普济消毒饮，由黄连、黄芩、连翘、板蓝根、马勃、牛蒡子、薄荷、僵蚕、玄参、陈皮、升麻、柴胡、甘草组成。

［6］礞石滚痰丸：由青礞石、沉香、大黄、黄芩、朴硝组成。

［7］苏子降气：即苏子降气汤，由苏子、当归、陈皮、法夏、前胡、肉桂、白术、生姜、甘草组成。

［8］肝气郁，疏肝气：肝气郁症状及疏肝气药物均见《五脏辨证论治歌诀》。

［9］四磨：即四磨饮子，由党参、槟榔、台乌药、沉香组成。

［10］肝火当归龙荟丸：肝火症状可参照《五脏辨证论治歌诀》肝热病条下。当归龙荟丸由当归、龙胆草、芦荟、黄芩、栀子、黄连、黄柏、大黄、青黛、木香、麝香、甘草组成。

［11］肺火泻白是良剂：肺火症状可参照《五脏辨证论治歌诀》肺有热条下。泻白散由地骨皮、桑白皮、粳米、甘草组成。

［12］搜风顺气丸：由大黄、郁李仁、火麻仁、怀山药、防风、独活、槟榔、枳壳、车前子、菟丝子、牛膝、蜂蜜组成。

［13］蜜导煎：即蜜煎导法，是把蜂蜜煎老，候温，制成锭，纳入肛门以通便。

［14］更衣朱砂与芦荟：更衣丸由朱砂和芦荟组成。

［15］五仁丸：由桃仁、杏仁、柏子仁、松子仁、郁李仁、陈皮组成。

［16］脾约蜜丸：即脾约丸，由火麻仁、杏仁、白芍、大黄、枳实、厚朴、蜂蜜组成。

［17］保和加味消食积：保和丸，由法夏、陈皮、茯苓、莱菔子、焦楂、神曲、连翘组成。食积症状见《五脏辨证论治歌诀》有食积条下。

［18］有虫积，化虫方：虫积症状见《五脏辨证论治歌诀》有虫积条下。化虫丸由鹤虱、槟榔、苦楝根皮、胡粉、枯矾、芜荑、使君子组成。

［19］胃家实者承气汤：胃家实是指阳明热盛所形成的便秘症。大承气汤：大黄、芒硝、枳实、厚朴。

［20］脾寒……便秘温脾来通肠：脾寒症状见《五脏辨证论治歌诀》脾有寒条下。温

脾汤由党参、制附片、干姜、当归、大黄、芒硝、甘草组成。

［21］肺阴虚……养阴清肺来斟酌：肺阴虚症状见《五脏辨证论治歌诀》。养阴清肺汤由生地黄、麦冬、玄参、贝母、牡丹皮、薄荷、白芍、甘草组成。

［22］肾阴亏……六味地黄加润药：肾阴亏症状见《五脏辨证论治歌诀》肾阴虚条下。六味地黄丸：熟地、山药、山茱萸、泽泻、牡丹皮、茯苓。

［23］脾肾双补：即脾肾双补汤，由党参、茯苓、怀山药、芡实、莲子、补骨脂、肉苁蓉、山茱萸、五味子、巴戟天、菟丝子、覆盆子组成。

［24］中气虚……补中益气即可愈：中气虚症状见《五脏辨证论治歌诀》脾阳陷条下。补中益气汤：党参、黄芪、白术、陈皮、当归、升麻、柴胡、甘草。

［25］血虚津少……通幽一服便通利：血虚症状见《五脏辨证论治歌诀》血虚病条下。通幽汤由红花、桃仁、生地黄、熟地、当归、升麻、甘草组成。

典型案例

（1）肝郁化火，兼夹血瘀

杨某，女，成年，1970年6月12日初诊。主诉由于生闷气导致右胁肋疼痛，晚上疼痛更剧，大便秘结，小便黄色。左侧头痛，眼睛发胀，月经提前，血色紫黑成块，饮食甚少。舌质红赤，脉象细弦。（选自《李斯炽医案》第一辑第115页）

诊断：便秘。

辨证：肝郁化火，兼夹血瘀。

治法：疏肝清肝，平肝逐瘀。

处方：

柴胡6g	白芍9g	枳壳9g	刺蒺藜12g
香附9g	牡丹皮9g	丹参9g	桃仁6g
山栀仁9g	钩藤12g	甘草3g	

服上方4剂后，大便通畅，余症亦趋好转。

按语：病人因闷气使肝郁不疏，脉象细弦，即为肝郁之象。肝郁气滞导致腑气郁滞，通降失常，传导失职，糟粕内停，不得下行，大便干结。此如《金匮翼·便秘》曰："气秘者，气内滞而物不行也。"另《灵枢·经脉》曰："肝足厥阴之脉，属肝，络胆，上贯膈，布胁肋；其支者，从目系下颊里，环唇内。"故肝郁不疏，发为胁肋疼痛、眼睛发胀。又因肝胆相连，《灵枢·经脉》曰："胆足少阳之脉，起于目锐眦，上抵头角，下耳后。”肝郁不疏，故发为偏头痛。肝郁克脾，则饮食甚少。气郁不舒，则血亦瘀滞，因此出现月经血色紫黑成块，夜间胁肋疼痛加剧等瘀血征象。另外，肝郁最易化火，这就更加重了大便秘结症状，还导致小便色黄、月经提前、舌质红赤等火热现象。综合以上症状分析，断为肝郁化火兼夹血瘀。肝郁则应疏肝，故用柴胡、白芍、枳壳、刺蒺藜、香附等药，即四逆散加减。肝热则应清肝、平肝，故用牡丹皮、山栀仁、钩藤等药。血瘀则用丹参、桃仁以活血去瘀。药证相应，故收效较快。

（2）肝郁络阻，郁热上冲

黄某，女，50岁，1971年5月3日初诊。主诉大便秘结，头昏头胀，乳头发痛，皮肤发痒。脉象浮弦，舌上黄黑苔。（选自《李斯炽医案》第一辑第117页）

诊断：便秘。

辨证：肝郁化热。

治法：疏肝清热。

处方：

柴胡6g	牡丹皮9g	刺蒺藜12g	郁金9g
瓜蒌21g	丝瓜络12g	枯黄芩9g	酒炒大黄（后下）6g
钩藤12g	代赭石9g	旋覆花9g	甘草3g

服上方3剂后，大便即通畅，余症亦消除。

按语：本例脉象浮弦为肝郁之象，肝郁化热，故舌上黄黑苔，大便秘结。肝气郁热阻络，则周身发痒，郁热上冲发为头昏头胀，亦系火热之象。疏肝郁则选用刺蒺藜、牡丹皮、柴胡、郁金、瓜蒌。《重庆堂随笔》说：“瓜蒌实，润燥开结，荡热涤痰，夫人知之，而不知其舒肝郁、润肝燥、平肝逆、缓肝急之功有独擅也，（魏）玉璜先生言之最详。”清热用酒炒丝瓜络、钩藤、大黄、枯黄芩。六腑以降为顺，故用旋覆花、代赭石以降逆。《本草再新》言代赭石可“平肝降火”，代赭石在方中降逆平火，为一物两用。诸药配伍，终使肝气条达、热清气降，诸症即得缓解。

（3）肝火上冲，夹痰阻窍

徐某，女，成年，1970年12月16日初诊。其家人代诉，平时睡眠不好，情绪易激动。近因怒打小孩，引起神志失常，口中喃喃自语，每欲跳楼自杀，已数

日不进饮食，大便亦数日不解，口中干燥，眼眵多。脉浮，舌上苔黄滑。（选自《李斯炽医案》第一辑第116页）

诊断：便秘。

辨证：肝火上冲，夹痰阻窍。

治法：清热潜阳，祛痰下气。

方剂：温胆汤加减。

处方：

法半夏9g	茯苓9g	竹茹9g	枳实3g
刺蒺藜12g	黄芩9g	钩藤12g	龙骨12g
牡蛎12g	代赭石（先煎）9g	甘草3g	

2剂。

12月18日二诊：服上方2剂后，有时神志正常，能自述头痛甚剧，口渴欲饮，能稍进饮食。脉浮象稍减，但有时仍然昏乱胡语，大便仍然未解，仍本前方，加入育阴开窍药。处方：

枳实9g	竹茹9g	龙胆草9g	枯黄芩9g
白芍12g	生地黄9g	石菖蒲6g	远志6g
刺蒺藜12g	钩藤12g	石决明9g	牡蛎12g
琥珀（冲）4.5g	磁石9g	朱砂（冲）1g	神曲9g

2剂。

12月20日三诊：神志全部清醒，脉已不浮，只细涩而弱，自觉胸中窒闷，似有物压迫的感觉，头昏失眠，口干，便秘，不思饮食，再用疏肝扶脾、祛痰行气、开上泄下之法。处方：

法半夏9g	枳实9g	刺蒺藜12g	厚朴9g
青皮9g	钩藤12g	石斛9g	泡参9g
茯苓9g	山药12g	莲子12g	石菖蒲6g
薤白6g	甘草3g		

4剂。

服上方4剂后，大便已通，饮食能进，睡眠转佳，胸中开豁，诸症即愈。随访数月，未见复发。

按语：病人脉浮、苔黄、口干、眼眵多，为肝火之象。平时睡眠不好、头部昏痛、情绪易激动等，说明病人素肝阴亏损，肝火易动。肝火上冲，气不下降，故头痛失眠加重、大便秘结。病人脉滑，胸中有压迫感，为痰饮内聚之象。肝火夹痰，阻塞心窍，则神志失常。故治当疏肝清肝、潜阳豁痰。用刺蒺藜、青皮以疏肝。用黄芩、龙胆草以清肝。用钩藤、龙骨、代赭石、石决明、琥珀、磁石、朱砂以潜阳。用牡蛎、白芍、生地黄、石斛以育阴。用法夏、茯苓、竹茹以祛痰。用石菖蒲、远志、薤白以开窍。用泡参、莲子、山药、神曲、甘草以扶脾。用枳实、厚朴以降气。使肝脾调和，阴生阳潜，化痰无源。诸症即痊愈。本案病人痰火扰神所致神志失常，李斯炽用温胆汤加减，温胆汤来自《三因极一病证方论》，有化痰和胃、养心安神之功效。适用于虚烦不眠，或呕吐呃逆，以及惊悸不宁、癫痫等症。本案病人喃喃自语、每欲跳楼自杀、眼眵多、脉浮、舌上苔黄滑，选用此方甚为合拍，但李斯炽还仿用了生铁落饮、朱砂安神丸、礞石滚痰丸、安宫牛黄丸之法，更臻全面。病人至三诊时已服药 4 剂，大便仍未解。此种病人之大便秘结，按道理应加大黄、枳实等泄热通腑。李斯炽未用泻剂，推测可能是因为病人体弱等因素。《证治准绳·杂病》告诫说："有老人津液干燥，及妇人分产亡血，及发汗利小便，病后血气未复，皆能作秘。不可一例用硝黄利药。巴豆、牵牛，尤在所禁。"

（4）下焦湿热阴亏

陈某，男，成年，1971 年 11 月 4 日初诊。主诉大便秘结，已 5 日不解，尿频量少，尿后疼痛，恶心腹胀，口中干燥。经西医检查，诊断为输尿管结石。诊得脉象沉实，舌上干红无苔。（选自《李斯炽医案》第一辑第 118 页）

诊断：便秘。

辨证：下焦湿热，伤及阴分。

治法：通利二便兼顾阴液。

处方：

大黄（后下）9g　枳实 9g　厚朴 9g　知母 9g

生地黄 12g　茯苓 9g　猪苓 9g　泽泻 9g

瞿麦 9g　金钱草 30g　海金沙 24g　甘草 3g

服上方 2 剂后，大便即通利，余症亦告缓解。

按语：病人脉象沉实，为下焦湿热，下焦湿热则小便短涩疼痛，小便短涩更加重伤津，故致大便秘结、口中干燥、舌干红无苔。本案小便短涩而致大便秘结之证，颇类似《得心集医案·便闭门》“邓学文初起小水短赤，继则腹胀便秘”之记载。大便不通则肠胃之气不行，故发为恶心腹胀，治当以通利二便为主。《医学妙谛》说：“八正散治湿热便秘。”本案仿八正散方意，用泽泻、茯苓、猪苓、瞿麦引热从小便出，用加金钱草、海金沙以化结石，用大黄、枳实、厚朴使热从大便出。湿热伤阴，故方中用知母、生地黄清热养阴。全方使前窍开、后窍泄，热去津存，病即痊愈。

（5）湿热内蕴

陈某，女，16岁，1970年3月2日初诊。主诉大便秘结，小便黄少，巩膜发黄，不思饮食。经西医检查，诊断为急性肝炎。诊得脉象数急，舌苔黄腻。（选自《李斯炽医案》第一辑第114页）

诊断：便秘。

辨证：湿热内蕴。

治法：清热除湿。

处方：

茵陈12g	甘草3g	枯黄芩9g	白术9g
茯苓9g	猪苓9g	泽泻9g	白芍9g
谷芽9g	焦山楂9g	酒炒大黄（后下）6g	

服上方2剂后，大小便即得通利，诸症亦痊愈。

按语：病人巩膜发黄、脉象数急、舌苔黄腻、不思饮食，是湿热内蕴之明征。湿热内阻，腑气不通，故大便秘结、小便黄少。故用茵陈、枯黄芩、白术、茯苓、猪苓、泽泻以清热除湿。病人不思饮食，则用谷芽、焦山楂以健胃。《名医类案·黄疸》魏之琇按：“是病多谓湿热蒸郁脾胃而成，然有肝热传胆者，肝热移脾者，又有燥火便秘宜下者。”本案黄疸即属于燥火便秘宜下者，故用酒炒大黄以泻下。但值得注意的是，治黄疸的名方茵陈蒿汤里有大黄，许多医者不管病人便秘与否，一见黄疸就套用茵陈蒿汤，刻舟求剑的做法也是错误的。《医宗金鉴·黄疸门·阳黄》曾指出：“阳黄一证，原因湿热而成，治者当详审之。如表实无汗，宜外发其汗，茵陈麻黄汤主之，使黄从表解也；里实二便秘涩腹满者，宜茵陈蒿汤下之，使黄从里解也；若表有汗，里不便秘腹满，是表里无证，不可汗下。”

（6）肝肾阴亏

王某，男，成年，1970年12月4日初诊。主诉大便秘结，咳嗽，痰黏稠成块，睡眠较差，遗精盗汗。脉象浮大，舌干红无苔。（选自《李斯炽医案》第一辑第119页）

诊断：便秘。

辨证：肺肾阴亏。

治法：养肺肾阴。

方剂：麦味地黄丸加减。

处方：

熟地 9g　　山药 12g　　牡丹皮 9g　　茯苓 9g

麦冬 9g　　五味子 6g　　菟丝子 12g　　竹茹 9g

白芍 12g　　牡蛎 12g　　肉苁蓉 9g　　柏子仁 9g

法半夏 9g

4剂。

12月25日二诊：服上方10余剂，诸症已缓解，大便不干燥，痰亦转清稀，咳痰较黄，睡眠饮食精神均大有好转。微怕冷，舌质赤，脉浮数，仍用本前方加减。处方：

五味子 6g　　麦冬 9g　　生地黄 9g　　牡丹皮 3g

山药 12g　　枸杞子 9g　　泽泻 9g　　茯苓 9g

菟丝子 12g　　牡蛎 12g　　肉桂 3g　　竹茹 9g

白芍 9g

4剂。

服上方4剂后，即基本恢复健康。

按语：病人脉象浮大，舌干红无苔，睡眠不好，为阴亏。其中肾阴亏损，则遗精盗汗。肾司二便，肾阴亏损又发为大便秘结，正如《证治汇补·下窍门·秘结》说：“肾主五液，故肾实则津液足而大便润，肾虚则津液竭而大便秘。”咳嗽痰稠，为肺阴亏损，肺合大肠，肺阴亏亦可导致便秘。今肺肾阴亏，故用麦味地黄丸以养肺肾阴分。《证治汇补》还讲："便秘虽有热燥、风燥、火燥、气血虚燥、阴结阳结之不同，要皆血虚所致。"所以再加白芍、肉苁蓉、枸杞以养血润肠。方中还用牡蛎、柏子仁以潜阳安神，法半夏、竹茹以止咳祛痰。二诊时，用少量肉桂以引火归元。

（7）心肾阴亏，血虚肠燥

樊某，男，63岁，1963年6月20日初诊。曾患痔瘘，手术后大便困难，近年来登三层楼即觉气喘，血压偏低，平时心慌心悸。经医院检查，有心脏疾病，两膝关节酸痛。脉细舌红。（选自《李斯炽医案》第一辑第113页）

诊断：便秘。

辨证：心肾阴亏，血虚肠燥。

治法：养心培肾，滋血润肠。

处方：

丹参30g	生地黄30g	枣仁30g	柏子仁24g
枸杞18g	菟丝子30g	牛膝21g	肉苁蓉21g
茯神30g	山药30g	当归30g	何首乌30g
天冬30g	麦冬30g	郁李仁18g	火麻仁30g
知母18g	苏子15g	黑芝麻21g	甘草9g

上药为丸，每服9g，每日三次。

10月二诊：服上方后，上楼已不气喘，心慌心悸缓解，仅大便尚不通畅，再本前法。处方：

丹参30g	柏子仁24g	山茱萸24g	肉苁蓉21g
菟丝子30g	枸杞子18g	女贞子30g	生地黄30g
麦冬30g	党参30g	甘草9g	白芍30g
当归30g	郁李仁18g	火麻仁30g	桃仁15g
苏子15g	黑芝麻21g		

上药为丸，每服9g，每日3次。

1964年6月18日来信说：服前方后，上楼不但不气喘，而且可以跑上去，大便已接近正常。经检查心脏未见异常，只主动脉弯曲，肛门不狭窄。要求再拟丸方以巩固之。处方：

柏子仁 24g	枣仁 24g	丹参 30g	肉苁蓉 21g
女贞子 30g	枸杞 21g	菟丝子 30g	党参 30g
山药 30g	甘草 9g	何首乌 30g	生地黄 90g
麦冬 30g	天冬 21g	郁李仁 24g	火麻仁 24g
杏仁 12g	苏子 12g	莱菔子 30g	

按语：病人年老，脉细舌红，属阴虚。本案阴虚包括肾阴虚和心阴虚。肾阴虚，故两膝关节酸痛。肾司二便，肾阴不足，大肠干涩，复加痔瘘术后失血，则肠内更燥，加重便秘。《景岳全书·秘结》说："秘结证，凡属老人、虚人、阴脏人及产后、病后、多汗后，或小水过多，或亡血失血大吐大下之后，多有病为燥结者，盖此非气血之亏，即津液之耗。"《万病回春·大便闭》总结道："老人大便不通者，是血气枯燥而闭也。"心阴虚即出现心慌心悸，稍事劳动即觉气喘等情况。所以方中用枣仁、茯神、天冬、麦冬、菟丝子、肉苁蓉、枸杞、知母、山药等大队滋养药以培心肾之阴。用当归、生地黄、何首乌、白芍、山茱萸、女贞子、丹参以生血。用党参、茯神、甘草以助气。用柏子仁、郁李仁、火麻仁、黑芝麻、桃仁、杏仁以润肠。用牛膝、苏子、莱菔子以速其下行之势。

10. 泄泻

歌诀

泄泻病，二十五则，在表在里宜区别，外感内虚易成泻，感寒夹湿或水邪。
风犯胃，寒客肠，病犯太阳与少阳，太阳阳明兼受病，阳明少阳两俱伤。
误下后，成协热，伤寒汗后胃受贼，暑伤元气亦致泻，春伤于风为洞泻。
内伤症，有脾寒，脾虚脾湿与停痰，伤食湿热脾滞满，热结旁流与霍乱。
或肾寒，或瘀血，或者肝旺把脾克，脾肾虚寒五更泻，下焦不约宜固摄[1]。
外感寒，内夹湿，胸膈满闷不能食，寒热头痛舌白腻，藿香正气[2]服莫迟。
外感寒，夹水气，喘咳呕哕渴下利，尿少气短表兼里，小青龙汤[3]可治愈。
风犯胃，名胃风，飧清完谷并瘛疭，牙关紧闭难张动，胃风汤方有奇功[4]。
寒客肠，舌苔白，腹痛喜按是缓脉，头晕恶寒肠鸣泻，人参败毒[5]散寒邪。
太阳病，合少阳，必自下利黄芩方[6]，太阳阳明两合病，自下利者葛根汤[7]。
阳明病，合少阳，内有宿食大便溏，脉呈滑大兼数象，大承气汤[8]来通肠。
伤寒病，误下伤，协热下利势难当，脉促喘而汗出者，葛根黄芩黄连汤[9]。

伤寒病，发汗后，胃气虚弱噫食臭，心下痞硬腹中鸣，生姜泻心功能奏[10]。
伤暑邪，身热烦，面垢身重溺赤难，口渴恶食又自汗，清暑益气[11]便安然。
春伤风，内伏邪，流连至夏成洞泄，体重溺红兼水泻，培中泻木加苍泽[12]。
脾寒者，当温脏，可用附子理中汤[13]，脾虚参苓白术散[14]，脾湿当用胃苓汤[15]。
因痰泄，时间断，六君汤补脾痰散[16]，伤食嗳腐又吞酸，保和消食调大便[17]。
湿热积，腹痛楚，枳实导滞功效殊[18]，脾滞胸腹为气阻，木香槟榔即可疏[19]。
因热积，便旁流[20]，大承气汤把病瘳，霍乱下利又兼呕，六合汤[21]下便罢休。
肾寒泻，手足厥，白通汤[22]方能通脉，瘀血在肠成久泻，膈下逐瘀破瘀血[23]。
肝克脾，痛泻方[24]，下焦不约禹余粮[25]，脾肾虚寒五更泻，四神[26]加入养脏汤[27]。

注释

[1] 泄泻病……下焦不约宜固摄：泄泻病可大体归纳为25种情况，即感寒夹食、感寒夹水、胃风、肠受寒、太阳少阳合病、太阳阳明合病、阳明少阳合病、协热下利、伤寒汗后、暑伤元气、春伤于风、脾寒、脾虚、脾湿、停痰、伤食、湿热、脾滞、热结旁流、霍乱、肾寒、瘀血、肝旺克脾、脾肾虚寒、下焦不约。

[2] 藿香正气：即藿香正气散，由藿香、白芷、紫苏、茯苓、半夏曲、白术、厚朴、苦桔梗、炙甘草、大腹皮、陈皮组成。

[3] 小青龙汤：麻黄、桂枝、白芍、法夏、细辛、五味子、干姜、甘草。

[4] 风犯胃……胃风汤方有奇功：飧，音孙。飧泻是指大便泄泻清稀，并有不消化的食物残渣，伴肠鸣、腹痛等症。瘛疭，音赤纵，即俗称“抽风”，形容手足时伸时缩抽动不止的状态。胃风汤：当归、白芍、川芎、党参、白术、茯苓、肉桂、粟米。

[5] 人参败毒：即人参败毒散，由人参、羌活、独活、柴胡、前胡、枳壳、桔梗、茯苓、川芎、甘草组成。

[6] 黄芩方：即黄芩汤，由黄芩、白芍、大枣、甘草组成。

[7] 葛根汤：由葛根、麻黄、桂枝、白芍、大枣、生姜、甘草组成。

[8] 大承气汤：大黄、芒硝、枳实、厚朴。

[9] 协热下利……葛根黄芩黄连汤：协热下利，指外感寒邪，表邪未除，误下伤脾而成腹泻，属表里同病。葛根黄芩黄连汤：葛根、黄芩、黄连、甘草。

[10] 心下痞硬腹中鸣，生姜泻心功能奏：痞，闭塞不通的意思。硬，坚实的意思。生姜泻心汤：生姜、党参、黄芩、黄连、法夏、大枣、甘草。

［11］清暑益气：即清暑益气汤，此清暑益气汤系李东垣方，由黄芪、苍术、升麻、党参、泽泻、神曲、陈皮、白术、麦冬、当归、青皮、黄柏、葛根、五味子、生姜、大枣、炙甘草组成。

［12］流连至夏成洞泄……培中泻木加苍泽：洞泄是肛门不闭，泄泻不禁的意思。培中泻木法系清·雷少逸方，由白术、白芍、陈皮、防风、茯苓、泡姜、吴萸、荷叶、甘草组成。苍泽指苍术、泽泻。

［13］脾寒者……附子理中汤：脾寒症状见《五脏辨证论治歌诀》。附子理中汤：人参、茯苓、干姜、甘草、附子。

［14］脾虚参芩白术散：脾虚症状见《五脏辨证论治歌诀》脾阳虚条下。参苓白术散：党参、茯苓、白术、薏苡仁、怀山药、莲子、砂仁、扁豆、陈皮、桔梗、甘草。

［15］脾湿当用胃苓汤：脾湿症状见《五脏辨证论治歌诀》。胃苓汤：苍术、陈皮、厚朴、桂枝、白术、茯苓、猪苓、泽泻、甘草。

［16］因痰泄……六君汤补脾痰散：痰泄症见时泻时止，泻下多白沫，脉滑带弦，或有胸闷食减等。六君汤：人参、茯苓、白术、甘草、半夏、陈皮。

［17］伤食……保和消食调大便：伤食症状见《五脏辨证论治歌诀》有食积条下。保和：即保和丸，由法夏、陈皮、茯苓、莱菔子、焦楂、神曲、连翘组成。

［18］湿热积……枳实导滞功效殊：湿热积滞症状表现为热势绵绵，下午热重，身重、神疲、胸脘痞闷、纳呆腹胀、腹痛、泻下溏薄、小便黄少，舌苔黄腻等症。枳实导滞：即枳实导滞丸，由大黄、枳实、神曲、茯苓、黄芩、黄连、白术、泽泻组成。

［19］脾滞……木香槟榔即可疏：脾滞症状见《五脏辨证论治歌诀》。木香槟榔：即木香槟榔丸，由木香、槟榔、青皮、陈皮、莪术、黄连、黄柏、大黄、香附、牵牛、枳壳组成。

［20］因热积，便旁流：热结旁流，为阳明腑实证的另一表现，指泄出黄臭的粪水，而不见燥屎泻出。

［21］六合汤：砂仁、藿香、厚朴、杏仁、半夏、扁豆、木瓜、党参、白术、赤苓、生姜、大枣、甘草。

［22］白通汤：葱白、干姜、制附片。

［23］瘀血在肠……膈下逐瘀破瘀血：瘀血症状可参照《五脏辨证论治歌诀》。膈下逐瘀：即膈下逐瘀汤，由当归、赤芍、桃仁、红花、五灵脂、川芎、牡丹皮、乌药、延胡索、

香附、枳壳、甘草组成。

［24］痛泻方：即痛泻要方，为刘草窗方，汪讱庵认为“脾虚故泻，肝实故痛”。痛泻要方由防风、白芍、白术、甘草组成。

［25］下焦不约禹余粮：下焦虚寒大便失禁者，以赤石脂、禹余粮固摄之。

［26］四神：即四神丸，由破故纸、五味子、肉豆蔻、吴茱萸、大枣、生姜组成。

［27］养脏汤：即真人养脏汤，由罂粟壳、诃子、肉豆蔻、木香、肉桂、人参、白术、白芍、当归、甘草组成。

典型案例

（1）内有湿滞，外伤寒邪

孔某，男，47岁，1962年12月26日初诊。肠胃不调，食则肠鸣作泻，间有呕吐症状，近日兼有感冒，时而咳嗽，脉象浮缓。（选自《李斯炽医案》第一辑第107页）

诊断：泄泻。

辨证：内有湿滞，外伤寒邪。

治法：解表散寒，芳香化湿。

方剂：藿香正气散加减。

处方：

藿香 9g　紫苏 6g　陈皮 9g　茯苓 9g
苍术 9g　厚朴 9g　木香 6g　砂仁 6g
白芍 12g　炮姜 4.5g　炙甘草 3g

4剂。

1963年1月4日二诊：肠胃症状减轻，泄泻大有好转，但仍咳嗽，用脾肺双解法。处方：

法半夏 9g　厚朴 9g　茯苓 12g　白蔻壳 9g
木香 6g　杏仁 9g　白芍 9g　炙款冬花 9g
炙桑皮 9g　炙枇杷叶 9g　甘草 3g

1月10日三诊：肠鸣腹泻又有好转，但咳嗽喉痛。脉象弦细，舌上无苔，再用调养肺阴法。处方：

百合 9g　知母 9g　鲜石斛 9g　天花粉 9g

桑皮 9g	瓜蒌皮 9g	桔梗 9g	竹茹 9g
杏仁 9g	枳壳 9g	甘草 3 g	

4 剂。

1 月 14 日四诊：诸症俱渐好转，腹泻已止，精神亦好，仅思想不集中，此系阴亏所致，用丸药以调补之。处方：

沙参 30g	玄参 30g	百合 60g	知母 30g
石斛 30g	山药 60g	何首乌 60g	龟板 30g
女贞子 30g	墨旱莲 30g	山茱萸 30g	枣仁 30g
瓜蒌皮 30g	瓜蒌仁 30g	牡蛎 60g	牡丹皮 30g
甘草 15g			

上药共研细末，炼蜜为丸，每丸重 6g，每次服 3 丸，每日服 3 次，白开水下。

按语：病人兼有感冒，时而咳嗽，脉象浮缓，为外伤寒邪。肠鸣作泻，间有呕吐症状，又内有湿滞，故应解表散寒、芳香化湿。《古今名医方论》说藿香正气散能“治外受四时不正之气，内停饮食，头痛寒热，或霍乱吐泄”。方中藿香、紫苏芳香利气解表，陈皮、茯苓、苍术、厚朴、木香、砂仁化湿行气。病人脉浮中带缓，已见虚象，故加入了炮姜散寒除湿，足见李斯炽知微见著，不拘泥成方，善于变通之妙。《时方歌括》曾说：“夏月吐泻，多是伏阴在内，理中汤为的方。时医因此汤（藿香正气散）有治霍乱吐泻之例，竟以为夏月吐泻通剂，实可痛恨。嘉庆丁巳岁，医生郑培斋患此症，自服藿香正气散不效。延孝廉陈倬为商之，再进一服，少顷元气脱散，大喘大汗而死。是向以误人者，今以自误，设使地下有知，当亦悔不读书之过也。”从以上论述可知，湿气伤阳，仅芳香药已不足胜任，必须加入温阳之品。另外，病人素禀阴亏，新邪得除，勿忘养阴，故本例首诊即以驱邪为主，末诊以养阴善其后。圆通变化，读者宜细参之。

（2）外感风寒，内伤湿热

彭某，男，44 岁，1961 年 5 月 12 日初诊。患腹泻 1 年多，时好时发，近来又发腹泻，先溏便后清水，每日 10 余行，泻时腹微痛。有恶寒现象，夜间睡眠较差。脉象弦数鼓指，舌上有水滑苔。（选自《李斯炽医案》第一辑第 104 页）

诊断：泄泻。

辨证：外感风寒，内有湿热。

治法：解表清利湿热。

方剂：葛根黄芩黄连汤加味。

处方：

炒粉葛根 9g　　黄连 4.5g　　枯黄芩 9g　　防风 6g
青皮 9g　　竹茹 15g　　白芍 15g　　甘草 3g

3 剂。

5 月 15 日 二诊：服上方后，腹泻稍有好转，但仍未正常，食欲较好，腹仍作响，脉象弦数，仅鼓指稍减。舌质红，小便赤，伏邪未尽，再用上法。处方：

粉葛根 9g　　枯黄芩 9g　　雅黄连 4.5g　　金银花 9g
连翘壳 9g　　茯苓 9g　　滑石 6g　　白芍 9g
青皮 9g　　炒枳壳 9g　　甘草 3g

5 剂。

服上方后，一直未腹泻，食欲好转，睡眠亦佳。

按语：本例脉来鼓指，兼恶风冷，系外感风寒之象。脉象弦数，舌质红赤，舌上水滑，小便赤色，是内蕴湿热之征。湿热阻滞中焦，脾运不健，故时发腹响、腹痛。胃不和则卧不安，此为表里俱受邪，太阳与阳明合病。《伤寒论》说："太阳与阳明合病者，必自下利。葛根汤主之。"但葛根汤的另一条文"太阳病，项背强几几，无汗，恶风，葛根汤主之"足以显示彼泄泻还应夹有表邪较重之证。本例下利不止，舌质红赤，舌上水滑，小便赤色，里邪较重。需本"太阳病，桂枝证，医反下之，利遂不止，脉促者，表未解也；喘而汗出者，葛根黄芩黄连汤主之"之训，以葛根黄芩黄连汤加味。用葛根、防风、金银花辛散以解外邪。用雅黄连、黄芩、连翘苦寒以驱湿热，加茯苓、滑石以淡渗之。用青皮、枳壳以行滞气。加白芍以止腹痛。因湿热久羁，炼液成痰，舌上水苔带滑，故用竹茹以化之。

（3）表邪未解，火邪夹湿

卿某，女，12 岁，农民女儿，1970 年 6 月 19 日初诊。病人 1 个月前患感冒，发热，咳嗽，经医治后，反增腹痛、腹泻，迁延失治，愈演愈烈，渐至两足不能行走，始背来此求珍。目前仍下利不止，每日 3 ～ 5 次，排便时颇感肛门窘迫，热痛难忍，泻下稀溏酱色粪便，粪中带血，并夹泡沫。口渴喜饮，腹内切痛，小便黄少，发热咳喘，面白少华，唇红起裂，肌肤瘦削，身体倦怠。诊得脉浮急数，舌质干淡，苔黄微腻。（选自《李斯炽医案》第一辑第 118 页）

诊断：泄泻。

辨证：表邪未解，火邪夹湿。

治法：解表清火利湿。

处方：

葛根 9g　　黄芩 9g　　黄连 6g　　栀子 9g
金银花 9g　　知母 9g　　玄参 9g　　麦冬 9g
白芍 9g　　滑石 9g　　车前子 9g　　藕节 9g
甘草 3g

2 剂。

6 月 21 日二诊：服上方 2 剂后，稍得微汗，肛门窘迫感已解除，泄下水液增多，此外透内泄，热邪已有出路，粪中已不带血，仍有低热微喘，脉促舌淡，舌苔黄腻。处方：

葛根 9g　　黄芩 9g　　黄连 6g　　白术 9g
茯苓 9g　　猪苓 9g　　泽泻 9g　　山药 12g
知母 9g　　玄参 9g　　神曲 9g　　甘草 3g

2 剂。

6 月 24 日三诊：服上方 2 剂后，腹泻即止，腹痛亦缓解。就诊前解软便一次，并无窘迫感觉，但粪中尚夹风泡，低热未退，尚有微咳，身发痒疹，面部微肿，口渴稍减，嘴唇糜烂。脉浮细数，舌苔黄腻。处方：

金银花 9g　　薄荷 6g　　竹叶 3g　　蝉蜕 6g
石膏 9g　　玄参 9g　　知母 9g　　茯苓 9g
滑石 12g　　枳壳 9g　　甘草 3g

2 剂。

6 月 26 日四诊：服上方 3 剂后，大便已先硬后溏，尚微夹风泡，腹已不痛。体温已恢复正常，两足已能开始行走，尚微咳身痒。脸肿渐消，嘴唇起裂，小便尚黄，不思饮食，体倦乏力。脉细不数，舌淡，黄腻苔稍减。处方：

金银花 9g	蝉蜕 6g	竹叶 9g	芦根 3g
玄参 9g	生地黄 9g	知母 9g	茯苓 9g
山药 12g	滑石 9g	生谷芽 12g	甘草 3g

2 剂。

服上方后，诸症基本消失，唯体瘦力乏，嘱其注意饮食调养，以助体力恢复。

按语：病人因先患感冒，本应从表解，而医者妄用攻下之法，引热入里。其发热咳喘，脉浮急数，粪夹泡沫，为表邪未解，风气未宁之故。故用葛根、金银花升透未尽之表邪。其下利不止，排便时颇感肛门窘迫，热痛难忍，乃化热之故。《素问·至真要大论》说："暴注下迫，皆属于热。"《时病论》雷少逸论火泻时也说："其证泻出如射，粪出谷道，犹如汤热，肛门焦痛难禁，腹内鸣响而痛，痛一阵，泻一阵，泻复涩滞也，非食泻，泻后觉轻快之可比，脉必数至，舌必苔黄，溺必赤涩，口必作渴，此皆火泻之证也。"故用黄芩、黄连、栀子、知母以清解内蕴之里热。火热之邪，干动阴络，故粪中带血。热劫津液，故唇红起裂。热邪伤津，又复加失血，以致筋脉失养，故两足痿软难行。用玄参、麦冬增津液以润燥气；用白芍止腹痛，且和营血；用藕节通利关节，且兼止血。《本草纲目拾遗》言藕节："开膈，补腰肾，和血脉，散瘀血，生新血，产后及吐血者食之尤佳。"病人粪便酱溏，苔黄微腻，为热中还夹有湿邪。用滑石、甘草、车前子清热利湿而不损津。二诊：肛门窘迫感已解除，此外透内泄，热邪已有出路，但仍有低热微喘，脉促舌淡，舌苔黄腻，此为风、湿、热三者合邪伤阴之候。邪热尚盛，仍当从标治，其泄下水液甚多、舌苔黄腻、低热不除，说明热中兼湿明显，故增入四苓引湿从小便出而止下利。三诊粪中尚夹风泡，低热未退，尚有微咳，身发痒疹，面部微肿，口渴稍减，嘴唇糜烂，脉浮细数，舌苔黄腻。此湿热之邪，达归于表，由于风邪未尽，使湿热郁于肺胃所致。故用金银花、薄荷、竹叶、葛根、蝉蜕以辛凉透表；用知母、石膏以清肺胃之热；用玄参、葛根以保津液，用滑石、茯苓以渗水利湿；加枳壳、甘草利肺止咳。此仿治风水之意，用解表清热利水法，不用麻黄之辛温，而多用辛凉之品。四诊：尚微咳身痒，嘴唇起裂，体倦乏力，脉细不数。为邪势渐退，阴液未复之征，加重益胃养阴。

（4）湿困脾运

李某，男，49岁，1965年12月30日初诊。突发腹泻，日五六次，腹无大痛，精神欠佳，脉象缓弱，舌苔薄。（选自《李斯炽医案》第一辑第104页）

诊断：泄泻。

辨证：湿困脾土。

治法：运脾除湿。

处方：

苍术 9g	厚朴 6g	陈皮 6g	扁豆 9g
茯苓 9g	藿香 9g	木香 4.5g	青皮 6g
大腹皮 9g	甘草 3g		

1966年1月3日二诊：服前方后，大便逐渐成形，自觉消化较差，脉来稍软，用补脾运脾、敛肝固肾法以善其后。处方：

党参 12g	茯苓 9g	白术 9g	山药 12g
厚朴 9g	陈皮 9g	木香 6g	白芍 9g
补骨脂 9g	甘草 3g		

2剂。

按语：本例苔白、脉缓腹泻，为湿所致。《素问·六元政纪大论》说："湿胜则濡泄。"《难经》也说："湿多成五泄。"湿邪阻遏中焦，则脾阳受损，出现精神欠佳，故用苍术、扁豆、茯苓、大腹皮以除湿利水。用厚朴、陈皮、青皮、藿香、木香以运脾行气。二诊时，邪气渐退，治病求本，以辅助脾胃正气为主。《景岳全书》说："泄泻之本，无不由于脾胃。"《沈氏尊生书》云："泄泻，脾病也。脾受湿而不能渗泄，致伤阑门元气，不能分别水谷，并入大肠而成泻。"可见泄泻的病因病理，主要因脾胃功能失调以致湿邪偏胜，故用党参、茯苓、白术、甘草扶脾，脾健湿自去。《杂病源流犀烛》所谓："不知风寒热虚虽皆能为病，苟脾强无湿，四者均不得而干之，何自成泻？"方中还用白芍敛肝，使脾不受克。张景岳说："肾为胃关，开窍于二阴。所以二便之开闭，皆肾脏之所主。今肾中阳气不足，则命门火衰，而阴寒独盛。"所以再用补骨脂强肾，组方严谨，面面俱到。

（5）脾不运湿

师某，男，48岁，干部，1976年6月30日初诊。病人于10多日前突发泄泻，频频登厕，昼夜20余次。形寒怕冷，手足不温，咳嗽，既往有慢性支气管炎及低血压病史。腹泻经某医院诊断为急性肠炎，服呋喃唑酮及小檗碱，未见效果，乃改服中药。前医以形寒畏冷、手足不温，并参照有低血压史，认为系少阴下利，与白通汤服后虽腹泻情况稍有改善，但鼻中出血，越服则鼻衄越盛，乃不敢再服。经人介绍，特来求诊。现仍腹泻未止，每日三四次，泻下多为泡沫和不消化食物，不思饮食，小便不多。舌体胖嫩，上浮白滑苔，脉缓而迟，两尺根气尚足。（选自《李斯炽医案》第二辑第116页）

诊断：泄泻。

辨证：脾不运湿。

治法：温脾燥湿。

方剂：楂曲胃苓汤加减。

处方：

苍术9g　厚朴9g　陈皮9g　桂枝6g
白术9g　茯苓9g　猪苓9g　泽泻9g
神曲9g　焦山楂9g　良姜6g　甘草3g

4剂。

7月7日二诊：服上方1剂后，泄泻即止，又续服2剂，自觉诸症消失，食欲大增。最近已不发咳嗽，要求处方以巩固疗效。

再诊其脉虽缓而有力，舌虽微胖而已无白滑之苔，乃用六君子汤合参苓白术散以善其后。处方：

党参9g　白术9g　茯苓9g　法半夏3g
陈皮3g　百合12g　桔梗6g　山药12g
薏苡仁12g　莲子12g　扁豆12g　砂仁6g
甘草3g

4剂。

按语：病人泄泻兼见形寒畏冷、手足不温、舌胖苔白、脉缓而迟，系脾阳虚惫，水湿停聚。脾阳不足则湿从内生。“脾恶湿”，故不思饮食。“湿甚则濡泻”，故泻下多为不消化食物。“脾为生痰之源”，故多痰。痰阻气道，则发为咳嗽。水湿“其制在脾”，脾不制水，则小便短少。本案他医有两次误治，第一次是用小檗碱，既然为阳虚腹泻，清热当然无效，只能更益其阴寒之气。第二次是不分中焦下焦。《伤寒论·辨太阳病脉证并治下》曾指出：“伤寒服汤药，下利不止，心下痞硬。服泻心汤已，复以他药下之，利不止，医以理中与之，利益甚。理中者，理中焦，此利在下焦，赤石脂禹余粮汤主之。”也就是说，下焦病治中焦是错误的。本案开始治疗时他医处以白通汤，则是把中焦病按下焦来治，当然也不正确。虽然《伤寒论·辨太阳病脉证并治下》说过“少阴病，下利，白通汤主之”，但少阴证应以“脉微细，但欲寐”为提纲。本案病人虽脉象迟缓，而无欲寐之状，应为中阳不振。再者病人新病10余天，且两尺脉根气尚足，亦非下焦肾阳虚衰。医用生附子以燥下、干姜以助热、葱白以引上，一派温经通阳散寒之品，必然逼血上出。中病取下，浅从深治，不但无效，反生鼻衄之症矣！李斯炽四诊合参，准确辨证为土虚而非水寒，故以楂曲胃苓汤加良姜治之。方用白术、桂枝、良姜、甘草以振奋中阳；陈皮、厚朴以运脾行气；神曲、焦山楂以消积和胃；苍术以燥湿；茯苓、猪苓、泽泻以利水。拨乱反正，方证合拍，故收显效。

（6）湿热气滞

王某，男，成年，1971年6月5日初诊。腹部胀痛，大便稀溏，解便时有不通畅感觉，肛门下重，小便黄，睡眠差。脉微浮数，舌上水黄苔。（选自《李斯炽医案》第一辑第110页）

诊断：泄泻。

辨证：湿热气滞。

治法：清热除湿，行气止痛。

处方：

黄连6g	金银花炭9g	冬瓜仁12g	薏苡仁12g
苍术9g	厚朴9g	木香6g	槟榔9g
枳壳9g	金铃炭9g	白芍12g	甘草3g
神曲9g			

3剂。

服上方3剂后，即泄止痛愈，恢复正常。

按语：病人脉微浮数，舌上水黄苔，小便黄，大便稀溏，为湿热内聚之象。《友渔斋医话》说："泄泻，湿热居多。"前二例湿热夹表邪，本案湿热内蕴为主，故用黄连、金银花炭、冬瓜仁、薏苡仁、苍术以驱湿热。方中无栀子、黄芩的原因是病无暴注下迫，却有解便时有不通畅感觉，故减少大苦大寒之品。另外，湿热则脾运受阻，而产生腹部胀痛、大便不爽、肛门下重等气滞之象。故用木香、枳壳、厚朴、金铃炭、槟榔以行气，加白芍以止腹痛，正如刘河间所说："调气则后重自除。"肠胃不和，则睡眠不安，加神曲以健胃。

（7）中焦寒湿

李某，男，43岁，1960年5月10日初诊。常患腹痛，消化不良，大便溏泻，食量较少，另有慢性支气管炎，咳嗽痰多。脉象缓迟，舌苔薄白。（选自《李斯炽医案》第一辑第106页）

诊断：泄泻。

辨证：中焦寒湿。

治法：温脾燥湿。

处方：

苍术9g　厚朴9g　广陈皮6g　茯苓9g
木香9g　酒白芍9g　吴茱萸6g　炮姜4.5g
肉豆蔻（面包煨去油）4.5g　炙甘草3g

4剂。

5月18日二诊：服上方后，大便每日减为2次，腹亦觉舒畅，近日睡眠不好，夜间有些转筋。处方：

苍术9g　厚朴6g　广陈皮6g　茯苓9g
当归9g　川芎6g　炮姜6g　吴茱萸4.5g
酒白芍9g　木香2.5g　肉豆蔻（面包煨去油）6g
炙甘草3g

5剂。

1962年12月26日三诊：服上方后，2年以来情况一直较好，近来因工作忙碌，胃气又见衰弱，头目昏胀，转神欠佳，大便又发溏泄现象。脉象虚弦，舌质淡红。处方：

厚朴 9g　　广陈皮 9g　　党参 9g　　茯苓 9g
白术 9g　　木香 6g　　砂仁 9g　　炮姜 6g
白芍 12g　　益智仁 9g　　炙甘草 3g
4 剂。

1963 年 1 月 11 日四诊：服上方数剂，精神逐渐恢复，溏泄现象亦趋好转。脉象正常，根气亦好，舌质亦转红活。处方：

厚朴 9g　　广陈皮 6g　　党参 9g　　白术 9g
黄芪 9g　　当归 6g　　菟丝子 9g　　益智仁 6g
炮姜 4.5g　　白芍 9g　　炙远志 6g　　炒枣仁 9g
炙甘草 3g
6 剂。

服上方后，泄泻基本停止，消化力亦增强。

按语：病人初诊时脉象迟缓、舌苔薄白，应属寒湿。寒湿聚于中焦，则发食少、便溏、腹痛，脾失健运则痰从内生，故咳嗽痰多。若以八纲辨证，则为里证、实证、寒证。故以驱邪为主，药用平胃散加茯苓以除湿运脾。《医方论》评平胃散说："平胃散乃治脾胃之圣剂，利湿化痞，消胀和中，兼治时疫瘴气，燥而不烈，故为消导之首方。"本案首诊以平胃散加炮姜、吴茱萸、肉豆蔻、木香以温运之，用酒白芍敛肝止痛。二诊时，仍有中焦寒湿，阻碍消化，使肠胃无以资生，血少筋挛，仍用前法增入当归、川芎养血之品。三诊时，系过劳损气，诱发宿疾，故在原温运脾胃基础上，加入党参、茯苓、白术、甘草、益智仁以补脾阳。四诊时，精神逐渐恢复，溏泄现象亦趋好转，脉象正常，根气亦好，舌质亦转红活。此中气渐复之象，再用温运脾肾之法以巩固之。系巩固之法，用菟丝子、益智仁以培肾阳。用远志、枣仁以养心气。心肾二脏得养，亦有益于补脾，脾得濡养则健运不息，而泄泻即止。本案驱邪为主，病情稳定好转后，改成驱邪补益，轻重有别，次序井然。

（8）中气不足

王某，女，1972 年 10 月 19 日初诊。大便溏薄而少，饮食不好，胃部膨胀，嗳气、矢气后觉减轻。自感子宫下坠。脉弱色淡。（选自《李斯炽医案》第一辑第 110 页）

诊断：泄泻。

辨证：中气不足，运化无力。

治法：补中运脾。

方剂：补中益气汤加味。

处方：

党参 9g	当归 9g	黄芪 12g	白术 9g
陈皮 9g	升麻 3g	柴胡 6g	生姜 2 片
枳壳 9g	木香 6g	大枣 3 枚	甘草 6g

3 剂。

服上方 3 剂后，即见显效，大便基本正常，余症亦得缓解。嘱其常服本方，以巩固疗效。

按语：人胃部下垂膨满，子宫下坠，脉弱舌淡，显系中气不足之象。《素问·经脉别论》："饮入于胃，游溢精气，上输于脾，脾气散精，上归于肺。"中气不足，水湿不化则泄泻。故《素问·至真要大论》说："诸湿肿满，皆属于脾。"肠胃气虚，不但饮食难化，大便稀溏，且推动无力，反而排便不爽。虚气滞于中，则嗳气、矢气后觉减轻。药用补中益气汤。方中黄芪补中益气、升阳固表；党参、白术、甘草甘温益气，补益脾胃；陈皮调理气机，升麻、柴胡协同参、芪升举清阳为使；再加枳壳、木香以行滞气。全方补气健脾，使后天生化有源。不但泄泻自可痊愈，因其有升提中气，恢复中焦升降之功，故胃部下垂膨满、子宫下坠亦得缓解。

（9）气血亏虚，脾肾阳虚

李某，男，42 岁。患胃溃疡进行胃切除手术后消化不良，食后便觉腹胀满，时而发作掣痛。大便溏泄，次数不固定，便中有隐血出现。面色㿠白少华，四肢倦怠。脉象软弱无力，舌滑薄少苔。（选自《李斯炽医案》第一辑第 108 页）

诊断：泄泻。

辨证：气血亏虚，脾肾阳虚。

治法：益气血，温脾肾。

处方：

党参 9g	白术 9g	茯苓 9g	山药 12g

黄芪 15g　　当归 6g　　吴茱萸 4.5g　　炮姜 9g
益智仁 9g　　甘草 3g

5 剂。

二诊：连服 5 剂，诸症好转，神气渐强，由于近日改变饮食（流质改为半流质），又感食后胸腹气胀，再以前方加减，增入芳香健胃之药。处方：

党参 9g　　白芍 9g　　当归 12g　　五味子 3g
藿香 9g　　木香 1.5g　　砂仁 9g　　厚朴 9g
炮姜 9g　　益智仁 9g　　甘草 3g

5 剂。

三诊：续服 5 剂，胸腹气胀减退，大便已趋正常，纳谷更佳，再予温补脾肾，以收全效。处方：

党参 9g　　茯苓 9g　　白术 9g　　山药 9g
黄芪 9g　　法半夏 9g　　广陈皮 6g　　益智仁 9g
补骨脂 9g　　白豆蔻 6g　　当归 9g　　枣仁 9g
甘草 3g

7 剂。

服上方 7 剂后，诸症痊愈。检查血红蛋白亦恢复正常。

按语：面色㿠白、脉象软弱、舌薄少苔等乃气血不足之象。手术后伤及气血，气血虚衰则中气不振，阳气困顿，运化失职，中焦不能吸取水谷之精微，以奉心化赤为血，气血更亏，恶性循环。脾阳虚则饮食难化、大便溏泄。气滞食积则作掣痛。脾不统血则大便有隐血出现。脾阳虚久，久病及肾，命门真火不足。面色㿠白，脉象软弱更甚。所以《温病条辨·湿温》说："脾阳受伤，食滑便溏，肾阳亦衰。"方用党参、白术、黄芪、茯苓、甘草、山药以补脾气。用当归、白芍、枣仁以养心血。用炮姜、吴茱萸以温脾阳，用法半夏、藿香、砂仁、厚朴、木香、广陈皮、白豆蔻等以行脾气。用益智仁、补骨脂以壮肾阳。使肾火充足，脾运健旺，气血得养，则诸症痊愈。

（10）脾肾阳虚

孙某，男，45 岁，干部，1973 年 6 月 20 日初诊。病人长期以来，在天亮前即感腹部不适，必须起床大便，才觉腹中舒畅，解出均系稀清粪便，并兼见不消化食物。平时神疲乏力，气短懒言，腰腿酸软，心烦失眠，阳痿滑精，曾服四神丸，效果不显著。诊得脉象虚数而至数不齐，舌淡少苔，舌尖微红。（选自《李斯炽医案》第二辑第 126 页）

诊断：泄泻。

辨证：脾肾阳虚。

治法：温补肾脾。

方剂：四神丸加味。

处方：

补骨脂 12g　吴茱萸 9g　肉豆蔻 9g　五味子 6g

益智仁（面煨去油）12g　红参须 6g　茯苓 12g

炒白术 9g　黄连 3g　肉桂末（冲服）3g

服上方 5 剂，两周后，病人来说：近 10 天之中，天明前已不觉腹中不适，每日只解大便 1 次，基本成形，阳痿滑精症状亦消失，精神转佳，睡眠改善，自觉一身轻快，诸症若失。随访数月，一直稳定。

按语：脉虚舌淡、阳痿滑精、腰酸腿软，显系肾阳不足，肾火不能温养脾土，则脾阳不振，故饮食经常不化，下注于肠而成五更泄泻之证。《成方切用》说："肾属水，水旺于子。肾之阳虚，不能健闭，故将交阳分则泻也。"《医学衷中参西录》说："人禀天地之气而生，人身一小天地也。天地之一阳生于子，故人至夜半之时，肾系命门之处，有气息萌动，即人身之阳气也。至黎明寅时，为三阳之候，人身之阳气，亦应候上升，自下焦而将达中焦。其人或元阳之根柢素虚，当脐之处，或兼有凝寒遮蔽，即互相薄激，致少腹作疼。久之阳气不胜凝寒，上升之机转为下降，大便亦即溏下，此黎明作泻之所由来也。"脾不输精，精不化气，故气短懒言、神疲乏力。肾阳衰惫，则不能启肾中之真水以上交于心，心阴失养则心火独亢，故有心烦失眠、脉数不齐、舌尖微红之征。如此肾脾阳虚，心火独亢之重证，非四神丸不可用，但如不加重其力，并兼折心火，则断难取效。故拟四神、交泰、四君子汤加减治之。方用补骨脂、五味子、肉桂、益智仁温肾补火以养脾。吴茱萸、肉豆蔻、红参、白术、茯苓暖脾益气以止泻。少佐黄连以折心火，配合肉桂交通上下，则心烦失眠之症亦可缓解。方中五味子、肉豆蔻温中兼涩，茯苓补中兼通。三方合用，始建奇功。

（11）肝郁乘脾，脾阳虚损

陈某，女，40岁，干部，1972年5月4日初诊。病人腹泻10余年，曾经医院检查，确诊为慢性肠炎。突于1972年3月16日全身瘫软，无力支撑起床，不饥不渴，右胁疼痛，时欲呕吐，经西医诊断为急性无黄胆性肝炎、胆囊积液、内脏下垂等病。服苦寒消炎药，不但前症未减，反而腹泻益甚。经人扶持来李斯炽处求诊，见病人面色苍白，形体瘦削，语言低微，似不能接续。病人右胁疼痛，不思饮食，呕恶腹泻，形寒畏冷，小便微黄。医院检查结果：肝肋骨下3cm，脑磷脂胆固醇絮状试验（+++），硫酸锌浊度试验14 IU，谷丙转氨酶230IU/L，白细胞5.4×10^9/L，血压60/40mmHg。诊得脉微欲绝，舌根有细黄腻苔。（选自《李斯炽医案》第二辑第123页）

诊断：泄泻。

辨证：肝郁乘脾，脾阳虚损。

治法：疏肝健脾，补脾温阳。

处方：

柴胡6g	白芍12g	党参12g	茯苓9g
白术9g	法半夏9g	苍术9g	陈皮9g
厚朴9g	吴茱萸6g	高良姜9g	甘草3g

4剂。

5月20日二诊：续服上方10余剂，精神大增，知饥欲食，腹泻情况也大有好转，已能步行一里多路前来就诊，右胁疼痛减轻。仍畏寒腹胀，黄腻苔稍减，脉象弦细。仍本前方意，重在疏理肝脾滞气。处方：

柴胡6g	白芍12g	太子参3g	茯苓9g
白术9g	金铃炭9g	郁金9g	厚朴9g
广木香8g	吴茱萸6g	神曲3g	甘草3g

4剂。

10月2日三诊：上方加减，续服40余剂，自觉诸症均大大缓解。8月曾检查肝功，脑磷脂胆固醇絮状试验（-），麝香草酚浊度试验6IU，其余各项指标亦接近正常。乃停止服药，两月来一般情况尚好。最近因过度劳累，又有复发趋势，现感右胁疼痛、全身乏力、食少腹泻，经医院检查，脑磷脂胆固醇絮状试验

（++）。舌根腻苔又复增厚，脉象弦缓。用疏肝除湿、补肾温阳法治之。处方：

柴胡 6g	白芍 12g	党参 3g	茯苓 9g
白术 9g	苍术 9g	厚朴 9g	陈皮 9g
猪苓 9g	泽泻 9g	香附 6g	吴茱萸 6g
甘草 3g			

4 剂。

上方加减，又服 40 余剂。1973 年 1 月 23 日，她说各症均基本消失，经医院检查肝功已完全正常。随访至 1978 年 4 月，很少患病，10 余年的慢性腹泻病也一直未发，睡眠和饮食都好，精力充沛。经西医检查，白细胞已上升至 7.2×10^9/L，内脏下垂、胆囊积液、慢性肠炎、肝炎等病均已排除。

按语：病人脉微欲绝，面色苍白，形体瘦削，语言低微，不能接续为脾脏阳气亏虚。脾脏阳气亏虚则食少更兼腹泻，气血生化无源，故见全身瘫软、形体瘦削。病人舌根有细黄腻苔、胁痛属于实邪，故本案属虚实夹杂。近月来因肝经受邪，肝郁则乘脾，脾虚再受克贼，使脾阳愈加不振，故增不思饮食、呕恶腹泻、形寒畏冷、面色苍白等症，此因实致虚。脾虚水饮不化，湿蕴成热，使素蕴湿热之邪胶固不解，致小便微黄等，此因虚致实。正虚邪实，混为一体，不像前述诸案，虚实分明，故治疗的关键是分清主次。前医以苦寒驱邪，正气重伤，使症情日益加剧。故改以扶正为主，勉拟用柴芍六君子汤加味。《医宗金鉴》言其能治“脾虚肝旺，风痰盛者”，意在补脾温阳、疏肝除湿，使正足而邪退，湿去则热孤。临床上见证往往虚实夹杂，分清主次当为重点，本案诊治，可资借鉴。

（12）土虚肝乘

苟某，女，41 岁，干部，1972 年 6 月 15 日初诊。病人自 1960 年起开始腹泻，时发时止。到 1970 年病情逐日加重，每天解稀大便数次，有时夹杂黏液水泡，有时又出现便秘情况，腹部一直胀满疼痛。肠鸣不断，胸闷嗳气，食欲不振，少气乏力。上午怕冷，每于午后即发低烧，体温为 37.5 ～ 38.2℃，睡眠欠佳，右上腹部有一指大压痛点。曾经医院检查，诊断为溃疡性结肠炎、慢性阑尾炎、慢性肠炎、胃肠神经官能症等病。服药均未见效。1970 年 10 月 8 日，对胃肠道进行全面检查，钡餐透视显示：食道无狭窄梗阻，贲门通畅，胃大弯在盆腔，下垂 6cm，胃黏膜粗大，小肠未见狭窄粘连，结肠充盈良好，回盲部亦正常，又诊断为胃下垂及慢性胃炎。服药仍未见效果，以上病情仍反复发作。1971 年 3 月，由某医院根据其症状及以往有密切结核接触史，疑诊为肠结核。经注射链霉素及口服异烟肼后，症状有所缓解，结合检查确认为肠结核。因链霉素不能长期使用，一经停药，病情依然如故。后改服中药，除午后低烧情况有所改善外，其余症状仍未解除。

近日，因生气而使脘腹胀痛情况加剧，大便溏薄，不思饮食，胸闷嗳气，手足清冷，面白少气，时吐清痰，失眠现象加重。舌质淡滑，脉象弦细。（选自《李斯炽医案》第二辑第 121 页）

诊断：泄泻。

辨证：土虚肝乘。

治法：补脾疏肝。

方剂：四君温胆汤加减。

处方：

太子参 9g　白术 9g　茯神 9g　法半夏 9g
陈皮 9g　枳实 9g　竹茹 9g　莱菔子 12g
广木香 6g　白芍 12g　香附 9g　吴茱萸 6g
甘草 3g

4 剂。

6 月 25 日 二诊：服上方 4 剂后，已见显效，脘腹胀痛大减，便溏、失眠亦好转，余症缓解，知饥欲食。但因饮食不慎，又肠鸣大作，腹中绞痛，大便次数增多，泻下更加溏薄，粪色深黄，且夹黏液，肛门有灼热感。小便微黄，午后又复低烧，面白少神。舌质淡，上有微黄腻苔，脉象细数。处方：

葛根 9g　黄芩 9g　黄连 6g　广木香 6g
金银花炭 6g　苍术 9g　泽泻 9g　茯苓 9g
白芍 12g　枳壳 9g　厚朴 9g　神曲 9g
甘草 3g

2 剂。

6 月 27 日三诊：服上方 2 剂后，大便情况好转，已不带黏液，亦无灼热感觉，肠鸣腹痛情况缓解，午后未见发烧。小腹微觉冷痛，少气懒言，面白无神，四肢清冷，性急易怒，饮食不佳。黄腻苔已退，舌质甚淡，脉象沉弦而细。处方：

柴胡 3g	白芍 12g	苏条参 9g	茯苓 9g
白术 3g	当归 3g	金铃炭 9g	香附 9g
广木香 6g	小茴香 6g	吴茱萸 6g	甘草 3g

4剂。

8月31日复诊：本上方意加减，续服两个月，诸症皆失，精神转佳，食欲增进。胃肠功能及睡眠基本正常，要求拟方巩固，用六君合参苓白术散加减。处方：

泡参 9g	白术 9g	茯苓 9g	陈皮 9g
法半夏 9g	香附 9g	广木香 6g	山药 12g
莲子 12g	谷芽 12g	芡实 12g	甘草 3g

8剂。

服上方8剂后，即停药。半年来，情况一直较好。1973年2月23日，病人因受凉，前病又复发作，腹泻腹痛，饮食减少，形寒畏冷，但不似前番之剧烈，更加腹痛。因思久病伤肾，如不加以温肾扶阳，势难巩固。在1972年6月27日方中，选加桑寄生、菟丝子、牛膝、楮实子、续断、干姜、良姜、五味子、肉桂、益智仁、补骨脂、艾叶等药。前后断续共诊14次，服药数十剂。到1974年2月，病人已完全恢复正常。随访至1976年2月，情况良好，未见复发。

按语：病人首诊时面白少气、时吐清痰、舌质淡滑，为脾虚。土虚则木乘，故脉象弦细。肝郁乘脾，则消化功能更加失调，难以运化水谷，不但食少便溏如故，且加重脘腹胀痛。阳不化水，即聚液成痰。胃中不和，则睡眠不安。故立补气、运脾、疏肝大法，酌加温阳行水、和胃安神，故以四君温胆汤加减，此时补气运脾占主要地位。二诊正气不足，复伤饮食，脾虚湿聚，蕴而生热，而成湿热下利之证。面对此种正虚邪实之候，不再拘泥补益脾气大法，急则治其标，驱邪以保正气，用葛根黄芩黄连汤合香连丸，酌加除湿之品治之，清热除湿作为首务。三诊因湿热下利再伤气血，肝气未能条达，脾阳又复受损，立疏肝行气、益气温脾之法，用柴芍四君加减，此诊突出疏肝在治泻中的重要作用。末诊考虑久病伤肾，行四神丸法，强调温肾扶阳。本案共诊14次，服药数十剂而愈，处方中，李斯炽或补虚或化实，或温阳或清热，加减变化，灵活周到。仔细品味，颇能体现辨证论治之精神。

11. 便血

歌诀

便血症，取十则[1]，多是大肠有湿热，发为脏毒赤痢者，或者肠热受风邪。

心脾虚，不统血，肝胃失调与血热，脾寒膀胱蓄血者，中气下陷垂痔核[2]。

大肠端，蕴湿热，后见大便先见血，脉象沉数尿赤者，赤豆当归[3]来清涤。

湿热久，成脏毒，大便时见污血出，两手尺脉滑象露，脏连丸[4]方来清除。

湿热滞，发痢疾，里急后重便脓血，舌腻尿赤腹痛者，芍药汤[5]方来解决。

若肠热，又受风，肠风下血色鲜红，两尺脉滑槐花散[6]，凉血搜风有奇功。

心脾虚，不统血，健忘怔忡[7]又便血，食少不寐盗汗者，归脾汤[8]方来统摄。

肝与胃，两不知，胃痛多在饿时作，大便带黑乌贝散[9]，金铃子与延胡索。

若血热，火亢及，或发吐衄或便血，舌绛谵语[10]发斑者，犀角地黄[11]来驱邪。

若脾寒，小便白，先见大便后见血，或兼崩漏[12]脉迟者，黄土汤[13]方来温摄。

若膀胱，有蓄血，其人如狂少腹结，小便自利粪黑者，桃仁承气[14]逐瘀积。

中气虚，痣外移，淋漓出血宜上提，补中益气[15]来升提，地榆槐花刺猬皮。

注释

[1] 便血症，取十则：便血即大便出血，较为常见的有 10 种情况，即有大肠湿热、脏毒、赤痢、肠风、肝胃失调、血热、脾寒、膀胱蓄血、中气下陷、心脾虚 10 种。

[2] 痔核：即痔疮。

[3] 赤豆当归：即赤小豆当归散，由赤小豆、当归组成。

[4] 脏连丸：用黄连、槐花、陈苍米碾细，再用猪大肠蒸烂熟，共捣为丸。

[5] 芍药汤：白芍、黄芩、黄连、大黄、槟榔、当归、木香、肉桂、甘草。

[6] 槐花散：槐花、侧柏叶、荆芥、枳壳。

[7] 怔忡：即阵发性的急剧心慌心悸。

[8] 归脾汤：当归、黄芪、党参、白术、茯神、木香、远志、龙眼肉、酸枣仁、生姜、大枣、甘草。

[9] 乌贝散：乌贼骨、贝母。

[10] 谵语：即胡言乱语。

[11] 犀角地黄：即犀角地黄汤，由犀角（用水牛角代）、生地黄、芍药、牡丹皮组成。

[12] 崩漏：指妇女不正常的阴道出血，出血量大的为崩症，量少的为漏症。

[13] 黄土汤：甘草、干地黄、白术、制附片、阿胶、黄芩、灶中黄土。

[14] 桃仁承气：即桃仁承气汤，由桃仁、大黄、芒硝、桂枝、甘草组成。

[15] 补中益气：即补中益气汤，由党参、黄芪、白术、陈皮、当归、升麻、柴胡、甘草组成。

典型案例

气血亏虚

李某，男，50岁，干部，1970年11月3日初诊。病人几个月前因翻车撞伤，致肝脾破裂，流血颇多，送至某医院抢救，经采取各种止血措施及输血后，暂时转危为安。但大便一直带血，长期不能治愈。来就诊时，见病人精神萎靡，少气乏力，语言低微，面色惨白。其家属言其饮食甚少，思睡而难以入睡，时感心中悸动不安，记忆力锐减。诊得脉象细数，舌质淡红，舌苔花剥。（选自《李斯炽医案》第二辑第127页）

诊断：便血。

辨证：气血亏虚。

治法：补气摄血。

处方：

党参15g	白术9g	黄芪15g	当归9g
茯神9g	木香6g	炮姜6g	大枣3枚
远志肉6g	酸枣仁3g	龙眼肉9g	炙甘草3g
槐花9g	乌贼骨15g		

4剂。

11月24日二诊：续服上方8剂后，病人便血即止，经医院检查，大便中已无隐血，精神转好，饮食增进，睡眠亦改善。但说话仍少力气，语言甚低，再用培补气血、健脾益胃，少佐止血药以巩固之。处方：

潞党参12g	黄芪15g	制首乌12g	熟地12g
白芍I2g	炒白术9g	茯苓9g	芡实12g
山药12g	广木香6g	炮姜6g	莲子12g
甘草3g			

4剂。

上方加减，续服数十剂，病人自觉力气大增，眠食均好，面色已转红润，记忆力逐渐恢复，说话音量增高。在家休养一段时间后，即上班工作。随访至1978年3月，病人自觉康强如昔，只在过于劳累后，微觉身疼痛，余无异常。

按语：病人脉细数、舌质淡红，为气血不足。病人因外伤失血过多，血不养心，故出现心中悸动不安、记忆力锐减、思睡而难以入睡等症。血为气之母，血少则气亦不足，气不足则精神萎靡、少气乏力、语言低微、面色惨白。气不足则脾失健运，故饮食甚少、舌苔花剥。脾气虚不能统血、摄血，最终发为便血。本来外伤出血，已经致血虚，今又饮食偏少无以奉心化赤而为血，故诸症迁延难愈。严用和《济生方》的归脾汤，治疗思虑过度，劳伤心脾，脾虚不能摄血，致血妄行。本案虽源于外伤，而脾虚不能摄血之机则为一也。且《顾氏医镜·虚劳》评价归脾汤："此方补气、养血、安神，乃心、脾、肝三经之药。赵氏谓：凡治血症，须按三经用药。心主血，脾统血，肝藏血。归脾汤一方，从肝补心，从心补脾。"《正体类要》给出归脾汤的适应证是："治跌仆等症，气血损伤，或思虑伤脾，血虚火动，寤而不寐，或心脾作痛，怠惰嗜卧，怔忡惊悸，自汗盗汗，大便不调，或血上下妄行，其功甚捷。"明确地把治跌仆外伤出血，放在首位。所以选用归脾汤酌加止血药以治之。党参、白术、当归、黄芪益气生血；酸枣仁、远志、龙眼肉补心益脾、安神定志；木香理气醒脾，使之补而不滞；槐花、乌贼骨旨在止血。全方补养气血、健脾养心而收益气摄血之功。

12. 不寐

歌诀

不寐症，五大因，外感卫气不入阴，胃中不和不能卧，无志化火扰神明。

阴不足，则阳亢，气虚浮阳不潜降[1]，另有咳嗽与痛症，影响睡眠出故障。

外感症，有六淫，卫气行阳不入阴，行于阳则阳气盛，治法头痛已详明。

汗下后，不得眠，为有余热在胸间，胸脘痞闷按之软，药用栀豉[2]疗虚烦。

胃不和，卧不安，不知之因有几端，脾为湿困平胃散[3]，饮食停滞保和丸[4]。

有虫积，乌梅丸[5]，脾滞木香槟榔煎[6]，脾虚参苓白术散[7]，胃家实热承气先[8]。

若停痰，头眩晕，胸闷噩梦脉滑弦，半夏秫米与温胆[9]，痰去胃和自然安。

情志甚，火内生，五志化火扰神明，阳热上冲不得卧，应分各脏把热清。

如肝火，泻青丸[10]，心火泻心[11]即可安，脾热可用泻黄散[12]，气血两燔玉女煎[13]。
清肺火，泻白散[14]，肾火知柏地黄丸[15]，如为大肠邪热甚，白头翁汤退热烦[16]。
阴不足，则阳甚，常见多在心肝脏，肝阳上亢肝阴亏，养肝平肝来潜降[17]。
心阴亏，补心阴[18]，心肾不交发耳鸣，头晕梦遗心烦渴，交泰黄连与桂心[19]。
心与脾，血不足，血不养心睡不着，健忘怔忡饮食少，归脾汤[20]方是要药。
气虚证，神不敛，心脾肺肾为常见，心气不足补心气，再加安神与敛汗[21]。
心与胆，气不足，触事易惊体质弱，药用苓神朱党参，远志龙齿石菖蒲[22]。
气虚甚，阳上越，头汗如油真脏脉，躁烦不寐戴阳者，急用参附来救逆[23]。
咳嗽病，与痛症，影响睡眠不安静，还须找出发病因，细心体察来辨认。

注释

［1］不寐症……气虚浮阳不潜降：不寐的原因可以大体归纳为5大类，即：①感受外邪，使卫气行于阳而不入于阴，行于阳则阳气盛而不能成卧。②胃中不和则睡眠不安。③五志化火扰乱神明。④阴虚阳亢。⑤气虚阳浮。这只是大体的分类，在每一类型中还有很多具体原因。

［2］栀豉：即栀子豉汤，是《伤寒论》中用来治汗下后虚烦不得眠的方子，由栀子和淡豆豉组成。

［3］脾为湿困平胃散：脾为湿困的症状见《五脏辨证论治歌诀》“脾受湿”条下。平胃散由苍术、陈皮、厚朴、甘草组成。

［4］饮食停滞保和丸：饮食停滞症状见《五脏辨证论治歌诀》“有食积”条下。保和丸由法夏、陈皮、茯苓、莱菔子、焦楂、神曲、连翘组成。

［5］有虫积，乌梅丸：虫积症状见《五脏辨证论治歌诀》“有食积”条下。乌梅丸由乌梅、细辛、干姜、黄连、当归、附片、蜀椒、人参、桂枝、黄柏组成。

［6］脾滞木香槟榔煎：脾滞症状见《五脏辨证论治歌诀》“脾胃滞”条下。木香槟榔煎：即木香槟榔丸，由木香、槟榔、青皮、陈皮、莪术、黄连、黄柏、大黄、香附、牵牛、枳壳组成。

［7］脾虚参苓白术散：脾虚症状见《五脏辨证论治歌诀》“脾阳虚”条下。参苓白术散由党参、茯苓、白术、薏苡仁、怀山药、莲子、砂仁、扁豆、陈皮、桔梗、甘草组成。

［8］胃家实热承气先：胃家实热症状见《五脏辨证论治歌诀》“有胃热”条下。承气：即承气汤，可根据胃家实热的程度分别选用调胃承气汤（大黄、芒硝、甘草）、小承气汤

（枳实、厚朴、大黄）、大承气汤（枳实、厚朴、大黄、芒硝）。

［9］半夏秫米与温胆：半夏秫米，即半夏秫米汤，由半夏、秫米（即高粱米）组成。温胆：即温胆汤，由半夏、陈皮、茯苓、竹茹、枳实、生姜、大枣、甘草组成。

［10］如肝火，泻青丸：肝火症状见《五脏辨证论治歌诀》“肝热病”条下。泻青丸由当归、龙胆草、川芎、山栀仁、川大黄、羌活、防风组成。

［11］心火泻心：心火症状见《五脏辨证论治歌诀》“心热病”条下。泻心：即泻心汤，由黄连、黄芩、大黄组成。主治心之邪火亢甚，吐血、衄血等症。

［12］脾热可用泻黄散：脾热症状常见有口燥、唇干、口疮、口臭、小儿弄舌等。泻黄散由藿香、山栀仁、生石膏、防风、竹叶、甘草组成。

［13］气血两燔玉女煎：气血两燔常见有烦热、干渴、头痛、牙疼、出血等；少阴不足，阳明有余的症状。玉女煎，由生石膏、大熟地、麦冬、知母、怀牛膝组成。

［14］清肺火，泻白散：肺火症状见《五脏辨证论治歌诀》“肺有热”条下。泻白散，由地骨皮、桑白皮、粳米、甘草组成。

［15］肾火知柏地黄丸：肾火症状见《五脏辨证论治歌诀》“肾亏甚，肾积热”条下。知柏地黄丸，由知母、黄柏、生地黄、牡丹皮、山茱萸、怀山药、茯苓、泽泻组成。

［16］如为大肠……白头翁汤退热烦：大肠邪热症状见《五脏辨证论治歌诀》“大肠热兼湿邪”条下。白头翁汤，由白头翁、黄柏、黄连、秦皮组成。

［17］肝阳上亢……养肝平肝来潜降：肝阴亏、肝阳亢的症状以及养肝阴和平肝阳的药物都详见《五脏辨证论治歌诀》中各条下。

［18］心阴亏，补心阴：心阴亏的症状及补心阴药物见《五脏辨证论治歌诀》“心阴虚”及“补心阴”条下。

［19］交泰黄连与桂心：交泰丸由黄连和桂心组成。

［20］归脾汤：由当归、黄芪、党参、白术、茯神、木香、远志、龙眼肉、酸枣仁、生姜、大枣、甘草组成。

［21］心气不足……再加安神与敛汗：心气不足症状和补心气、安神敛汗药物分别见《五脏辨证论治歌诀》中“心气虚”“补心气”“安心神”条下。

［22］药用苓神……远志龙齿石菖蒲：即茯苓、茯神、朱砂、党参、远志、龙齿、石菖蒲等药物。

［23］气虚甚……急用参附来救逆：“真脏脉”指五脏真气败露的脉象，即没有从容和缓

之象。“戴阳”指下焦虚寒而阳气浮越于上，出现下真寒而上假热的证候，其假热表现为面色浮红、口鼻有时出血、口燥齿浮、脉浮大按之空虚无力等。参附汤由大红参、附片组成。

典型案例

（1）痰扰气郁，胆胃不和

邹某，女，成年，1971 年 1 月 6 日初诊。病人晚间入睡困难，周身乏力，痰涎壅盛。寸脉较弱，舌淡苔滑。（选自《李斯炽医案》第一辑第 7 页）

诊断：不寐。

辨证：痰扰气郁，胆胃不和。

治法：理气化痰，和胃利胆。

处方：

法半夏 9g　陈皮 6g　竹茹 12g　茯苓 9g

枳实 9g　泡参 9g　白术 9g　炙甘草 3g

4 剂。

服上方 2 剂后，即能安眠。服 4 剂后，诸症尽减。

按语：病人涎多、苔滑为痰盛，痰盛则胃中不和，扰乱心神，睡眠不安。病人尚有舌淡脉弱、周身乏力，则是脾气虚之象。气虚导致脾失健运，阳不化水，聚液成痰。本例不寐，痰滞复加气虚，故用温胆汤治痰，再加泡参、白术补脾，使痰消气足，而睡眠得安。理气化痰为治疗不寐常用之法，《医宗必读》说“不寐之故有五：一曰气虚，六君子汤加酸枣仁、黄芪。一曰痰滞，温胆汤加南星、酸枣仁、玄黄末……”《秘传证治要诀及类方》更重视祛痰行气，书中说：“大抵不寐、惊悸、健忘、怔忡、失志、心风皆是胆涎沃心，以致心气不足。若用凉心之剂，太过则心火愈微，痰涎愈盛，病愈不减。唯当以理痰气为第一义。”

（2）肝郁克脾

王某，男，40 岁，初诊。常苦失眠，寐多噩梦，易致惊惕，头部昏晕。颜部有时浮肿，背部酸痛，右胁胀满不舒，饮食甚少，精神困乏，轻劳即心下悸动。长期医治，总感效果不大。脉象左大右小，两关微弦。（选自《李斯炽医案》第一辑第 5 页）

诊断：不寐。

辨证：肝郁克脾。

治法：抑肝扶脾。

处方：

炒柴胡 6g	南藿香 5g	文沙参 9g	白术 9g
橘红 9g	青皮 9g	砂仁 6g	生谷芽 9g
鸡内金 6g	茯神 12g	甘草 3g	

3 剂。

二诊：服药后，情况尚好。胃纳渐增，睡眠比较安定，但脉象较虚大。此和胃安神之法已见效，但阴精亏损，阳气不潜，故可以加重养阴潜阳。处方：

麦冬 9g	沙参 15g	山药 15g	首乌 12g
牡蛎 15g	生谷芽 15g	鸡内金 15g	丹参 9g
炒枣仁 9g	柏子仁 9g	茯神 9g	甘草 3g

4 剂。

三诊：睡眠时间增长，每次能达到 4 小时，食欲渐振，精神转好，脉象还见微弦。但不如前期显著，说明肝气还未条达。有时背痛胁满未除，尚现浮肿，阴精尚不充沛。前方去枣仁，加厚朴花、大腹皮、刺蒺藜，连服 3 剂后，病情继续好转，前症已基本消失。

按语：右胁胀满不舒，背部酸痛为肝气郁滞。肝郁则克制脾土，脾运不健则饮食减少，食停中脘，故夜多噩梦。脉象左大右小，两关微弦，亦是肝强脾弱之征。脾不能制水，则颜面有时出现浮肿现象。脾运不健，久则阴精亏乏，故见昏晕、心悸、惊惕等象。首诊方用柴胡、藿香、砂仁、橘红、青皮等以疏肝行气；用沙参、茯神、白术、甘草以扶脾；用沙参以育阴；用茯神以安神；加鸡内金、生谷芽以健胃消食。二诊时，脉象忽转虚大，可以滋阴。故用沙参、山药、何首乌、丹参、麦冬以育阴；用牡蛎、柏子仁、茯神、枣仁以潜阳安神；加鸡内金、生谷芽以兼健胃气，故症状得以缓解。三诊时，加刺蒺藜以疏肝，厚朴花以行气，腹皮以消水。本方安神和胃、健脾行水、滋阴潜阳共用，终获痊愈。本例启示后学，一是诸家医书论治不寐很少提及肝郁，李斯炽抑肝扶脾获得显效，足见辨证论治的重要性；二是治疗分主次，病人虽然开始即有阴亏之象，但先疏肝健脾，然后滋阴，这样健脾以滋阴，补阴不滋腻。

（3）气血两虚

温某，女，44 岁，1963 年 10 月 4 日初诊。曾患肺结核，现未加重。失眠头

昏，有时心悸，腹内胀气。舌见微颤，苔薄白，脉象细弱而缓。（选自《李斯炽医案》第一辑第3页）

诊断：不寐。

辨证：气血两虚，心神失养。

治法：补气养血，兼养心神。

处方：

党参 9g	茯神 9g	白术 9g	炙甘草 3g
当归 9g	白芍 9g	丹参 9g	何首乌 12g
炒枣仁 9g	炙远志 6g		

3剂。

10月11日二诊：服上方3剂后，心悸头昏俱减，睡眠转好，精神较佳。脉象较前有力，舌苔已化，只自觉腹胀、舌微颤，是中气仍嫌不足，脾运尚不健旺，再本前法加入运脾之品以巩固。处方：

党参 9g	茯神 9g	白术 9g	炙甘草 3g
当归 9g	炒枣仁 9g	炙远志 6g	广陈皮 6g
厚朴 6g	木香 3g	蔻壳 9g	莱菔子 12g

3剂。

按语：本例因曾患肺结核曾耗伤气血，今出现头昏、心悸、舌微颤、脉细弱等症，皆为气血两虚所致。气不足则脾运无力，胃中不和，腹内胀气，继而不寐。血不足则不能安养心神，亦加重失眠。故用党参、茯神、白术、炙甘草以补气。用当归、白芍、何首乌、丹参以养心血。加入枣仁、远志以安神定志。标本兼治而取得较好疗效。二诊时，因仍有腹胀，故稍去养血药，再加入厚朴、莱菔子、广陈皮、蔻壳、木香等行气运脾之品以加重消导力量。临床上，老年人失眠常需考虑到气血两虚。《难经·四十六难》曰："老人卧而不寐，少壮寐而不寤者，何也？经言少壮者，血气盛，肌肉滑，气道通，荣卫之行不失于常，故昼夜精，夜不寤也。老人血气衰，肌肉不滑，荣卫之道涩，故昼夜不能精，夜不得寐也。"

（4）心肺阴亏

王某，女，成年，1970年5月22日初诊。病人的爱人诉病求方。述该病人患有风湿性心脏病，经常发生心慌心悸，怀孕时两足发肿，分娩后即发生剧烈咳嗽，咯血不止，心慌心悸更甚，饮食减少，口舌干燥，晚间不能入睡，已连续几夜未眠。舌脉未见。（选自《李斯炽医案》第一辑第 7 页）

诊断：不寐。

辨证：心肺阴亏。

治法：养心肺阴。

处方：

玉竹 12g	玄参 9g	麦冬 9g	生地黄 9g
沙参 12g	百合 12g	知母 9g	五味子 6g
柏子仁 9g	夜交藤 15g	白前根 9g	紫菀 9g
仙鹤草 9g	甘草 3g		

试服上方后，效果较好。以后续服 10 余剂，不但睡眠转好，而且诸症亦得缓解。后加服胎盘粉，即恢复身体健康。

按语：病人患风湿性心脏病，发生心慌心悸，应为心阴不足、心血衰少之故。《血证论》说："阴虚不能化水，则小便不利。"加之病人怀孕耗血滞气，故发两足浮肿。分娩更加耗伤阴血，则心阴更加不足。心藏神，神不守舍，故致通宵不眠。此《灵枢・邪客》所谓"阴虚故目不瞑"。剧烈咳嗽、咯血不止、口舌干燥、饮食减少，皆为肺胃阴亏之象。故用沙参、玄参、麦冬、玉竹、生地黄、知母、百合以养心肺、益胃阴、退虚火。用柏子仁、夜交藤以安神镇静。用五味子、白前根、紫菀以敛肺止咳。用仙鹤草以止血。由于病人失血过多，诸症缓解后，以胎盘粉大补气血，以善其后。

（5）阴亏肝旺

案一 张某，男，42 岁，1964 年 4 月 11 日初诊。睡眠不好，鼻孔干燥流血，眼结膜充血，腰脊酸痛，头目昏胀。脉象弦数而细，舌苔干白不泽。（选自《李斯炽医案》第一辑第 2 页）

诊断：不寐。

辨证：阴虚肝旺。

治法：育阴平肝。

处方：

石斛 9g	玄参 9g	生地黄 9g	女贞子 12g

墨旱莲 12g	焦栀子 9g	黄柏 9g	石决明 9g
刺蒺藜 9g	青葙子 9g	白芍 9g	夜交藤 15g
甘草 3g			

4 剂。

4 月 25 日二诊：服上方 4 剂后，头目昏胀减轻，睡眠好转。白苔渐退，舌质转润，脉象至数清楚，肝气已得缓和。但尚有噩梦，腰脊仍有些酸痛，食量不旺，再本前法加味。处方：

玉竹 9g	玄参 9g	麦冬 9g	生地黄 9g
女贞子 12g	墨旱莲 12g	知母 9g	牡丹皮 9g
石决明 9g	菊花 9g	焦杜仲 9g	桑枝 9g
蚕沙 9g	生谷芽 12g	甘草 3g	夜交藤 15g

4 剂。

服上方 4 剂后，诸症尽减，不服安眠药亦能入睡。以后仍本前法以巩固之。

按语：肝连目系，眼结膜充血为肝热。鼻孔干燥流血、舌苔干白不泽为热甚伤阴。阴津受伤，关节则失其濡养。《灵枢·刺节真邪》说：“腰脊者，身之大关节也。”故出现腰脊酸痛。阴虚则阳亢，故头目昏胀。肝藏魂，今为亢阳所扰，则不能安卧。另，弦脉为肝郁，数为热，细脉为阴血衰少，脉证相符。方用石斛、玉竹、玄参、麦冬、生地黄、女贞子、墨旱莲等以养阴液。用菊花、焦栀、黄柏、青葙子、知母等以泄肝热。用石决明、白芍、蚕沙以平肝息风。用刺蒺藜、牡丹皮以疏解肝郁。用夜交藤以安神。二诊时，因腰脊酸痛症状突出，食欲不旺，故加焦杜仲、桑枝以治腰脊。加生谷芽以健脾胃，皆为随证而设。《医效秘传》说：“夜以阴为主，阴气盛则目闭而安卧，若阴虚为阳所胜，则终夜烦扰而不眠也。”本例辨证阴虚肝旺，所以滋阴药较多。

案二　李某，男，成年，1960 年 2 月 29 日初诊。失眠较重，夜间头痛剧烈，自觉肩臂压痛，有如绷带紧束，有时右肋下痛，稍事劳动，即全身骨节酸软。脉象弦细，左尺脉沉弱，舌质干红，根有白苔。（选自《李斯炽医案》第一辑第 4 页）

诊断：不寐。

辨证：阴虚肝旺。

治法：育阴平肝。

处方：

玉竹 15g　　女贞子 15g　　麦冬 9g　　生地黄 12g
石决明 15g　　牡蛎 15g　　白芍 30g　　首乌 15g
夜交藤 15g　　郁金 6g　　甘草 3g

3 剂。

3 月 4 日二诊：服上方 3 剂后，自觉头痛稍减，睡眠时间增多 1 小时，脉象亦较前根神稍足，似乎正气渐充，续用前法。处方：

鲜石斛 9g　　天冬 9g　　生地黄 9g　　女贞子 15g
天麻 3g　　石决明 15g　　牡蛎 15g　　白芍 9g
菊花 9g　　牡丹皮 9g　　何首乌 15g　　夜交藤 15g
甘草 3g

5 剂。

3 月 9 日三诊：服上方后，睡眠又有增进，头痛大减，肩臂紧束感亦减轻，脉象稍大而有力，仍以前方加减。处方：

生地黄 9g　　枸杞 9g　　女贞子 15g　　天麻 6g
钩藤 9g　　石决明 15g　　菊花 9g　　制首乌 15g
甘草 3g

3 剂。

琥珀安神片 9 片，每次吞服 3 片，临睡前 2 小时服。服上方后，睡眠一直稳定，中午晚上皆能正常入睡。

按语：本例亦为肝肾阴虚，阴虚则阳亢所致失眠。《丁甘仁医案》说："肝为乙木，内寄阳魂，胆为甲木，内含相火。平人夜寐，魂归于肝，阳藏于阴也。肾阴亏耗，水不涵木，肝不能藏其阳魂，胆不能秘其相火，神惊火浮，亦为不寐。"病人有肩臂紧束压痛感，是因为肝主筋，肝阴不足，不能濡润筋脉，使筋脉紧张牵扯疼痛。右肋下痛是阴虚肝郁之征。肝阴不足日久，子盗母气而致肾阴不足，肾主骨，所以稍事劳动，即发生骨节酸软现象。夜间头痛剧烈，属阴虚头痛范畴。通过此例症状，可以为阴虚证的诊断提供参考。

（6）脾虚胃滞

单某，男，成年，1961 年 1 月 17 日初诊。近来睡眠不深，短暂易醒，消化

较弱，腹内胀气，大便日行二次，自觉心累，头部昏胀。脉缓，舌苔微黄。（选自《李斯炽医案》第一辑第1页）

诊断：不寐。

辨证：脾虚胃滞。

治法：补脾行气和胃，稍佐育阴安神。

处方：

党参 9g	茯神 9g	白术 10g	炙甘草 3g
法半夏 9g	广陈皮 6g	化橘红 6g	山药 12g
南苏梗 6g	谷芽 12g	制香附 10g	厚朴 6g
制首乌 9g	炒枣仁 9g		

4剂。

服上方4剂后，睡眠即转正常。同时胃纳增进，胀气减少，大便日行一次，而心累、头部昏涨现象亦趋缓解。

按语：病人消化较弱，腹内胀气，大便日行二次。舌苔微黄，是脾胃虚弱，运化无力所致。中气不足、气滞食积则导致睡眠不深，短暂易醒。正如《素问·逆调论》所说："胃不和则卧不安。"另外，中气不足则心慌心悸，清阳不升则头部昏涨，故以六君子汤加减。党参、茯神、白术、炙甘草补气扶脾；广陈皮、化橘红、法半夏、山药等运脾祛湿以涩便；而谷芽、南苏梗、制香附、厚朴消积和胃以消胀；制首乌、炒枣仁、茯神育阴以安神。皆为治标之品。值得注意的是，本类失眠往往还兼有食入则困倦、精神昏冒而欲睡，所以认定脾虚才是关键一步。大法立后，不必拘泥六君子。李东垣《脾胃论·脾胃胜衰论》云："脉缓怠惰，四肢不收，大便泄泻，此湿盛也，从平胃散。"若时值秋燥，怠惰嗜卧，兼见肺病，洒淅恶寒，不嗜食者，此阳气不伸也，则又可选用升阳益胃汤。

13. 心悸

歌诀

心悸[1]病，取十三，虚实证候仔细看，实证暑热心火旺，瘀血水饮并热痰。

虚证者，多在心，阴阳气血要分清，阴阳并虚气血损，或伤肾阳与肾阴[2]。

暑热证，易伤心，脉虚身热损气阴，汗多口渴心烦闷，清暑益气[3]又生津。

心火旺，急数脉，舌尖红赤或出血，口渴欲饮小便黄，黄连上清[4]清心热。

瘀血证，心绞痛，活络效灵[5]来运行，水饮上干目眩晕，苓桂术甘[6]佐二陈[7]。
有热痰，心中烦，痰质黄稠脉数弦，或发癫狂或惊痫[8]，温胆汤[9]中加芩连。
心阴虚，补心丹[10]，心血不足发虚烦，食少面白舌质淡，归脾汤[11]方即可安。
心气虚，发心悸，面白自汗又少气，舌淡脉弱胸闷痞，六君[12]枣仁与牡蛎。
心阳虚，汗淋漓，四肢厥冷神昏迷，口唇青紫脉微细，快用参附[13]来救急。
阴阳虚，真可虑，脉象结代[14]心动悸，脏气衰败难调理，炙甘草汤[15]为良剂。
气与血，两不足，人参养营[16]是妙药，肾阳亏损八味丸[17]，阴虚六味[18]可斟酌。

注释

［1］心悸：一种自觉心跳过速、悸动不安的病症。

［2］心悸病……或伤肾阳与肾阴：心悸病可以归纳为虚实两大类。具体来说可以大体归纳为13种情况，常见实证的病机有暑热、心火、瘀血、水饮、热痰5种；常见虚证的病机有心阴虚、心血虚、心气虚、心阳虚、心阴阳两虚、气血不足、肾阳虚、肾阴虚8种。

［3］清暑益气：即清暑益气汤（清・王孟英方），由西洋参、石斛、麦冬、黄连、竹叶、荷梗、知母、粳米、西瓜翠衣、甘草组成，有清暑益气生津的功效。

［4］黄连上清：即黄连上清丸，由黄连、黄芩、大黄、栀子、连翘、荆芥穗、菊花组成。

［5］活络效灵：即活络效灵丹，由当归、丹参、乳香、没药组成。

［6］苓桂术甘：即苓桂术甘汤，由茯苓、桂枝、白术、甘草组成。

［7］二陈：即二陈汤，由茯苓、法夏、陈皮、甘草组成。

［8］惊痫：指因受惊而得的痫病。痫病即是"癫痫"，是一种发作性神志异常的疾病，其特征是突然昏倒、口吐涎沫、两目上视、四肢抽搐，或发出猪羊的叫声，醒后除感觉疲乏外一如常人。

［9］温胆汤：半夏、陈皮、茯苓、竹茹、枳实、生姜、大枣、甘草。

［10］补心丹：柏子仁、天冬、麦冬、生地黄、当归、党参、丹参、玄参、桔梗、朱砂、五味子、远志、茯苓。

［11］归脾汤：当归、黄芪、党参、白术、茯神、木香、远志、龙眼肉、酸枣仁、生姜、大枣、甘草。

［12］六君：即六君子汤，由党参、白术、茯苓、法夏、陈皮、甘草组成。

［13］参附：即参附汤，由大红参、附片组成。

［14］脉象结代：结脉，是指脉来迟缓而有不规则的间歇；代脉，是指脉来缓弱而有规律的间歇，间歇的时间较长。

［15］炙甘草汤：炙甘草、党参、桂枝、阿胶、麦冬、生地黄、麻仁、生姜、大枣。

［16］人参养营：即人参养营汤，由当归、熟地、白芍、党参、白术、黄芪、肉桂、茯苓、五味子、陈皮、远志、甘草组成。

［17］八味丸：即八味肾气丸，由熟地、牡丹皮、茯苓、泽泻、怀山药、山茱萸、肉桂、附片组成。

［18］六味：即六味地黄丸，由熟地、牡丹皮、茯苓、泽泻、山茱萸、怀山药组成。

典型案例

（1）肝胃失调，气血不足

王某，男，47岁。心悸，心率每分钟90次以上，血压偏低。心痛频发，短暂即止。复加胃痛，每发则较为持久，食欲不振，睡眠欠佳。经医院检查，诊断为心绞痛，经过长期治疗，未见好转。脉象左弦劲，而右濡数，至数模糊不清。（选自《李斯炽医案》第一辑第49页）

诊断：心悸。

辨证：肝胃失调，气血不足。

治法：调和肝胃，补养心气。

处方：

茯神60g　鸡内金30g　海螵蛸60g　牡蛎60g
丹参60g　酸枣仁30g　柏子仁30g　天冬60g
远志15g　何首乌60g　菟丝子30g　山药60g
川贝母30g　甘草15g

共研成细末，炼蜜为丸如豆大，每次服6g，每日服3次，饭后1小时服，白开水下。

二诊：前症大为好转，心胃痛已停止发作，脉象至数较前转楚。但左关仍觉弦劲，血压尚低。再根据前法，去牡蛎，加党参、当归、川芎各60g，为丸服用。

三诊：服药后，血压恢复正常，心率亦趋正常，只在劳累之后加速至80次左右，脉象左右基本平衡。仅根气尚差，再拟养心纳肾调肝之法，使下元更固。

处方：

党参 60g	茯神 60g	白术 30g	甘草 15g
山药 60g	生谷芽 60g	柏子仁 60g	酸枣仁 30g
当归 60g	川芎 30g	制首乌 60g	枸杞子 60g
菟丝子 30g	益智仁 30g	补骨脂 30g	海螵蛸 60g
龙骨 30g	牡蛎 60g	远志 30g	菖蒲 15g
鸡内金 30g	川贝母 30g	法半夏 30g	

共研细末，炼蜜为丸，每次服6g，日服3次。服药后，日益向愈，恢复健康。

按语：病人脉左弦劲而右濡数，为肝胃不调脉象，故发为食欲不振、胃痛。《素问·阴阳别论》说："二阳之病发心脾。"王冰认为，"二阳谓阳明大肠及胃之脉也。夫胃肠发病心脾受之，心受之则血不流，脾受之则味不化"。所以，本例病人胃不和则睡眠不安，气血乏源，久则气血两伤，发为心悸。心阳不宣则心痛。心气不足则鼓动无力，故脉象至数出现模糊不清。今处方治病求本，首先治胃，旨在使足阳明得养，心脾得安。故用海螵蛸、川贝母、鸡内金、山药、生谷芽、益智仁、法半夏、菖蒲等益胃止痛、调和肝脾。用党参、茯神、白术、甘草、枣仁以补心气。用丹参、当归、川芎、何首乌、柏子仁、天冬以养血益阴。用牡蛎、远志、龙骨以潜阳安神。加菟丝子、枸杞、补骨脂以培肾固本。因为慢性，最宜丸药，以缓缓调理。心悸虽为重症，但不能见悸止悸。本案从胃入手，看似无关紧要之调理，实为治病之寻根，此亦是李斯炽高明之处。

（2）阴虚阳亢

陈某，男，38岁，1966年3月21日初诊。得心悸病将近10年，据医院检查，诊断为心脏"神经传导阻滞"。心慌心悸、脉律不齐，起病于思想遭受刺激，长期处于紧张状态。诊得脉象数急，舌质鲜红。（选自《李斯炽医案》第一辑第51页）

诊断：心悸。

辨证：阴虚阳亢。

治法：育阴潜阳。

处方：

玄参 9g	天冬 9g	麦冬 9g	柏子仁 9g

泡参 9g　　山药 9g　　白芍 9g　　丹参 9g
牡蛎（先煎）9g　　龙骨（先煎）9g　　夜交藤 12g　　甘草 3 g

3 剂。

3 月 24 日二诊：服上方后，病情大有好转，已不心慌心悸，舌质已稍转淡。仍本前法立方，因病程较久，嘱其常服以巩固之。处方：

玄参 9g　　麦冬 9g　　天冬 9g　　柏子仁 9g
泡参 9g　　山药 15g　　女贞子 12g　　墨旱莲 12g
牡蛎（先煎）15g　　龙骨（先煎）9g　　夜交藤 15g　　丹参 9g
桃仁 9g　　甘草 3g

按语：本例病人因思想遭受刺激，思虑过度，以致心血耗伤，阴精受损。心阴不足则心阳易亢，故出现舌质鲜红、脉象数急、心慌心悸等一系列阴虚阳亢现象。《景岳全书·怔忡惊恐》："怔忡之病，心胸筑筑振动，惶惶惕惕，无时得宁者也。……此证唯阴虚劳损之人乃有之，盖阴虚于下，则宗气无根，而气不归源，所以在上则浮撼于胸臆，在下则振动于脐旁，虚微者动亦微，虚甚者动亦甚。凡患此者，速宜节欲，节劳，切忌酒色。"方中用丹参、泡参、玄参、天冬、麦冬、白芍、山药、女贞子、墨旱莲等滋阴药以培心阴。用龙骨、牡蛎、夜交藤、柏子仁等以潜阳安神。使阴阳趋于平衡，则心悸自除。并加桃仁以行血通脉。

（3）气阴两虚

罗某，男，42 岁，初诊。近年来常患心悸气短，头痛耳鸣，左胸胁时而发痛，痛感牵连臂部，胸肌紧张。经医院检查，诊断为心脏疾病。两月前，曾在重庆就诊，服养心育阴方有效，头痛有所减轻，睡眠与饮食较好。现脉浮取仍然模糊，但沉候至数清晰。（选自《李斯炽医案》第一辑第 46 页）

诊断：不寐。

辨证：心肾气阴两虚。

治法：补益心肾气阴。

处方：

党参 9g　　麦冬 9g　　五味子 3g　　柏子仁 9g
生地黄 9g　　石斛 9g　　茯神 12g　　山药 9g
菟丝子 9g　　丹参 9g　　甘草 3g

6剂。

二诊：服上方后，情况良好，病状均有减轻。仅脉搏力量、至数仍不太明显，心阴尚感不足，仍本前法处理。上方去茯神，加女贞子9g。5剂。

病人离开成都后，曾来信说："服上方病情继续好转，胸痛已比出院时减轻许多，在1个多月来早搏现象只出现过1次，约1小时即停止，血压已趋正常。每晚能睡6小时左右，饮食、二便正常，脉搏每分钟60～70次，精神亦比在成都时好些。"再拟方如下：

党参60g	麦冬60g	五味子15g	枣仁60g
柏子仁60g	山药60g	生地黄60g	熟地60g
牡丹皮15g	茯神60g	泽泻60g	枸杞子60g
女贞子90g	黑芝麻120g	菟丝子60g	菊花60g
桑叶60g	丹参60g	远志15g	甘草15g

拌蜜为丸。

在服药过程中，症状渐趋消失。停药后，到医院检查，前症已得痊愈。

按语：脉浮取模糊，由于气虚鼓动无力；气短亦是气虚之象。胸背发痛是心阴不足之证，因为心包络之脉起于胸中。《灵枢·厥病》指出"厥心痛与背相控"，胸背位居上焦，故易由心脏疾病而牵连发痛。耳鸣是肾阴不充，《素问·阴阳应象大论》说"肾在窍为耳"，肾阴不足，则肝阳上亢，足厥阴肝经上连巅顶，故发为头痛。本例病人心悸怔忡的主要原因为心肾之气阴不足，故用党参、甘草以补正气。《医述》说："世人皆因错解《内经》劳者温之、形不足者温之以气，误认温字为热，不知形不足者温之以气，但言温润和养以培元气，非言用温热之药。"故以柏子仁、生地黄、丹参、麦冬、石斛、茯神、枣仁、远志以养心阴，用六味地黄丸、菟丝子、五味子、枸杞、女贞子、黑芝麻以育肾阴，用菊花、桑叶以平肝阳。心肾两补，水火既济，而诸症得除。

（4）气血不足，脾肾阳虚

李某，女，36岁，1964年8月28日初诊。1953年开始心慌心悸，全身水肿。经西医检查，诊断为风湿性心脏病，服药后已得好转。目前，时发心慌心悸，头晕，有时跌仆，有时感到呼吸困难，眠食欠佳，头痛，小便多，头发脱落较多，胸部疼痛，面目无神。每到冬季即病情加重，诊得脉极细微，舌淡无苔。（选自

《李斯炽医案》第一辑第 44 页）

诊断：心悸。

辨证：气血不足，脾肾阳虚。

治法：补气养血，扶脾强肾。

处方：

泡参 12g　山药 12g　法半夏 9g　广陈皮 9g

熟地 9g　白芍 12g　当归 9g　何首乌 16g

菟丝子 12g　炒枣仁 9g　磁石（火煅醋淬）9g

甘草 3g

4 剂。

9 月 3 日二诊：服上方 4 剂后，心悸减轻，头发已不继续脱落。但睡眠仍差，头痛牵引两侧颈项，食欲不佳，时吐白沫，倦怠无力，两眼昏花，舌质淡，脉细弱。再按前法。处方：

党参 9g　茯神 9g　白术 9g　黄芪 15g

熟地 9g　白芍 12g　当归 9g　川芎 6g

陈皮 9g　五味子 6g　枣仁 9g　远志 6g

肉桂 3g　炙甘草 3g

10 剂。

10 月 13 日三诊：服上方 10 剂后，效果良好，已不出现心悸，睡眠尚佳，头不痛，发渐长，精神好转，诸症亦告缓解。但胃纳尚差，面色微白，舌质淡红，脉细无力，左脉尤甚。仍按前法，并嘱其常服以巩固之。处方：

熟地 9g　白芍 12g　当归 9g　川芎 6g

制首乌 12g　党参 3g　黄芪 15g　白术 9g

茯苓 9g　广陈皮 9g　肉桂 3g　炙甘草 3g

按语：本例脉象细弱，舌淡少苔，百色苍白，面目无神，倦怠无力，睡眠欠佳，头晕头痛，有时跌仆，均系气血不足之征。呼吸困难，是少气不足以息。“发为血之余”“目受血乃能视”，血虚则二目昏花，头发易落。两侧颈项牵引作痛，系血不荣筋之故。《证治准绳》说：“心悸之由，气虚者，火气内动而为悸也。血虚者亦然。”故本例心悸之主要原因，是气血两虚。故用泡参、党参、黄芪、茯神、茯苓、白术、炙甘草以补气。用当归、熟地、川芎、白芍、何首乌以养血。用法半夏、广陈皮、山药以补脾行气。气血虚进一步发展成阳虚，《虚损启微》谓："凡阳虚之人，因气虚也。"阳气不足，故冬季病情加重。胸中阳气不宣，则发为胸部疼痛。其食欲不佳、易吐白沫，是脾胃阳虚之故。小便多者，乃肾阴阳不足不能化水。故本例治法除大补气血外，还应温补脾肾阳气。用菟丝子、五味子、肉桂以温补肾阳。加炒枣仁、磁石、远志以宁心镇静。肾为先天之本，脾为后天之本，脾肾阳气得充，气血亦得以濡养。另外，本例病程太长，气血耗伤过甚，故在诸症缓解后，制方嘱其常服以巩固之。

（5）气阴两虚，肝气郁滞

朱某，女，34岁，1964年5月11日初诊。1960年5月开始出现水肿，上下肢交替出现，心慌心悸，偶发心绞痛，头昏耳鸣，肝脏微大，性情急躁，手腕胀痛。经医院检查诊断为冠心病。脉象模糊，沉取无力，舌质萎白，舌体伸出抖颤，食欲尚好。（选自《李斯炽医案》第一辑第42页）

诊断：心悸。

辨证：气阴两虚，肝气郁滞。

治法：补气益阴，疏肝解郁。

处方：

党参 9g	茯神 9g	山药 12g	柏子仁 12g
女贞子 12g	墨旱莲 12g	麦冬 9g	川贝母 6g
刺蒺藜 9g	牡蛎 12g	丹参 9g	郁金 9g
甘草 3g			

5月28日二诊：服上方12剂后，病情好转，肿胀减轻，脉象至数较前清楚、根气稍足，舌质恢复正常，仍感心慌心悸。仍本上方酌加清肝之品。处方：

泡参 12g	玄参 9g	生地黄 9g	女贞子 12g
墨旱莲 12g	牡蛎 9g	刺蒺藜 12g	丹参 9g
郁金 9g	雅黄连 6g	草决明 9g	甘草 3g

6月20日三诊：上方服20剂后，情况继续好转，心慌心悸减轻，肿胀逐步消失，脉象微细，心律整齐，舌质红润。嘱续服前方。

7月13日四诊：前方又服20余剂，前症已基本稳定。但近来月经时间过长，脉象弦细，舌上少苔。前方中加入固血之品。处方：

泡参 12g　山药 12g　柏子仁 9g　女贞子 12g
墨旱莲 12g　生地黄 9g　麦冬 9g　白芍 12g
牡蛎 9g　刺蒺藜 9g　焦陈艾 9g　甘草 3g

9月15日五诊：服上方数十剂后，心悸转为平静，月经接近正常，诸症均得缓解。脉象微数，至数清楚；但左右手足尚见微肿，舌心微白。仍本前法加味。处方：

泡参 12g　茯神 9g　黄芪 12g　柏子仁 9g
天冬 9g　麦冬 9g　生地黄 9g　女贞子 12g
墨旱莲 12g　丹参 9g　郁金 9g　桑白皮 9g
甘草 3g

11月10日六诊：上方服20剂，诸症已消失，体重增加，仅留短暂的心动不宁，脉象弦而微数，舌质正常。用养阴疏肝涤热法以善其后。处方：

玉竹 12g　生地黄 9g　麦冬 9g　天花粉 12g
刺蒺藜 12g　丹参 9g　郁金 9g　焦栀子 9g
莲子心 6g　知母 9g　瓜蒌皮 9g　浙贝母 9g
甘草 3g

1965年3月18日病人来信说，服上方数剂后，诸症尽除，已于3月1日全天上班，并无不适反应。

按语：病人脉象模糊，沉取无力，为心气虚弱，鼓动乏力之象。舌为心之苗，心气不足，则舌头萎软无力，伸出抖颤。心主脉，心搏无力，则脉道不通，不通则易发绞痛，四肢离心较远，血流更易瘀阻，水液流溢则发为水肿、胀痛等症。《石室秘录》说："怔忡之证，扰扰不宁，心神恍惚，惊悸不定，此肝肾之虚而心气之弱也。"本例心慌心悸正属此种情况。心气虚弱容易辨析，而肝肾阴虚很难察觉。耳为肾之窍，本例病人耳鸣，故肾阴不足。足厥阴肝经上连巅顶，肝肾之阴不足，则肝阳上亢，而发为头痛。肝脏微大、性情急躁是肝气郁滞之征。故用党参、泡参、茯神、黄芪、甘草以补心气，加柏子仁、丹参以宁心安神。用女贞子、墨旱莲、玄参、生地黄、麦冬、白芍、天冬、玉竹、山药、天花粉、牡蛎以育阴潜阳。加郁金、刺蒺藜、贝母、瓜蒌皮等以疏肝解郁。治疗过程中出现脉数，可知此为虚火之象，故曾分别加入草决明、雅黄连、焦栀子、知母、莲子心等以折其势。曾出现月经时间过长，故入焦陈艾以摄之。因水肿长期未能全消，故加入桑皮以泻之。本病为顽固的慢性病，故服药达一百余剂，才基本上得到缓解。

（6）阴阳两虚，肝郁气滞

李某，男，32岁，1972年8月4日初诊。15岁即开始患心脏病，一直心慌心悸。近来心跳加速，短气乏力，心中慌乱，咳痰不利，痰中带血，胸部疼痛，午后微有潮热，腹内胀气，小便黄少，面目及肢体浮肿。经医院检查，心率每分钟160次，心脏增大，左房明显增大，其余各房室亦明显增大。心房纤颤，心尖双期杂音，肝肋下4cm，剑下约8cm，脾可触及，有少量腹水，双肺门区充血，肺动脉圆锥突出。诊断为风湿性心脏病，二尖瓣狭窄、闭锁不全，慢性心力衰竭。脉结代，良久始得一至。舌质暗淡上有白苔，嘴唇青紫。（选自《李斯炽医案》第一辑第47页）

诊断：心悸。

辨证：阴阳两虚，肝郁气滞。

治法：育阴补阳，疏肝行气。

处方：

石斛 12g	玉竹 12g	火麻仁 15g	柏子仁 12g
太子参 9g	麦冬 9g	女贞子 12g	知母 9g
桑寄生 12g	薤白 9g	厚朴 9g	刺蒺藜 9g
丹参 9g	甘草 3g		

8月21日二诊：服上方加减10剂后，目前心中慌乱大减。咳嗽转轻，痰中已不带血，精神稍好，已能稍事步行，但其余各症尚在。用心阴心阳两补之法，炙甘草汤加减。处方：

麦冬 9g	生地黄 12g	火麻仁 12g	阿胶（烊化）9g
桂枝 6g	生姜 2片	党参 9g	大枣 3枚
厚朴 9g	白芍 9g	丹参 9g	炙甘草 3g

8月23日三诊：服上方7剂，心悸症状明显减轻，食量增加，精神好转，浮肿减退。但昨日因饮食不慎，使腹内更胀，小便更加黄少。舌苔转为黄腻，面

目浮肿加剧，此湿热内聚之象。上方中去阿胶、生地黄，加天花粉 12g，冬瓜仁 12g，茵陈 9g，枯黄芩 9g。

9 月 5 日四诊：服上方 4 剂后，舌苔黄腻已退，精神顿觉爽快，腹胀减轻，小便增多，水肿亦减，仍本二诊时的治法。处方：

桂枝 6g	生姜 2 片	党参 9g	麦冬 9g
生地黄 9g	火麻仁 12g	白芍 12g	阿胶（烊化）12g
丹参 9g	厚朴 9g	茯神 9g	炙甘草 9g

服上方 60 余剂后，诸症大减，心悸现象基本停止。水肿消退，饮食正常，二便通利，胸痛已除，精神健旺，午后已无潮热现象，已能正常活动。于 12 月开始上班，观察至 1973 年 5 月，一般情况尚好，只是有时过于劳累，即有心悸现象，腹内有时仍有胀气感。脉象虽较前有力，但时高时低，有时仍有间歇。嘱其经常续服前方，以巩固之。

按语：病人咳嗽不利、午后潮热，为阴虚症状。咳痰带血，乃阴虚火旺之征。短气乏力、腹内胀气，为阳虚症状。阳不化水，则小便黄少，面目肢体浮肿。胸中阳气不宣，则发为胸痛，故心悸、心慌，应属阴阳两虚。脉舌亦与主症相应。根据其现症，用玉竹、石斛、柏子仁、麦冬、火麻仁、桑寄生、丹参、女贞子、知母以育阴，加桂枝、太子参、炙甘草以补心气，用薤白以宣通阳气，用刺蒺藜以疏肝，用厚朴以运脾。在阴分渐复、虚热渐退的传况下，又改用阴阳平补之法。《伤寒论》说："脉结代，心动悸者，炙甘草汤主之。"故用炙甘草汤加减缓缓调理。其间曾出现湿热内聚，故去阿胶、生地黄等滋腻药，加天花粉、冬瓜仁、茵陈、枯黄芩以解之。本例虽未彻底治愈，但已找到一条治疗的途径，现列入以供研究。

（7）气血不足，水湿内停

熊某，男，35 岁，1963 年 1 月 8 日初诊。从 1962 年起，心慌心悸，关节疼痛，现在稍微急行，便觉累喘咳嗽。过去曾患高山病，到成都后，其病自愈。食欲欠佳，睡眠不好。脉象细数，舌苔微黄而滑。（选自《李斯炽医案》第一辑第 52 页）

诊断：心悸 。

辨证：气血不足，水湿内停。

治法：补益气血，温肾除湿。

处方：

黄芪 9g	当归 9g	炒枣仁 9g	厚朴 9g
茯苓 12g	桂枝 6g	白术 9g	苍术 9g
秦艽 9g	木瓜 9g	黄柏 9g	甘草 3g

4 剂。

1 月 22 日二诊：服上方后，情况良好，关节疼痛未发，心悸稍减。仅在急行后，尚感喘累咳嗽，脉象较前有力，仍本前法。处方：

黄芪 9g	枣仁 9g	熟地 9g	当归 12g
茯苓 12g	桂枝 6g	苍术 9g	党参 9g
木瓜 6g	秦艽 9g	杜仲 9g	牛膝 6g

6 剂。

2 月 14 日三诊：服上方后，心悸喘咳现象又有减轻，食欲增进，夜眠尚好，脉舌渐趋正常，再本前法以巩固之。处方：

桂枝 6g	白术 12g	苍术 6g	炙甘草 6g
制附片 6g	炮姜 3g	党参 15g	当归 12g
川芎 12g	白芍 9g	木瓜 9g	黄柏 12g

服上方 10 剂后，诸症尽解。

按语：病人脉细数为气血不足，舌苔微黄而滑为水湿内停之象。病人居住高山而得高山病，到成都后，高山病虽得缓解，但久病耗伤气血，故用党参、黄芪、白术、茯苓、炙甘草以补气，用当归、熟地、川芎、白芍以补血，加厚朴以行气运脾，用枣仁以安神养心。“邪之所凑，其气必虚”，加之成都盆地较为潮湿，故水湿之邪，蕴结成病。水停心下，则发为心悸。水湿停滞中脘，则食欲欠佳，睡眠不好。湿流关节则关节疼痛，水饮冲肺则发为喘咳。《金匮要略》云：“咳逆倚息，短气不得卧，其形如肿，谓之支饮。”又云：“膈上有留饮，其人气短而渴，四肢历节痛。”故用苓桂术甘汤加减祛除水湿，还用制附片、炮姜、苍术、秦艽、木瓜、牛膝、杜仲以温肾除湿。为防湿郁化热，用黄柏来苦燥除湿。因之而正气得养，湿气得除，诸症亦得缓解。

14. 胸痛

歌诀

胸痛症，十七般，胸阳不运胸受寒，大小结胸肺气闭，瘀血肺水并停痰。

心阴亏，心气弱，心肝胃火与肝郁，肝阴亏损奔豚气，伤寒厥阴发消渴[1]。

阳不运，发胸痹，胸背疼痛与喘息，苔白脉沉并短气，瓜蒌薤白白酒[2]宜。

胸受寒，痛如锥，面白舌淡脉细微，药用附片与肉桂，细辛干姜把寒追。

大结胸，便不通，口渴午后面发红，短气心下硬满痛，脉沉而紧大陷胸[3]。

小结胸，因误下，舌苔黄腻脉浮滑，痰热结痛在心下，小陷胸汤[4]最如法。

肺气闭，因外寒，头痛咳嗽吐清痰，鼻塞无汗杏苏散[5]，解表宣肺病自安。

有瘀血，内发热，胸中闷痛性躁急，心悸失眠打干哕，血府逐瘀[6]效卓越。

肺蓄水[7]，在胸腔，谨慎使用十枣方[8]，停痰积聚胸痛胀，瓜蒌薤白半夏汤[9]。

心阴虚，补心阴[10]，心气不足服四君[11]，心火上炎导赤散[12]，肝火太旺用泻青[13]。

胃火盛，凉膈清[14]，肝气郁滞冲胸疼，可服正气天香散[15]，肝阴亏损养肝阴[16]。

奔豚气，上冲胸，上下升降气不通，寒热往来胸胀痛，奔豚汤[17]方可平衡。

厥阴病，气冲胸，饥不欲食吐蛔虫，消渴下利心热痛，乌梅丸[18]方及时冲。

注释

[1] 胸痛症……伤寒厥阴发消渴：胸痛症大体上可以归纳为胸阳不运、胸中受寒、大结胸、小结胸、寒邪闭肺、瘀血、蓄水、停痰、心阴亏损、心气不足、心火、肝火、胃火、肝郁、肝阴亏损、奔豚气、伤寒厥阴病17种。

[2] 瓜蒌薤白白酒：即瓜蒌薤白白酒汤，由瓜蒌、薤白、白酒组成。

[3] 大陷胸：即大陷胸汤，由大黄、芒硝、甘遂组成。

[4] 小陷胸汤：黄连、半夏、瓜蒌。

[5] 杏苏散：杏仁、苏叶、半夏、陈皮、茯苓、前胡、桔梗、枳壳、甘草、生姜、大枣。

[6] 血府逐瘀：即血府逐瘀汤，由当归、生地黄、桃仁、红花、枳壳、赤芍、川芎、柴胡、桔梗、牛膝、甘草组成。

[7] 肺蓄水：肺蓄水症状见《五脏辨证论治歌诀》肺蓄水条下。

[8] 十枣方：即十枣汤，由芫花、甘遂、大戟组成。

[9] 瓜蒌薤白半夏汤：由瓜蒌、薤白、半夏组成。

[10] 心阴虚，补心阴：心阴虚症状及补心阴药物均见《五脏辨证论治歌诀》心阴虚及补心阴条下。

[11] 心气不足服四君：心气不足症状见《五脏辨证论治歌诀》心气虚条下。四君：即四君子汤，由党参、白术、茯苓、甘草组成。

[12] 心火上炎导赤散：心火上炎症状见《五脏辨证论治歌诀》心热病条下。导赤散：生地黄、竹叶、木通、甘草。

[13] 肝火太旺用泻青：肝火太旺症状见《五脏辨证论治歌诀》肝热病条下。泻青：即泻青丸，由当归、龙脑、川芎、山栀子仁、川大黄、羌活、防风组成。

[14] 胃火盛，凉膈清：胃火盛症状见《五脏辨证论治歌诀》胃有热条下。凉膈散：大黄、朴硝、甘草梢、山栀子、薄荷、黄芩、连翘。

[15] 肝气郁滞……正气天香散：肝气郁滞症状见《五脏辨证论治歌诀》肝气郁条下。正气天香散：乌药、香附、陈皮、紫苏、干姜。

[16] 肝阴亏损养肝阴：肝阴亏损症状及养肝阴药物均分别见《五脏辨证论治歌诀》肝阴虚及养肝阴条下。

[17] 奔豚汤：当归、川芎、白芍、黄芩、半夏、生姜、生葛、李根白皮、甘草。

[18] 乌梅丸：乌梅、细辛、干姜、黄连、当归、附子、蜀椒、桂枝、人参、黄柏。

典型案例

（1）肝胆湿热

刘某，女，25岁，1961年10月13日初诊。主诉从1953年起即患胸痛，发作时间不定，痛时即感头昏口苦。经透视检查，诊断为胆结石。诊得脉象微弦。（选自《李斯炽医案》第一辑第56页）

诊断：胸痛。

辨证：肝胆郁热。

治法：疏肝利胆清热。

处方：

刺蒺藜 15g	牡丹皮 6g	郁金 6g	金铃炭 9g
花青皮 9g	雅黄连 4.5g	山栀仁 9g	木通 6g

20剂。

10月5日二诊：服上方20剂后，约1年时间未发胸痛，只最近发作1次，但不甚严重，脉象弦滑，舌上有粉白苔，此肝胆湿热未解，再本前法。处方：

刺蒺藜 9g　牡丹皮 9g　郁金 6g　延胡索 6g
金铃炭 3 枚　青皮 3g　木香 6g　雅黄连 4.5g
山栀仁 9g　白芍 9g　牡蛎 12g　甘草 3g

10 剂。

10 月 11 日三诊：服上方 5 剂后，胸痛即止，但感消化不良，每饭后必解溏便。微觉精神不好，弦滑之脉已解，指下转为濡弱。舌上微有白苔，是前方苦降稍过，湿阻中焦之故。改用疏肝行气、健脾除湿法。处方：

茯苓 9g　白术 9g　甘草 3g　法半夏 9g
陈皮 6g　木香 6g　砂仁 6g　厚朴 6g
苍术 9g　炒白芍 9g　制香附 9g

6 剂。

4 月 19 日四诊：服上方后，情况良好，胸痛未发，脉象平和，舌质淡红有白苔。大便正常，食欲欠佳，仍本前方，并嘱其常服。处方：

沙参 9g　茯苓 9g　白术 9g　炙甘草 3g
山药 15g　木香 6g　砂仁 6g　厚朴 6g
制香附 9g　鸡内金 6g

服上方后，观察至 1964 年 8 月 3 日，胸痛一直未发。

按语：病人一、二诊时，脉弦、口苦是肝胆郁热之象。肝经上贯膈，胆经下胸中贯膈，肝胆郁热，故发为胸痛。肝经上出额与督脉交于巅顶，胆经上抵头角，故有头昏之症。若以六经辨证为法，此属于少阳病。《医宗金鉴·订正仲景全书伤寒论注》林澜曰："论中言少阳病，胸痛耳聋，往来寒热，心烦喜呕，胸痞，半表半里之证详矣。此何以曰口苦咽干目眩也？大抵病于经络者，此篇诸条已悉之矣，若胆热腑自病，则又必有此证也。"程钟龄也持此说，并给出了治疗方剂。《医学心悟》云："胸者，肺之分野。然少阳胆经受病，亦令胸痛，此邪气初传入里，而未深入于里，故胸痛也，古方用柴胡汤加枳壳治之。如未应，本方兑小陷胸汤一服，其效如神。"李斯炽用小柴胡汤法，而不泥其方，用雅黄连、山栀仁以清湿热，用刺蒺藜、牡丹皮、金铃炭、郁金、青皮、木通、延胡索、白芍、木香等加强疏肝利胆之功，更加牡蛎以育阴潜阳。三诊时，热邪已解，但又出现食少便溏、乏力、苔白等脾虚脾湿见症，故在用香附、白芍以疏肝的同时，加沙参、白术、茯苓、法半夏、山药、鸡内金、甘草补脾和胃，加苍术、厚朴、陈皮、木香、砂仁以燥湿行气。由于病机有改变，故用药亦应随之改变，而收到良好效果。

（2）阴亏肺热

刘某，女，19岁，初诊。主诉右侧上胸部有痛感，无咳嗽吐痰见症，肌肉有时紧张，胸前窒闷不舒，睡眠较差。数日前曾发烧，现已平静。经医院透视检查，发现右肺尖有空洞阴影，呈浸润型。诊得脉来六至，两关微洪，舌红少苔。（选自《李斯炽医案》第一辑第59页）

诊断：胸痛。

辨证：阴亏肺热。

治法：养阴清肺。

处方：

薏苡仁 12g　冬瓜仁 12g　浙贝母 9g　芦根 12g
天花粉 9g　天冬 9g　白芍 9g　女贞子 9g
知母 9g　甘草 3g

5剂。

二诊：服药后，无不适反应，病情亦较稳定，再拟养阴清肺法，以观后效。处方：

浙贝母 9g　冬瓜仁 12g　薏苡仁 9g　天冬 6g
麦冬 6g　墨旱莲 9g　仙鹤草 9g　知母 9g
夏枯草 6g　金钱草 6g　杏仁 6g　甘草 3g

10剂。

三诊：前症逐渐减退，仅睡眠尚不安，脉至不似前番之数，但两关微洪依然，现虽热退阴生，但肝气尚偏旺，应于养阴中兼以调肝之法。处方：

浙贝母 9g　玉竹 12g　麦冬 9g　女贞子 15g
仙鹤草 15g　刺蒺藜 9g　夏枯草 15g　白芍 9g
茯苓 12g　甘草 3g

四诊：脉症均有好转，再拟养阴镇肝之法以助恢复。处方：

玉竹 9g　麦冬 9g　生地黄 9g　女贞子 9g
白芍 9g　石决明 9g　牡蛎 15g　藕节 9g
山药 12g　甘草 3g

五诊：经复查透视，证实肺部病变基本消失，其他症状亦相应减退，但自觉肌肉仍有时紧张，再用行气养阴之法以善其后。10 剂之后，完全康复。

按语：病人因患结核，脉象洪数，舌红少苔，睡眠较差，显系阴虚肺热之象。胸部为肺之外廓，肺脏病变影响及胸部，故发为紧张疼痛。方用天冬、白芍、女贞子、天花粉、墨旱莲、麦冬、玉竹、生地黄、山药以育阴。其中天冬、白芍、甘草对于肺痨之阴伤具有良好的疗效，《津门医粹》阐述经验云："根据本草记载，天冬能杀三虫、去伏尸，故此味为肺痨之主药。"《三十年临证经验集》邹孟城说："就余经验所得，天门冬养阴退蒸及和络脉、止胸痛功效可靠而非虚语。""芍药、甘草重用之可平肝解痉而治肺痨之顽固咳嗽，且能有效消除胸痛。唯白芍善泻木于土中，其性酸敛，因而不无克伐消削之嫌。虑其抑制中阳，凡痨病经久、中土受戕者用之宜慎。"方中用芦根、薏苡仁、冬瓜仁、知母、夏枯草、金钱草、茯苓旨在引热下输膀胱。加浙贝母、杏仁旨在通肺络。用仙鹤草、藕节目的是防其热甚出血。三诊以后，因两关依然微洪，是阴虚肝旺之象，故加刺蒺藜、石决明、牡蛎以潜镇。观其脉证，知犯何逆，随证治之。

（3）痰热滞肺，肺阴不足

王某，男，成年，1972 年 3 月 7 日初诊。主诉右胸疼痛，咳嗽吐少量白色稠痰，不易咳出，午后微热。经医院检查，心率每分钟 120 次，胸透有胸腔积液，已抽出胸水 700mL，目前仍有少量积液，在荧光片上看出右上肺有条形致密阴影、右肺第一肋间有斑痕。西医诊断为：①右下胸膜炎（胸膜增厚有少量积液）。②右上肺有阶段性肺不张。③右上肺结核。舌质红，脉浮数，微弦。（选自《李斯炽医案》第一辑第 55 页）

诊断：胸痛。

辨证：痰热滞肺，肺阴不足。

治法：清热化痰，清养肺阴。

处方：

瓜蒌皮 12g　川贝母 6g　芦根 30g　冬瓜仁 18g

薏苡仁 15g　　麦冬 15g　　玉竹 15g　　知母 12g

桑皮 18g　　牡蛎 24g　　车前草 30g

4 月 1 日二诊：服上方 12 剂后，前症大为好转。于 3 月 26 日透视，积液已消，只余右侧胸膜轻度增厚，现右胸下部有胀痛感，续予行气开郁、清肺化痰。处方：

枳壳 9g　　郁金 15g　　青皮 6g　　瓜蒌皮 15g

冬瓜仁 30g　　川贝母 6g　　芦根 30g　　桑皮 15g

连翘 15g　　知母 12g

服上方 5 剂后，胸部胀痛大减，日趋痊愈。

按语：本案西医诊断为“右下胸膜炎”（胸膜增厚有少量积液）。临床上病人有右胸疼痛、咳嗽吐少量白色稠痰、不易咳出的症状，这和《金匮要略》所说“饮后水流在胁下，咳唾引痛，谓之悬饮”颇相类似。对于悬饮，《金匮要略》主张用十枣汤治疗。但经具体分析，本例病人有咳嗽、痰稠不爽、午后微热等症状。舌质红、脉浮数而弦，此为热痰阴亏。痰热滞肺则肺气不利、肺气不降，肺气不利则发为胸痛，肺气不降则不能通调水道，下输膀胱而发蓄水。故治当清热化痰，行气利水，兼以养阴。故十枣汤显然已经不能堪当上任，故依法立方。用知母、芦根、连翘以清热，用瓜蒌皮、川贝母以化痰，用枳壳、青皮、郁金以行气，用桑皮、薏苡仁、冬瓜仁、车前草以利水，用麦冬、玉竹、牡蛎以养阴。由于药证相应，故效较速。需要指出，肺痈也会出现悬饮所致的胸痛症状，关于两者的鉴别，《医学心悟》说：“咳而胸痛，吐脓腥臭者，肺痈也。”简明扼要。

（4）胃阴亏损，胃热上冲

王某，女，51 岁，1964 年 6 月 5 日初诊。主诉先患腹泻，服抗生素后，转为气上冲胸作痛，食物不下，似觉胸下有肠梗阻，口苦口干。诊得脉沉而数，舌红无苔。（选自《李斯炽医案》第一辑第 57 页）

诊断：胸痛。

辨证：胃阴亏损，胃热上冲。

治法：益胃补阴，清胃降逆。

处方：

石斛 9g　　玉竹 9g　　玄参 9g　　麦冬 9g

雅黄连 6g　　枯黄芩 9g　　竹茹 9g　　法半夏 9g
旋覆花 9g　　代赭石 9g　　甘草 3g

6 剂。

6 月 12 日二诊：服上方后，气已不上冲，胸下梗痛大觉减轻，只微觉痞闷，已能进饮食。目前仍觉口苦口干，大便干燥，小便如常，脉舌同前，于上方中加入润肠导滞之品。处方：

石斛 9g　　玉竹 9g　　黄连 6g　　法半夏 9g
厚朴花 6g　　枳壳 9g　　火麻仁 12g　　白芍 9g
杏仁 9g　　瓜蒌仁 12g　　甘草 3g

3 剂。

服上方 3 剂后，诸症即缓解。

按语：病人先患腹泻，使津液受损，导致胃阴不足，阴虚则火旺，胃火升腾，故有气上冲胸、胸下梗痛、食物不下之症，正如《王旭高临证医案·噎膈反胃门》所说："气火上逆，咽喉不利，胸痛食噎。"《圆运动的古中医学·疑难篇·三阳合并方》也说："胸痛满烦，此有胃热。"病人脉沉而数、舌红无苔、口干口苦、大便干燥亦是阴虚胃火之象。故用玉竹、玄参、麦冬、石斛、白芍以养胃阴，用雅黄连、枯黄芩以清胃火，用竹茹、法半夏、旋覆花、代赭石以降上逆之气，用火麻仁、杏仁、瓜蒌仁、厚朴花、枳壳以润肠通便。如此则胃阴得养，胃火得清，上逆之气亦得下降，而诸症遂告缓解。

（5）肝阴亏损，阳亢肝郁

张某，男，成年，1971 年 1 月 19 日初诊。主诉长期胸痛，左侧偏头痛，左面发麻，晚上耳鸣头热，眩晕，眼睛胀痛，时欲呕吐，性情急躁，睡眠较差，身僵腿软，足冷。舌干少苔，脉弱微浮。（选自《李斯炽医案》第一辑第 58 页）

诊断：胸痛。

辨证：阴血亏损，阳亢肝郁。

治法：养肝阴，潜肝阳，疏肝气。

处方：

玉竹 12g　　女贞子 12g　　墨旱莲 12g　　郁金 9g
延胡索 9g　　柴胡 6g　　青皮 9g　　金铃炭 12g

龙骨 12g　　牡蛎 12g　　白芍 9g　　法半夏 9g

服上方数十剂后，胸痛即止，余症亦缓解。

按语： 病人左偏头痛、左面发麻、耳鸣、眩晕、眼睛胀痛、睡眠较差、舌干少苔、脉弱微浮等，均为肝阴血亏损，阳亢生风之象。肝阴血亏损则胸痛，《素问·玉机真脏论》的解释是："背者肺之分野，肝木不及而肺金乘之，故胸痛引背。"实际上，足厥阴肝经上贯膈，该经阴血虚损则气滞，因此出现胸痛症状。正如《医学真传》所说："膺胸痛者，乃肝血内虚，气不充于期门，致冲任之血，不能从膺胸而散，则痛。"而病人身僵也是肝阴血不足，筋脉不能濡养之故。腿软、足冷头热是肝阳上亢，上热下寒所致。性情急躁为肝气郁结，肝郁则克脾，复加阳热上冲，故发为呕吐。故方中用女贞子、墨旱莲、玉竹、白芍以养阴血，用龙骨、牡蛎以潜阳，用柴胡、青皮、郁金、金铃炭、延胡索以疏肝，用法夏和胃降逆止吐。依法立方，井井有条。因属慢性，故续服数十剂始得缓解。

15. 咽痛

歌诀

咽痛症，多属热，或虚或实宜鉴别，此处大略取十种，提供临证做分析。

风热病，与喉风，湿毒胃火并喉痈，凉燥温燥肾阳弱，肺肾阴亏虚火冲[1]。

风热病，银翘散[2]，喉风内热兼外感，肺痈急剧二便秘，清咽利膈莫迟缓[3]。

温毒病，咽肿疼，头面肿大眼不睁，口干舌燥渴欲饮，普济消毒[4]治头瘟。

胃火盛，承气汤[5]，喉痈生于咽喉旁，鲜红疼痛发肿胀，内服六神[6]刺少商。

凉燥证，与温燥[7]，头痛篇中已说到，肾阳虚损火上扰，引火归元八味妙[8]。

肺阴虚，养肺阴[9]，白喉身热神不清，鼻干声哑呼吸紧，养阴清肺莫逡巡[10]。

肾阴亏，虚火生，晚上痛甚白天轻，咽间微红饮食梗，知柏地黄[11]养肾阴。

注释

[1] 咽痛症……肺肾阴亏虚火冲：常见之咽痛症大体上可由风热、喉风、温毒、胃火、喉痈、凉燥、温燥、肾阳不足、肺阴亏、肾阴亏 10 种情况所引起。

[2] 风热病，银翘散：风热病症状见《五脏辨证论治歌诀》风热病条下。银翘散由金银花、连翘、竹叶、荆芥穗、牛蒡子、桔梗、薄荷、淡豆豉、生甘草组成。

[3] 喉风内热兼外感……清咽利膈莫迟缓：喉风病势急骤，可速服清咽利膈汤。清

咽利膈汤由防风、荆芥、金银花、薄荷、桔梗、连翘、山栀仁、黄芩、黄连、大黄、玄明粉、玄参、甘草组成。

［4］普济消毒：即普济消毒饮，由黄连、黄芩、连翘、板蓝根、马勃、牛蒡子、薄荷、僵蚕、玄参、陈皮、升麻、柴胡、甘草组成。头瘟，即由温毒引起的头面肿大的“大头瘟”。

［5］胃火盛，承气汤：胃火盛症状见《五脏辨证论治歌诀》胃有热条下。此处指由于胃火而导致大便秘结、咽喉肿痛者，可用大承气汤下之。承气汤：指大承气汤，由大黄、芒硝、枳实、厚朴组成。

［6］六神：即六神丸，由犀黄、雄黄、珠粉、麝香、冰片、蟾酥组成。现有成药出售。少商穴在大指甲外侧，为手太阴肺经的主要穴位。

［7］凉燥证，与温燥：凉燥与温燥的主要症状是：①凉燥证：身恶寒，咳嗽，鼻塞，脉象弦，唇干，嗌干又无汗。②温燥证：身发热，干咳无痰，气上逆，心烦口渴喉中痛。

［8］肾阳虚损……八味妙：肾阳虚损，火不归元可用八味肾气丸引火归元。八味：即八味肾气丸，由熟地、牡丹皮、茯苓、泽泻、怀山药、山茱萸、肉桂、附片组成。

［9］肺阴虚，养肺阴：肺阴虚症状及养肺阴药物均可参见《五脏辨证论治歌诀》。

［10］白喉身热……莫逡巡：白喉是由于时行疫毒自口鼻而入，结于咽喉所致。患者咽喉出现白膜并有歌诀中所诉症状者可速用养阴清肺汤。养阴清肺汤由生地黄、麦冬、玄参、贝母、牡丹皮、薄荷、白芍、甘草组成。莫逡巡，即是不要迟慢的意思。

［11］知柏地黄：即知柏地黄丸，由知母、黄柏、生地黄、牡丹皮、山茱萸、怀山药、茯苓、泽泻组成。

典型案例

（1）风温夹湿

刘某，男，成年，1972年4月15日初诊。主诉高烧不退，咽喉疼痛，小便黄少，不思饮食，全身乏力。经西医检查，诊断为斑疹伤寒。脉浮微数，舌苔黄腻。（选自《李斯炽医案》第一辑第104页）

诊断：咽痛。

辨证：风温夹湿。

治法：疏风清热，除湿运脾。

方剂：银翘散、三仁汤加减。

处方：

金银花 9g　连翘 9g　淡豆豉 9g　芦根 9g

杏仁 9g　冬瓜仁 12g　厚朴 9g　枯黄芩 9g

木通 6g　滑石 12g　甘草 3g

服上方 1 剂后，高烧即退，顿觉精神爽快。连服数剂后，咽已不痛，诸症即解，后以调理脾胃而收全功。

按语：病人高烧不退、咽喉疼痛、小便黄少、脉浮微数，为风温之候。舌苔黄腻、全身乏力、不思饮食、为夹湿之征。风温夹湿造成咽痛的原因，《温病条辨·上焦篇·湿温》的解释是："肺主气，湿温者，肺气不化，郁极而一阴一阳（谓心与胆也）之火俱结也。盖金病不能平木，木反挟心火来刑肺金。喉即肺系，其闭在气分者即阻，闭在血分者即痛也，故以轻药开之。"故用金银花、连翘、淡豆豉、枯黄芩以疏风解热，用芦根、滑石、冬瓜仁、杏仁、厚朴、木通等以除湿运脾。使风解于外，湿渗于下，热势则退。咽痛也随之而解，若湿温咽痛无发烧等全身症状，用《温病条辨》银翘马勃散即可。

（2）风热夹湿动血

余某，女，6 岁，1971 年 2 月 14 日初诊。高烧不退，咽喉红肿疼痛，目时红赤，腮下有小包，全身发疹，口腔发炎，牙龈流血，大便带血，小便深黄，剧烈咳嗽。经西医检查，诊断为血小板减少性紫癜。已发病月余，经治疗无效。诊得脉象微浮，舌质赤红无苔。（选自《李斯炽医案》第一辑第 27 页）

诊断：咽痛。

辨证：风热血燥成毒。

治法：凉血解毒。

处方：

荆芥 6g　防风 6g　蝉蜕 3g　金银花 9g

石膏 12g　知母 9g　生地黄 9g　牡丹皮 9g

地肤子 12g　木通 6g　土茯苓 15g　甘草 3g

2 剂。

2 月 16 日二诊：服上方 2 剂后，昨日大便 3 次，尚微带血，咳痰黏稠亦带血，觉有腹痛现象，余症仍在，舌质鲜红，脉浮而无力，是热病耗伤气阴，于前方当中佐以补气育阴之品。处方：

金银花 9g	连翘 9g	黄连 6g	玄参 9g
麦冬 6g	生地黄 9g	泡参 9g	白芍 9g
牡丹皮 9g	大枣 3g	土茯苓 15g	甘草 3g

6 剂。

3 月 8 日三诊：前方续服数剂，诸症稍觉缓解，但两足微肿，舌质鲜红，上有水黄苔，是前症尚夹有湿气，再加入渗利湿热之品。处方：

金银花 9g	连翘 9g	板蓝根 9g	土茯苓 15g
牛膝 9g	木通 6g	薏苡仁 12g	冬瓜仁 12g
泽泻 9g	牡丹皮 9g	赤芍 9g	甘草 3g

6 剂。

3 月 15 日四诊：服上方后，发烧已退，足肿渐消，尿已不黄，全身红疹渐退，脸上尚有疹子，咳嗽痰中已不带血，腮下尚有小包，舌仍红赤，脉象微数，再予清热凉血解毒利水。处方：

金银花 9g	连翘 9g	板蓝根 9g	知母 9g
生地黄 9g	牡丹皮 3g	赤芍 9g	茯苓 30g
白术 9g	木通 6g	地肤子 12g	夏枯草 5g
谷芽 9g	甘草 3g		

6 剂。

3 月 29 日五诊：服上方后，诸症大减，目前只食欲尚未恢复，口腔尚有轻微炎症，舌红少苔，再加入益胃扶脾之品以善其后。处方：

金银花 9g	牡丹皮 9g	泡参 9g	茯苓 9g
甘草 3g	山药 12g	莲子 12g	芡实 12g
薏苡仁 12g	扁豆 12g	木通 6g	冬瓜仁 12g

服上方数剂后，即告痊愈。经随访两年多，未见复发。

按语： 病人高烧、咽喉红肿、眼目红赤、剧烈咳嗽、舌赤便黄，为风热象征。全身发疹、口腔发炎、腮下生泡、牙龈流血、痰中及大便带血，均为血分热毒所致。因热势羁留过久，耗伤气阴，故脉象浮而无力。在治疗过程中，曾出现两足浮肿、舌上水黄苔，是其中尚夹有湿气。故用防风、荆芥、蝉蜕以祛风，用石斛、知母、黄连、连翘、夏枯草以清热，用生地黄、牡丹皮、赤芍、地肤子以凉血，用金银花、土茯苓、板蓝根以解毒，用麦冬、白芍、玄参以育阴，用牛膝、木通、薏苡仁、冬瓜仁、泽泻以渗湿，用泡参、茯苓、白术、大枣、甘草以补气。在诸症缓解后，仅余胃纳较差，是热病伤及胃阴，故扁豆、芡实、山药、莲子、谷芽等益胃消食，以善其后。在各次诊断中，按照其所出现的症状，分别进行祛风清热、凉血解毒、补气育阴、渗湿利水、清热利湿。其中进退自如，加减得法，充分显示出李斯炽温病治疗的深厚功底，虽是咽痛治疗案例，对热病治疗也大有参考意义。

（3）阴亏肺热，兼风夹痰

谢某，男，成年，1960年9月3日初诊。主诉咽喉干燥疼痛，咳嗽，痰质黏稠，鼻内结痂。经西医检查，诊断为慢性咽炎。脉浮弦而数，舌苔微黄。（选自《李斯炽医案》第一辑第29页）

诊断：咽痛。

辨证：阴亏肺热，兼风夹痰。

治法：润肺利痰，祛风清热。

处方：

玄参 9g	麦冬 9g	天花粉 9g	薄荷 6g
射干 9g	瓜蒌皮 12g	知母 9g	钩藤 9g
浙贝母 9g	枳壳 9g	甘草 3g	

11月19日二诊：服上方多剂后，病情大有好转，咳嗽减轻，喉头已不干燥，但鼻孔尚有时结痂。脉象细弦，舌苔微黄，仍本前法为丸服。处方：

天冬 21g	麦冬 30g	生地黄 30g	女贞子 60g
墨旱莲 30g	金银花 30g	连翘 30g	苍耳子 30g
夏枯草 30g	天花粉 30g	知母 30g	焦黄柏 24g
杏仁 21g	瓜蒌皮 30g	浙贝母 21g	桔梗 15g
枇杷叶 30g	紫菀 30g	桑白皮 30g	炙甘草 9g

上药共研细末，炼蜜为丸，每丸重9g，每日早中晚各服1丸。服完后，即基本痊愈。

按语：病人咳嗽，鼻内结痂，脉数舌黄，为肺阴不足，阴亏肺热之征。脉浮弦而咳，是兼风之象，阴亏风热炼液，故痰质黏稠。此病机颇如《痘疹宝筏》中所说："经曰一阴一阳结，谓之喉痹。一阴心主之脉，一阳三焦之脉，皆循喉咙，气热内结故为喉痹。究属肾水不足，君火相火为病耳。设或素本阴亏劳倦体质，外感风邪，恶寒咽痛，脉不浮大洪数，身无烦热，咳嗽，口不渴，大便结，法当养阴清热。"故用玄参、天花粉、麦冬、生地黄、女贞子、墨旱莲、天冬等以滋养肺阴，用知母、射干、桑皮、连翘、夏枯草、焦黄柏等以润肺利咽，用钩藤、薄荷、金银花、苍耳子等以祛风散热，用瓜蒌皮、枳壳、浙贝母、杏仁、紫菀、桔梗、枇杷叶等以清肺化痰。由于病属慢性，故在取得疗效后，即以丸药调理之。

（4）肝郁夹痰

贾某，女，成年，1973年10月17日初诊。咽喉梗痛，睡醒后觉口中有痰，解大便前感觉腹痛，平时腹微胀，右胁肋疼痛。经西医检查，诊断为慢性咽炎，久治无效。脉微浮滑，舌苔红净。（选自《李斯炽医案》第一辑第31页）

诊断：咽痛。

辨证：肝郁夹痰。

治法：疏肝祛痰。

方剂：七气汤加味。

处方：

法半夏9g　　茯苓9g　　苏叶6g　　厚朴9g
陈皮9g　　柴胡6g　　白芍12g　　郁金9g
甘草3g　　生姜2片

4剂。

10月24日二诊：服上方后，咽喉已感轻快，睡醒后口中痰涎减少，解大便前腹已不痛，但觉腹响，肝区在饥饿时感疼痛，适逢经期，觉颈项两侧有筋牵引头顶作痛，并有头昏、头重感觉，视物有些模糊。右脉浮弦，左脉沉细，舌质红净。因月经去血，阴分更损，于前方中加入育阴平肝之品。处方：

法半夏9g　　茯苓9g　　厚朴9g　　白芍12g
郁金9g　　刺蒺藜12g　　牡丹皮9g　　钩藤12
玉竹12g　　玄参9g　　瓜蒌皮12g　　甘草3g

4剂。

11月2日三诊：服上方后，喉头更觉轻快，只在气候变化时有微梗感觉，头已不昏，眼亦不花，胁痛减轻，痰更减少，右脉渐平，舌质红净，仍按前方增减。处方：

法半夏 9g	茯苓 9g	厚朴 9g	白芍 12g
郁金 9g	刺蒺藜 12g	牡丹皮 9g	钩藤 12g
瓜蒌皮 12g	玉竹 12g	石斛 9g	金铃炭 12g
甘草 3g			

服上方4剂后，诸症即趋缓解。

按语：病人右胁肋作痛，为气郁所致。肝郁则克脾，脾滞则出现腹痛、腹胀、腹响等症状。滑脉为痰饮，气郁夹痰，多致咽喉梗阻，而成梅核气。《万病回春》论述曰："大抵因七情之气郁结而成。或因饮食之时，触犯恼怒，遂成此症。唯妇人女子患此最多。治宜开郁顺气、利膈化痰、清肺为主。加味四七汤治七情之气结成痰气，状如梅核；或如破絮在咽喉之间，咯不出，咽不下；或中脘痞满，气不舒快；或痰涎壅盛，上气喘急；或因痰饮，恶心呕吐。此药最妙，功不尽述。"故先以七气汤行气化痰为主，并加柴胡、郁金、白芍、刺蒺藜、瓜蒌皮、牡丹皮、金铃炭、陈皮以疏肝运脾。复诊时脉弦为肝郁，颈两侧牵引头顶作痛，视物模糊，是肝阴亏损所致。阴亏则阳亢，故觉头昏头重。阴亏故现脉浮、舌质红净，故加玉竹、玄参、石斛、钩藤以养肝平肝。使肝木条达，气行痰化，阴生阳潜，诸症即趋缓解。

（5）肝肾阴虚

陈某，女，成年，1971年8月14日初诊。眼睛突然在6月3日看不见东西，咽喉疼痛，头胀，睡眠不好，眼皮有沉重感，耳内发痒，大便干燥。经西医检查，诊断为视网膜出血。脉象微浮，舌上有少量白苔。（选自《李斯炽医案》第一辑第30页）

诊断：咽痛。

辨证：肝肾阴虚。

治法：补益肝肾。

方剂：杞菊地黄丸加味。

处方：

枸杞 9g	菊花 9g	生地黄 9g	山药 12g

牡丹皮 9g	泽泻 9g	茯苓 9g	菟丝子 12g
木贼 9g	牛膝 9g	赤芍 9g	地龙 9g

4剂。

3月20日二诊：服上方4剂后，视力已逐渐恢复，左眼已能看小字，右眼能远视而不能近视，咽喉已不痛，但觉干燥，头胀耳痒、眼皮沉重现象皆有减轻，睡眠亦有改善，大便还有些干燥，再本前方立法。处方：

枸杞 9g	菊花 9g	生地黄 9g	山药 12g
牡丹皮 9g	泽泻 9g	菟丝子 12g	木贼 9g
牛膝 9g	赤芍 9g	地龙 9g	生首乌 12g
石斛 9g			

4剂。

上方加减续服10余剂，诸症均趋缓解。

按语：病人睡眠不好，头部发胀，脉象微浮，均为阴亏阳亢之证。肾脉络舌本，肾开窍于耳，肾阴不足，则出现咽干、耳痒等现象。阴亏则津液不足，故大便干燥。母病及子，致使肝阴不足，肝连木系故出现视力减退、眼皮沉重等现象。阴亏导致咽喉干燥疼痛之理，《验方新编》论述道："阴虚也，皆由肾中真阴亏损。人之肾中有水有火，水即真阴，火即真阳，所云相火、龙火，即此火也。水火同宫，水不亏足以济火，足以制火，火藏水中，自不为患；水一亏，则火无所济，而无所制，遂得逞其炎上之性。肾之脉络夹咽，循喉咙，系舌本，火不藏源，热必循经络浮越上冲而为咽痛，故名阴虚喉痛。虽皆由于火，而阴阳虚实与阳证喉痛又有分别。阳证之火，起于六腑阳分，是后天有余之火，实火也，故用苦寒咸寒以直折之；阴虚之火，起于肾经阴分，是先天不足之火，虚火也，不宜苦寒，唯大补其水以济之以制之。并引导敛纳之品是矣。"本例用杞菊地黄丸，加木贼以明目，用石斛、何首乌以育阴，用赤芍、地龙以行血止血，用牛膝引血下行，意使阴平阳秘，则诸症即得缓解。阴虚所致咽炎调摄很重要，《验方新编》说："其人平日常有咽干、喉燥、齿痛、舌痛、夜热、夜咳之症，偶然受热，或食热物，或犯房劳，即患咽喉疼痛、红肿，或红甚而不肿，夜甚于昼，脉洪数或细数。"并指出"能清心寡欲，药始有效，否则不免反复难治"，可作为本例之参考。

16. 咳嗽

歌诀

咳嗽病，两大因，内伤外感要分清，内伤大半属虚损，外感由于六淫侵。

常见者，风寒咳，夹水包火与风热，寒热湿痰温凉燥，麻疹暑瘵湿热邪。

肺气虚，与气逆，心肝肺火皆致咳，肺肾阴亏与风劳，蓄水痈脓并瘀血[1]。

风寒咳，浮紧脉，痰清头痛发寒热，鼻塞流涕无汗液，止嗽散[2]中加苏叶。

若风寒，夹水气，呕咳发热或渴利，噎喘尿少小腹满，小青龙汤[3]可治愈。

寒包火，口发渴，咳嗽痰浓声急促，脉象浮数舌苔黄，麻杏石甘[4]对症药。

风热病，脉浮数，热重寒轻口中渴，咳嗽咽干舌上苦，桑菊银翘[5]细斟酌。

寒痰饮，因肺寒，短气而咳脉滑弦，目眩心悸胸胁满，温化苓桂与术甘[6]。

有痰热，胸闷烦，痰多痰黄咳声连，睡眠不好呼吸紧，快服清气化痰丸[7]。

湿痰咳，苔白腻，脾湿痰多胸闷闭，脉象缓滑食欲差，二陈平胃[8]服几剂。

凉燥证，杏苏[9]妙，清燥救肺[10]治温燥，麻疹含泪身热咳，竹叶柳蒡[11]有功效。

暑瘵[12]病，暑伤心，喘咳吐衄头不清，烦渴黄连香薷饮[13]，益元散[14]中加枯芩。

湿热咳，痰较多，胸闷自汗脉濡数，舌苔黄腻饮食少，三仁汤[15]中加瓜壳。

肺气虚，呼吸浅，虚咳痰白参蛤散[16]，气逆喘咳胸闷闭，苏子降气[17]来减缓。

心火亢，肺受克，舌赤尿黄又咯血，泻心汤[18]中加代赭，生地黄白薇与藕节。

肝火旺，易冲肺，龙胆泻肝来加味[19]，肺火呛咳痰不爽，泻白散[20]方病自退。

肺阴虚，多干咳，玄参麦冬与甘桔[21]，如有肾阴虚损者，麦味地黄止肾咳[22]。

风劳病，发潮热，两颧发赤痰带血，盗汗鼻干少津液，紫菀汤[23]方效卓越。

肺蓄水，有成方，葶苈大枣泻肺汤[24]，瘀血膈下逐瘀好[25]，苇茎汤治肺脓肿[26]。

注释

[1] 咳嗽病……蓄水痈脓并瘀血：咳嗽病总的可以分为内伤和外感两大类，具体来说又可以划分为若干类型。常见者有风寒咳嗽、风寒夹水咳嗽、寒包火咳嗽、风热咳嗽、寒痰咳嗽、热痰咳嗽、湿痰咳嗽、温燥咳嗽、凉燥咳嗽、麻疹咳嗽、暑瘵咳嗽、湿热咳嗽、肺气虚咳嗽、气逆咳嗽、心火咳嗽、肝火咳嗽、肺火咳嗽、肺阴虚咳嗽、肾阴虚咳嗽、风劳咳嗽、肺中蓄水咳嗽、肺痈咳嗽、瘀血咳嗽 23 种，以上各种咳嗽病因在临床上常交叉出现。

[2] 止嗽散：荆芥、桔梗、陈皮、紫菀、前胡、百部、甘草。

［3］小青龙汤：麻黄、桂枝、白芍、法夏、细辛、五味子、干姜、甘草。

［4］麻杏石甘：即麻杏石甘汤，由麻黄、杏仁、石膏、甘草组成。

［5］桑菊银翘：即桑菊饮和银翘散。桑菊饮：桑叶、菊花、桔梗、连翘、杏仁、薄荷、芦根、甘草。银翘散：金银花、连翘、竹叶、荆芥蕙、牛蒡子、桔梗、薄荷、淡豆豉、生甘草。桑菊饮为辛凉轻剂，银翘散为辛凉平剂，可根据风热证的程度分别选用。

［6］苓桂与术甘：即苓桂术甘汤，由桂枝、茯苓、白术、甘草组成。

［7］清气化痰丸：姜半夏、陈皮、茯苓、枳实、杏仁、瓜蒌仁、胆南星、黄芩。

［8］二陈平胃：即二陈汤和平胃散。二陈汤：茯苓、法夏、陈皮、甘草。平胃散：苍术、陈皮、厚朴、甘草。二方合用治湿痰效果较好。

［9］杏苏：即杏苏散，由杏仁、苏叶、半夏、陈皮、茯苓、前胡、桔梗、枳壳、甘草、生姜、大枣组成。

［10］清燥救肺：即清燥救肺汤，由桑叶、杏仁、炙枇杷叶、沙参、麦冬、麻仁、阿胶、石膏、甘草组成。

［11］竹叶柳蒡：即竹叶柳蒡汤，由西河柳、牛蒡子、淡竹叶、荆芥、蝉蜕、薄荷、干葛、知母、玄参、麦冬、甘草组成。

［12］暑瘵：瘵，音寨。《时病论》说："暑瘵者，骤然吐血衄血，头目不清，烦热口渴，咳嗽气喘。"

［13］黄连香薷饮：黄连、香薷、厚朴、白扁豆。

［14］益元散：辰砂、滑石、甘草。

［15］三仁汤：杏仁、白蔻仁、薏苡仁、法夏、厚朴、竹叶、滑石、通草。

［16］参蛤散：人参、蛤蚧。

［17］苏子降气：即苏子降气汤，由苏子、当归、陈皮、法夏、前胡、肉桂、白术、生姜、甘草组成。

［18］泻心汤：黄连、黄芩、大黄。

［19］肝火旺……龙胆泻肝来加味：肝火症状见《五脏辨证论治歌诀》肝热病条下。龙胆泻肝汤由龙胆草、柴胡、栀子、黄芩、生地黄、泽泻、当归、车前子、木通、甘草组成。

［20］泻白散：地骨皮、桑白皮、粳米、甘草。

［21］肺阴虚……玄参麦冬与甘桔：肺阴虚症状见《五脏辨证论治歌诀》。玄麦甘桔汤

由玄参、麦冬、桔梗、甘草组成。

［22］如有肾阴……麦味地黄止肾咳：肾阴虚症状见《五脏辨证论治歌诀》。麦味地黄丸由麦冬、五味子、熟地、牡丹皮、泽泻、茯苓、山茱萸、怀山药组成。

［23］紫菀汤：紫菀、知母、川贝、党参、茯苓、五味子、阿胶、桔梗、甘草。

［24］肺蓄水……葶苈大枣泻肺汤：肺蓄水症状见《五脏辨证论治歌诀》。葶苈大枣泻肺汤由葶苈子、大枣组成。

［25］瘀血膈下逐瘀好：瘀血症状见《五脏辨证论治歌诀》。膈下逐瘀汤由当归、赤芍、桃仁、红花、五灵脂、川芎、牡丹皮、乌药、延胡索、香附、枳壳、甘草组成，用于胸膈以下部位有瘀血者疗效较好。

［26］苇茎汤治肺脓肿：肺脓肿古称“肺痈”，用千金苇茎汤治疗效果较好。千金苇茎汤由苇茎、桃仁、薏苡仁、冬瓜仁组成。

典型案例

（1）风热夹痰

黄某，女，50岁，1970年12月27日初诊。素患痰饮，近感风热，咳嗽有痰，恶寒发热，热多寒少，口干纳差，脉象浮数。（选自《李斯炽医案》第一辑第39页）

诊断：咳嗽。

辨证：风热夹痰。

治法：散风热，化痰行水。

处方：

荆芥 6g	防风 9g	枯黄芩 9g	玄参 9g
麦冬 9g	知母 9g	法半夏 9g	橘红 3g
茯苓 9g	木通 6g	神曲 9g	谷芽 12g
甘草 3g			

2剂。

服上方2剂后，即未见咳嗽，诸症亦大减。

按语：本例恶寒发热，热多寒少，脉象浮数，口中干燥，为风热所致。风热犯肺，加之素患痰饮，致使肺道更为不利，发为咳嗽吐痰。冯兆张《冯氏锦囊秘录》云：“风热者，咳嗽喉疼面热，即热伤风也。凡素有痰火郁热在内，热极生风，或为风寒所束，不得发越，此热为本，寒为标，治宜清热散风。”经云：“火郁则发之。又有风寒外束者，可发。”故用防风、荆芥以祛风，用枯黄芩、知母以清热，用二陈汤加木通以化痰行水。冯兆张又说：“若素患阴亏不足，又值过于温暖，以致咽疼、音哑咳嗽者，宜于辛凉之中，佐以滋阴润肺，辛凉邪得外解，甘苦正得内和，不得骤用苦寒，以致郁热在内，正不得伸，邪不得解，更伤肺金清气矣。”所以本方用玄参、麦冬以育阴，用神曲、谷芽以健胃。由于药证相应，故疗效显著。

（2）风热夹毒

魏某，男，8岁，1971年1月5日初诊。突发高烧，咳嗽急剧，咳痰不爽，咽喉两侧红肿疼痛，流鼻血。经西医检查，确诊为扁桃腺炎。脉象浮数，舌质鲜红。（选自《李斯炽医案》第一辑第39页）

诊断：咳嗽。

辨证：风热夹毒。

治法：清热解毒。

处方：

金银花9g	连翘9g	板蓝根12g	大青叶9g
玄参9g	麦冬9g	百合12g	知母9g
桔梗6g	藕节9g	神曲9g	甘草3g

2剂。

服上方2剂后，热退咳止，咽喉两侧肿消，诸症即痊愈。

按语：病人脉浮数、舌鲜红、发烧咳嗽，显系风热症状。故用金银花、连翘以泻风热。因其发病急剧，加之喉侧红肿疼痛、流鼻血，非夹毒不致如此猛烈。《医效秘传》说：“温毒为病最重也，治宜寒凉大解其热。”用板蓝根、大青叶以解毒消肿。高烧必致伤阴，《温病指南》说：“热渐入里酌加细生地黄、麦冬以保津。”故用玄参、麦冬、百合、知母以养阴退热。再加桔梗以祛痰、藕节以止血、神曲以健胃。使风散毒消，热退身和。

（3）肝热冲肺

毕某，女，29岁，1959年9月29日初诊。近十年来患胸痛骤发骤止，咳嗽痰中带血。常感头眩晕、心慌心悸、食欲欠佳。经医院检查，证明无结核，疑诊为心绞痛及支气管扩张。脉弦细，舌质红，苔薄少津。（选自《李斯炽医案》第一辑第

35 页）

诊断：咳嗽。

辨证：肝热冲肺，肺失清肃。

治法：潜阳清肝，兼肃肺气。

处方：

石斛 9g　玉竹 9g　天冬 9g　天花粉 9g
女贞子 9g　石决明 9g　牡蛎 9g　菊花 9g
瓜蒌皮 9g　牡丹皮 6g　夜交藤 9g　甘草 3g

3 剂。

10 月 23 日二诊：续服上方后，诸症消失，胃纳渐增，仅目眩未减，脉象依然弦细，此木郁未达，肝阴尚不足，仍本前法。处方：

石斛 9g　玉竹 9g　女贞子 9g　石决明 9g
牡蛎 9g　白芍 9g　当归 9g　枳壳 3g
刺蒺藜 9g　牡丹皮 6g　枯黄芩 9g　瓜蒌皮 9g
谷芽 15g　甘草 3g

4 剂。

服上方数剂后，诸症基本得到控制。

按语：病人头眩心悸、脉象弦细、舌红少津，为肝阴不足。肝阴不足，则阳亢化火，肝热冲肺发为咳嗽。胸痛食少，为肝之经络循行所过之处发病。需要指出滋阴药须选不滋腻之品，如《重庆堂随笔》所说："阴虚，其证无不潮热咳嗽、吐红食减、脉来细数者。治法固以滋阴清热为主，然滋而不滞，清而不寒，且时时兼顾脾胃，方不犯手。"故用玉竹、女贞子、石斛、当归、白芍等以涵养肝阴，用石决明、牡蛎、菊花、夜交藤等以平肝汗阳，用刺蒺藜、牡丹皮疏肝以解郁火，用天花粉、天冬、瓜壳、枳壳、枯黄芩以清肃肺气，稍加谷芽以健胃。使阴平阳秘，肺得清肃，诸症即解。

（4）痰郁化热，肺气不降

刘某，男，18 岁，服西药后，出现咳嗽、呼吸困难、四肢无力等反应。前医认为气血虚弱，给予大补气血之品，反致呼吸更加迫促，四肢更加无力，咳嗽气涌，痰质浓稠。脉象浮数，右脉更甚。（选自《李斯炽医案》第一辑第 36 页）

诊断：咳嗽。

辨证：痰郁化热，肺气不降。

治法：清肺祛痰止咳。

方剂：泻白散、苏子降气汤、葶苈大枣泻肺汤加减。

处方：

苏子 9g	法半夏 9g	化橘红 9g	茯苓 9g
竹茹 9g	葶苈子 6g	桑白皮 12g	地骨皮 12g
枯黄芩 3g	杏仁 9g	大枣 3g	

3 剂。

服上方 3 剂后，咳嗽即止，诸症亦缓解。

按语：本例先因肺气不降，误服补药，以致肺气更加壅遏，使水液不得输布，聚液成痰，痰郁化热，出现上述症状。《杨氏家藏方》认为泻白散治“肺气上奔咽膈，胸胁溢满，喘急不止。甚者头面浮肿、腹胀、小便不利”。《成方切用》认为苏子降气汤治“气高痰涌，或喘或嗽，甚则呕血也，火炎津枯”。《医宗金鉴》认为葶苈大枣泻肺汤治“肺痈喘不得卧，及水饮攻肺喘急者”。经三方加减，用苏子、杏仁、桑白皮、地骨皮、葶苈子、大枣以降肺泻肺。用法半夏、化橘红、茯苓、枯黄芩、竹茹以传热化痰，使肺气通畅，诸症即消。

（5）寒湿凝滞，水泛为痰

陈某，男，48 岁，1963 年 11 月 23 日初诊。动则咳嗽上气，受凉最易引发。近来常咳嗽，气逆咽喉不利，觉痰阻塞，咳出后爽快，痰色灰黑，周身肌肉酸痛。舌苔薄白，口不渴，二便如常，体冷畏寒，面色黄而暗滞，口唇瘀紫。脉象沉细，两尺微弱。（选自《李斯炽医案》第一辑第 34 页）

诊断：咳嗽。

辨证：寒湿凝滞，水泛为痰。

治法：温阳行水，降气祛痰。

处方：

桂木 6g	细辛 3g	苏子 9g	白芥子 6g
茯苓 9g	白术 9g	法半夏 9g	瓜蒌 18g
陈皮 9g	杏仁 9g	厚朴 9g	炙甘草 3g

12月21日二诊：服上方12剂，咳嗽已止，且不觉气紧；饮食二便均正常，咳痰较爽，痰色仍带灰黑，下肢肌肉仍觉酸痛。舌苔薄白，舌质淡红，脉象沉细而缓，再从前方加减。处方：

桂木 6g　细辛 3g　苏子 9g　白芥子 6g
茯苓 9g　白术 9g　法半夏 9g　瓜蒌 18g
陈皮 9g　杏仁 9g　厚朴 9g　杜仲 9g
独活 6g　桑寄生 15g　炙甘草 3g

4剂。

按语：病人体冷畏寒、面色黄暗、口不渴、舌苔薄白、脉象沉细等，均为寒湿之证。寒湿郁于肌表，则周身肌肉酸痛，寒湿凝聚于肺中，不但使气道与咽喉不利，且使水泛为痰。气道不利与寒痰相结合，则使咳嗽频发。如遇外感，则肺道更为不利，而咳嗽亦更加剧烈。《金匮要略》说："病痰饮者，当以温药和之。"故用桂木、白芥子、细辛以温阳解表，用茯苓、白术、独活、桑寄生燥湿行水，用苏子、杏仁、厚朴以降肺下气，用法半夏、瓜蒌、陈皮行气祛痰。因其尺弱肾虚，故用杜仲以补肾气。《读医随笔》说："亦有寒湿致此者，但其痰较清，其声略急，治宜温健脾土也。"对寒湿咳嗽证治进行了简略概括。

（6）肾肺阴亏

王某，男，成年，1970年12月4日，咳嗽有痰，睡眠不好，遗精盗汗，大便秘结。诊得脉象浮大，舌干红无苔。（选自《李斯炽医案》第一辑第38页）

诊断：咳嗽。

辨证：肾肺阴亏。

治法：补肾养肺。

方剂：麦味地黄丸加味。

处方：

熟地 9g　山药 12g　茯苓 9g　牡丹皮 9g
肉苁蓉 9g　菟丝子 12g　麦冬 9g　五味子 6g
法半夏 9g　竹茹 12g　白芍 3g　牡蛎（先煎）12g
柏子仁 9g

6剂。

服上方6剂后，咳嗽大减，余症亦有好转。以后嘱其续服，收到较为满意的疗效。

按语：本例遗精、盗汗、失眠为肾阴不足，肾病及肺，伤及肺阴，发为咳嗽。肺合大肠，液枯肠燥，致大便秘结。脉象浮大、舌干红无苔，亦与阴亏证相符。《证治汇补》说："咳嗽烦冤，肾气之逆。以肾为藏气之脏也。肾虚气不归元，宜所服药中加补骨脂、五味子以敛之。"故用麦味地黄丸，加牡蛎、白芍、肉苁蓉以养肺肾阴分，用柏子仁、法半夏以安神，用竹茹以豁痰，使阴液得复，病即痊愈。五脏六腑皆令人咳，当以辨证论治，《证治准绳·杂病》告诫："肺出气也，肾纳气也，肺为气之主，肾为气之本。肾虚不能收气归元也。当以破故纸、安肾丸主之。毋徒从事于宁肺。"

（7）阴亏动火，肺热气逆

马某，男，成年，1970年11月5日初诊。素患咳嗽气紧，咳吐稠痰，心累头昏，喉中干痒。经西医检查，确诊为肺气肿，兼冠状动脉粥样硬化。脉象浮弦，舌质干，微黄苔。（选自《李斯炽医案》第一辑第37页）

诊断：咳嗽。

辨证：阴亏动火，肺热气逆。

治法：养心肺阴，泻火降肺。

处方：

玉竹12g　麦冬9g　生地黄9g　女贞子12g
百合12g　知母9g　地骨皮12g　桑白皮12g
白芍12g　紫菀9g　百部9g　前根9g
甘草3g

6剂。

12月9日二诊：服上方30剂后，咳嗽大减，诸症亦缓解。但消化欠佳，大便微溏，口微干，舌苔微黄，上方中加益胃之品。处方：

桑白皮12g　地骨皮12g　白芍12g　百合12g
法半夏9g　竹茹12g　紫菀9g　前根9g
鸡内金6g　山药12g　谷芽12g　炙甘草3g

4剂。

1971年1月8日三诊：服上方4剂后，消化转好。以后仍服初诊时的药方，咳嗽基本控制，诸症更见好转。近来感冒，咳嗽又发，痰多，流鼻涕，口发干，于育阴方中，稍加开提宣肺之品。处方：

玄参 9g	麦冬 9g	知母 9g	百合 12g
白芍 9g	桔梗 6g	苏子 9g	瓜蒌皮 9g
竹茹 12g	百部 9g	枇杷叶 9g	前根 9g
丹参 9g	薄荷 6g	炙甘草 3g	

3剂。

服上方3剂后，感冒即解，咳嗽亦停止。之后又以二诊时方药加减，以巩固疗效。

按语：病人咳嗽气紧、喉中干痒、脉象浮弦，为肺阴不足见症。阴虚生内热，故出现咳吐稠痰、舌质干黄等症状。心慌头昏，为心阴不足，心阳上亢。故用生地黄、百合、麦冬、玉竹、白芍、女贞子、玄参等以养心肺阴分。这类滋阴药，《医学摘粹》说："味甘，微凉，清金润燥，解渴除烦，凉肺热而止咳，降心火而安悸。"方中还用桑白皮、地骨皮、知母、苏子等以转肺降气。用紫菀、前根、百部、法半夏、竹茹以止咳化痰。二诊时，出现消化不良，因其素禀阴亏，故仅用山药、谷芽、鸡内金等益胃药使其不伤阴分。三诊时，突患感冒，因其阴亏不堪发汗，故仅用桔梗、瓜壳、炙枇杷叶、薄荷等轻宣开提而奏效。李斯炽强调："阴分不足的病人，又患其他病症时，应处处照顾其阴分，如重竭其阴，则病难速愈。"

17. 哮喘

歌诀

哮喘病，呼吸难，哮症喘症不一般，哮症痰吼如拽据，喘症气促又摇肩。

辨哮症，分七则，三为冷哮四为热，冷哮风寒肺气虚，或者阳虚感寒邪。

热哮症，因风热，肺闭火郁气道塞，肺阴虚损火旺者，情志不舒气上逆[1]。

感风寒，头发痛，恶寒发热身又重，脉紧无汗痰涎涌，射干麻黄汤[2]可用。

肺气虚，语无力，哮声犹如吹细笛，温中降逆补肺气，先用苓姜半夏曲[3]。

阳虚者，又感寒，水津停聚积成痰，不能平卧胸膈满，声如水鸡冷哮丸[4]。

风热哮，脉浮数，恶风发热口又渴，头痛尿黄痰质黏，清心凉膈[5]对症药。

肺气实，火郁闭，哮声好像猛拉锯，眼突唇红脉有力，麻杏石甘[6]是良剂。
肺阴虚，邪火升，哮喘夜重白天轻，午后潮热是虚损，琼玉[7]润肺又滋阴。
志不舒，气上逆，喉间痰涎来聚结，咳不出又咽不下，四七汤方治梅核[8]。
辨喘症，分虚实，虚证者六实证十，虚喘肺气太虚弱，或者肺虚兼痰湿。
肺阴虚，虚火旺，肾阳受损气朝上，肾阴亏耗精不长，肺肾两虚是危象。
实喘症，由风寒，或者风寒又郁痰，寒饮热痰胸痹满，太阳水气把肺干。
太阳病，误下症，肝郁气滞把肺乘，燥热灼肺肺遭损，支饮上攻肺水停[9]。
肺气虚，参蛤散[10]，兼痰甘姜苓术缓[11]，肺阴虚损用百合，知母地黄生脉散[12]。
肾阳虚，肾气丸[13]，肾阴亏耗都气填[14]，肺肾两虚喘又汗，参麦地黄挽狂澜[15]。
风寒喘，气急闷，三拗华盖都可进[16]，若是风寒兼痰郁，定喘汤[17]方可去病。
有寒饮，把肺客，三子汤[18]方平喘咳，萝皂丸[19]治热痰者，胸痹瓜蒌与薤白。
太阳病，兼水气，小青龙汤可治愈[20]，太阳误下利不止，葛根芩连治喘利[21]。
肝气郁，把肺乘，苏子降气[22]即安宁，燥热灼肺泻白散[23]，葶苈大枣[24]肺水行。

注释

[1] 哮喘病……情志不舒气上逆：哮症大体上可分为7种情况，3种属于冷哮，4种属于热哮。冷哮由外感风寒、肺气虚弱或阳虚感寒而引发，热哮由外感风热、肺闭火郁或阳虚感寒而引发。

[2] 射干麻黄汤：射干、麻黄、紫菀、款冬花、细辛、五味子、生姜、法夏、大枣。

[3] 苓姜半夏曲：即茯苓、生姜、半夏曲。

[4] 冷哮丸：麻黄、细辛、川乌、蜀椒、白矾、牙皂、陈胆星、半夏曲、杏仁、紫菀茸、款冬花、甘草。

[5] 清心凉膈：即清心凉膈散，由淡竹叶、薄荷、桔梗、栀子、连翘、枯芩、甘草组成。

[6] 麻杏石甘：即麻杏石甘汤，由麻黄、石膏、杏仁、甘草组成。

[7] 琼玉：即琼玉膏，由党参、生地黄、茯苓、蜂蜜组成。

[8] 四七汤方治梅核：喉间如有物梗阻，咳不出又咽不下，称为梅核气。四七汤是治疗梅核气的有效方，由苏叶、厚朴、法夏、茯苓、生姜组成。

[9] 辨喘症……支饮上攻肺水停：喘症大体上可以分为16种，6种属于虚喘，10种属于实喘。虚喘由肺气虚弱、肺虚兼痰、肺阴虚损、肾阳不足、肾阴亏耗、肺肾两虚而引

发。实喘由外感风寒、风寒郁痰、寒饮、热痰、胸痹、太阳病兼水气、太阳病误下、肝郁乘肺、燥热灼肺、肺中蓄水而引发。

［10］肺气虚，参蛤散：肺气虚症状见《五脏辨证论治歌诀》肺气虚条下。参蛤散：人参、蛤蚧。

［11］兼痰甘姜苓术缓：肺气虚兼痰而喘者可用甘姜苓术汤以缓解之。

［12］肺阴虚损……知母地黄生脉散：肺阴虚症状见《五脏辨证论治歌诀》肺阴虚条下，可将百合知母地黄汤与生脉散配合使用。百合知母地黄汤：百合、知母、生地黄。生脉散：党参、麦冬、五味子。

［13］肾阳虚，肾气丸：肾阳虚症状见《五脏辨证论治歌诀》肾阳虚条下。肾气丸：熟地、牡丹皮、茯苓、泽泻、怀山药、山茱萸、肉桂、附片。

［14］肾阴亏耗都气填：肾阴虚症状见《五脏辨证论治歌诀》肾阴虚条下。都气丸：生地黄、牡丹皮、茯苓、泽泻、山茱萸、怀山药、五味子。

［15］参麦地黄挽狂澜：指参麦地黄丸可望挽回这样的危险证候。参麦地黄丸：党参、麦冬、五味子、生地黄、牡丹皮、茯苓、泽泻、山茱萸、怀山药。

［16］风寒喘……三拗华盖都可进：风寒喘应具有外感风寒及气紧、胸闷等症状。三拗汤：麻黄、杏仁、甘草。华盖散：麻黄、杏仁、苏子、橘红、茯苓、桑皮、甘草。

［17］定喘汤：麻黄、白果、款冬花、法夏、桑皮、苏子、杏仁、黄芩、甘草。

［18］三子汤：即古方三子养亲汤，由紫苏子、白芥子、莱菔子组成，适用于寒痰而致喘者。

［19］萝皂丸：由萝卜子、皂角、瓜蒌仁、海浮石、胆南星组成，适用于热痰壅盛而致喘者。

［20］太阳病……小青龙汤可治愈：《伤寒论·辨太阳病脉证并治》云："伤寒表不解，心下有水气，干呕，发热而咳，或渴，或利，或噎，或小便不利少腹满，或喘者，小青龙汤主之。"小青龙汤：麻黄、桂枝、白芍、法夏、细辛、五味子、干姜、甘草。

［21］太阳误下……葛根芩连治喘利：《伤寒论·辨太阳病脉证并治》云："太阳病，桂枝证，医反下之，利遂不止，脉促者，表未解也；喘而汗出者，葛根黄芩黄连汤主之。"葛根黄芩黄连汤由葛根、黄芩、黄连、甘草组成。

［22］苏子降气：即苏子降气汤，由苏子、当归、陈皮、法夏、前胡、肉桂、白术、生姜、甘草组成。

［23］泻白散：地骨皮、桑白皮、粳米、甘草。

［24］葶苈大枣：即葶苈大枣泻肺汤，由葶苈、大枣组成。

典型案例

（1）外感风寒，痰气交阻

杜某，女，65岁，退休教师，1975年11月21日初诊。病人患哮喘病1月余，胸闷气紧，呼吸迫促，喉中有水鸡声，胸中痞塞，唇色紫暗，咳嗽吐痰，痰多而清稀，小便黄少，睡眠欠佳。前医以寒饮滞肺论治，予射干麻黄汤，更致前症加重，哮喘益甚，眼鼻干燥，面部发肿，口苦咽痛，小便赤黄。经西医检查：小便中有脓球、红细胞、白细胞和蛋白少许。脉浮滑，舌质淡红，上有黄腻苔。（选自《李斯炽医案》第二辑第93页）

诊断：哮喘。

辨证：外感风寒，痰气交阻。

治法：宣散透表，降气祛痰。

处方：

麻黄绒 6g　桔梗 6g　射干 9g　前根 9g

枯黄芩 9g　法半夏 9g　瓜蒌 20g　茯苓 9g

款冬花 9g　紫菀 9g　杏仁 9g　甘草 3g

3剂。

11月26日二诊：服上方3剂后，自觉哮喘已大部分缓解，喉中已听不见响声，在过劳后稍觉气喘，咽喉尚微痛，仍眼干口苦，已能入睡。但梦较多，小便黄，脉浮，舌上黄腻苔尚未退净。此为风湿热三者合邪损伤肺阴之候，治宜祛风除湿、清热养阴之法。处方：

玄参 9g　麦冬 9g　金银花 9g　薄荷 3g

蝉蜕 6g　桔梗 6g　瓜壳 12g　枇杷叶 9g

冬瓜仁 12g　茯苓 9g　芦根 9g　甘草 3g

2剂。

上方服2剂后，诸症悉除。经西医化验，小便亦正常。随访至1978年6月，均未见有哮喘症状。

按语：病人小便黄少、脉象浮滑、舌苔黄腻，其为湿热蕴结成痰。痰与湿热交阻，阻碍呼吸故出现喉中有声、胸间痞塞、胸闷气紧、唇色紫暗、夜寐不宁等症。通调失权，故面部发肿；热甚伤津，故眼鼻干燥。《医学正传》谓："喘以气息言，哮以声响言。"病人气喘痰吼均见，为哮喘发作。本案病机为外感风寒束肺，痰气交阻，湿热蕴结，肺失宣降。即《证治汇补》所谓"内有壅塞之气，外有非时之感，膈有胶固之痰，三者闭拒气道"之证。治当宣散透表，降气祛痰，清热除湿，佐以养肺之品。故用麻黄绒、桔梗宣散透表，法半夏、杏仁、瓜蒌、前根降气祛痰，枯黄芩、射干、茯苓清热除湿，佐款冬花、紫菀、甘草以养肺气。此证初起确似寒饮滞肺之证，但痰多清稀、频咳频吐，亦可为热证。盖火盛壅迫，痰不得久留，尚未炼成黄稠，即已吐出，其质地亦可清稀，不能以清稀之痰而皆例言为寒。前医即误以射干麻黄汤温宣除痰，细辛、生姜、大枣失之过温，五味子失之过收，温以助热，收以敛邪，故使热邪愈炽，而肺气愈闭。不但哮喘加重，更现口苦咽痛、小便赤黄等症。射干麻黄汤并非不可用，在于用之得法、辨证准确。

（2）肺燥失润，痰气上逆

张某，男，49岁，干部，1964年9月8日初诊。自述患哮端、咳嗽达12年之久，西医确诊为支气管炎、肺气肿等。几年前曾咯血，虽经治愈，但此后无论寒暑，或气候骤变，则哮喘咳嗽加剧。今时届中秋，喘咳又大发作，咳痰颇多，夜间为甚，睡眠欠佳。脉弦滑，舌苔边白中黄。（选自《李斯炽医案》第二辑第95页）

诊断：哮喘。

辨证：肺燥失润，痰气上逆。

治法：润肺降气，行气化痰。

处方：

天冬 9g	麦冬 9g	天花粉 12g	知母 9g
薄荷 9g	苏子 9g	瓜蒌皮 12g	竹茹 15g
杏仁 9g	甘草 3g		

4剂。

9月22日二诊：服上方4剂后，哮喘渐平，白天咳嗽亦减。但遇天气变化，入夜则咳嗽加剧，痰液已较前减少，舌苔亦较前减退。仍本上方意，加重清金平燥之药。处方：

天冬 9g	麦冬 9g	玄参 9g	天花粉 9g
知母 12g	桑白皮 9g	冬瓜仁 15g	苏子 9g
前根 9g	竹茹 6g	紫菀 9g	杏仁 9g
甘草 3g			

6 剂。

9 月 29 日三诊：服上方 6 剂后，哮喘及咳嗽均大为减轻，精神亦佳，饮食正常，痰液续减。脉象转为弦细，舌上白苔渐去，中心仍微黄，阴液尚嫌不足。再本上法立方。处方：

麦冬 9g	玄参 9g	石斛 12g	知母 3g
桑白皮 9g	冬瓜仁 15g	苏子 9g	前根 9g
竹茹 6g	紫菀 9g	杏仁 9g	刺蒺藜 9g
甘草 3g			

11 月 3 日四诊：服上方 6 剂后，咳喘渐愈。乃停药 1 个月。最近因感冒又引起咳嗽，但哮喘未发。更治以杏苏散苦温之剂未见效果，咳嗽反见加剧，夜卧不宁。舌质微红，舌苔薄黄，脉象微弦，至数正常。仍以润降为主。处方：

天冬 9g	百合 9g	天花粉 9g	桑白皮 6g
知母 9g	墨旱莲 15g	浙贝母 9g	苏子 6g
冬瓜仁 15g	薏苡仁 9g	款冬花 15g	紫菀 5g
柏子仁 9g	甘草 3g		

6 剂。

11 月 10 日五诊：服上方 6 剂后，咳嗽减轻，只在夜间咳一两次。胸部仍有胀感，每夜只能睡五六个小时，饮食尚好，脉弦滑，舌苔黄。仍本上法立方。处方：

玄参 9g	生地黄 9g	天冬 12g	知母 9g
桑白皮 9g	苏子 9g	茯苓 12g	款冬花 15g
紫菀 9g	杏仁 9g	牡蛎 12g	夜交藤 18g
甘草 3g			

6 剂。

11 月 17 日六诊：哮喘已不再发，咳嗽已甚轻微，舌苔微黄，右脉较细，左脉弦强。此肝气未得尽平，肺阴尚嫌不足之象，宜用丸药调理。除仿上方之义外，并应加以滋养肝肾，使金水相生，肝不乘肺，疗效方能巩固。处方：

明沙参 30g	玉竹 30g	玄参 30g	麦冬 60g
天冬 60g	生地黄 30g	女贞子 30g	墨旱莲 30g
知母 30g	地骨皮 30g	桑白皮 30g	首乌 60g
白芍 30g	山药 60g	茯苓 60g	浙贝母 30g
葶苈子 15g	款冬花 30g	夜交藤 60g	甘草 15g

上药碾为细末，加蜂蜜 450g，熬炼和丸，每丸重 6g，每次服 2 丸，每日 3 次，白开水冲下。

按语：肺为娇脏，喜润恶燥，不耐寒热，患者肺病已达 12 年之久，肺失润养。前因燥伤肺络已经致咯血，时届中秋，燥气当令，燥邪再犯其肺，肺病则水不下输，燥甚则火自内发，虚火灼液而成痰，肺燥已失清肃之令，再加痰涎壅遏，故哮喘咳嗽剧烈发作。再观其入夜加剧、睡眠欠佳、舌苔中黄等亦系阴虚燥热之象。此证以燥为本，湿为标，如肺燥得养，则肃降通调有权，水湿自去，自无蕴痰之虞。治当以润肺降气为主，佐以行气化痰，首诊故用天冬、麦冬、天花粉以养肺阴，加知母润燥而杜其虚热内生，用苏子、杏仁以降肺气，加薄荷开提以速其下降之势，佐以瓜蒌皮、竹茹行气祛痰，甘草则补气滋阴。本案六诊始终不忘滋阴润肺，绝不以痰多脉滑便认作痰湿。三诊时，医以杏苏散致使症状加重，反证了滋阴润肺的正确性。实际上，张仲景治伤寒脉结代、心动悸的炙甘草汤，又治肺痿咳吐痰多、心中温温液液者。《医宗金鉴》评价炙甘草汤说："开后学滋阴之路也。"本例证治过程，对以经方炙甘草汤治疗咳喘提供了较好的佐证。

18. 头痛

歌诀

头痛病，分内外，外感多有痰证在，本篇暂取二十六种，不过也是说大概[1]。
三阳经，有表证，太阳伤寒中风病，邪犯阳明与少阳，辨证须按伤寒论。
风寒病，未入经，风热在表有重轻，火郁阳暑阴暑证，凉燥温燥应分清。
有风湿，与湿热，伤食伤酒宜分别，或为痰热或寒饮，怒引肝火上菀血[2]。
肝阴虚，肾阴虚，肾阳不足与血瘀，血虚气虚与气逆，是真头痛实难辨。
伤寒病，在太阳，恶寒发热头项强，有汗脉缓桂枝[3]好，无汗脉紧用麻黄[4]。
阳明病，痛前额，升麻葛根[5]来发越，少阳多在两侧痛，小柴胡汤[6]去寒热。

若风寒，未入经，恶风鼻塞微发昏，川芎茶调[7]有效应，散寒升阳头目清。

风热病，脉浮数，热重寒轻口中渴，咳嗽咽干舌上苦，桑菊[8]银翘[9]细斟酌。

火郁证，口发渴，头痛如劈脉弦数，身热咽痛最怕火，便秘凉膈[10]是妙药。

阳暑证，汗烦渴，白虎[11]解热力不弱，阴暑香薷饮[12]不错，发汗解热治呕恶。

凉燥证，身恶寒，咳嗽鼻塞脉象弦，唇干嗌干又无汗，杏苏散[13]方即可痊。

温燥证，身发热，干咳无痰气上逆，心烦口渴喉中痛，清燥救肺[14]可解决。

风湿证，头重痛，麻杏苡甘[15]可以用，甚者头痛连腰脊，羌活胜湿[16]治湿重。

湿热蕴，阳不升，舌腻口苦闷沉沉，消化不好尿黄浑，午后发热用三仁[17]。

饮食积，脾胃伤，嗳腐厌食胀难当，保和丸[18]剂消饱胀，伤酒葛花解酲汤[19]。

热痰证，燥不眠，舌黄滑腻脉细弦，头如雷鸣呕不止，羚角钩藤[20]与滚痰[21]。

寒痰饮，滞胸膈，头痛绵绵有间歇，舌滑干呕吐涎者，吴茱萸汤[22]治厥逆。

肝火重，两胁痛，口苦尿黄眼发红，脉象弦数耳朵肿，龙胆泻肝[23]病自松。

肝阴虚，肝阳亢，头晕眼花全身犟，烦躁失眠耳朵响，三甲复脉[24]来平降。

肾阴虚，夜发热，腰膝酸软睡不得，盗汗喉干少津液，头晕耳鸣用知柏[25]。

肾阳虚，神不振，阳痿滑泄与精冷，腰痛水肿舌胖嫩，自汗遗尿右归饮[26]。

有瘀血，暮烦热，舌上紫点目暗黑，定处刺痛重在夜，血府逐瘀[27]消瘀积。

血虚证，头痛晕，心中慌乱悸而惊，脉象虚细舌质淡，四物加味菊蔓荆[28]。

气虚痛，阳不升，食少神疲气下沉，自汗脉弱又怕冷，补中益气[29]效如神。

气逆痛，发喘促，胸闷气短多痰浊，此为下虚上实证，苏子降气[30]功效卓。

真头痛，最危急，头脑大痛手足黑，及时速用参附汤[31]，送下黑锡[32]镇阳越。

注释

［1］头痛病……不过也是说大概：头痛病，总的可以概括为内伤、外感两大类，具体来说，大概可划分为26种，计有太阳伤寒头痛、太阳中风头痛、阳明头痛、少阳头痛、风寒头痛、风热头痛、火郁头痛、阳暑头痛、凉燥疼痛、温燥头痛、风湿头痛、虚热头痛、伤食头痛、伤酒头痛、热痰头痛、寒饮头痛、肝火头痛、肝阴虚头痛、肾阴虚头痛、肾阳虚头痛、血瘀头痛、血虚头痛、气虚头痛、气逆头痛、真头痛等，这仅仅是大致的分类，还是不够完备的。

［2］怒引肝火上菀血：《素问・生气通天论》云："大怒则形气绝，而血菀于上。"菀，同郁。

［3］桂枝：即桂枝汤，由桂枝、白芍、大枣、生姜、甘草组成。

［4］麻黄：即麻黄汤，由麻黄、桂枝、杏仁、甘草组成。

［5］升麻葛根：即升麻葛根汤，由升麻、葛根、白芍、甘草组成。

［6］小柴胡汤：柴胡、黄芩、半夏、党参、大枣、生姜、炙甘草。

［7］川芎茶调：即川芎茶调散，由川芎、荆芥、羌活、薄荷、细辛、白芷、防风、甘草组成。

［8］桑菊：即桑菊饮，由桑叶、菊花、桔梗、连翘、杏仁、薄荷、芦根、甘草组成。

［9］银翘：即银翘散，由金银花、连翘、竹叶、荆芥穗、牛蒡子、桔梗、薄荷、淡豆豉、生甘草组成。

［10］凉膈：即凉膈散，由大黄、芒硝、栀子、黄芩、连翘、薄荷、甘草组成。

［11］白虎：即白虎汤，由石膏、知母、粳米、甘草组成。

［12］香薷饮：香薷、白扁豆、厚朴。

［13］杏苏散：杏仁、苏叶、法夏、茯苓、化橘红、桔梗、前胡、枳壳、生姜、大枣、甘草。

［14］清燥救肺：即清燥救肺汤，由桑叶、杏仁、炙枇杷叶、沙参、麦冬、麻仁、阿胶、石膏、甘草组成。

［15］麻杏苡甘：即麻杏苡甘汤，由麻黄、杏仁、薏苡仁、甘草组成。

［16］羌活胜湿：即羌活胜湿汤，由羌活、独活、防风、藁本、蔓荆子、川芎、甘草组成。

［17］三仁：即三仁汤，由杏仁、白蔻仁、薏苡仁、法夏、厚朴、竹叶、滑石、通草组成。

［18］保和丸：由法夏、陈皮、茯苓、莱菔子、焦楂、神曲、连翘组成。

［19］葛花解醒汤：葛花、广木香、砂仁、猪苓、茯苓、青皮、陈皮、泡参、白术、神曲、白蔻仁、干姜、泽泻。

［20］羚角钩藤：即羚角钩藤汤，由羚羊角、钩藤、桑叶、菊花、竹茹、川贝、白芍、生地黄、茯神、生甘草组成。

［21］滚痰：即礞石滚痰丸，由青礞石、沉香、大黄、黄芩、朴硝组成。

［22］吴茱萸汤：吴茱萸、党参、生姜、大枣。

［23］龙胆泻肝：即龙胆泻肝汤，由龙胆草、柴胡、栀子、黄芩、生地黄、泽泻、当

归、车前子、木通、甘草组成。

［24］三甲复脉：即三甲复脉汤，由牡蛎、鳖甲、龟板、生地黄、白芍、麦冬、阿胶、麻仁、炙甘草组成。

［25］知柏：即知柏地黄丸，由知母、黄柏、生地黄、牡丹皮、山茱萸、怀山药、茯苓、泽泻组成。

［26］右归饮：杜仲、山茱萸、熟地、怀山药、枸杞、肉桂、附片、甘草。

［27］血府逐瘀：即血府逐瘀汤，由当归尾、赤芍、桃仁、红花、川芎、生地黄、牛膝、柴胡、桔梗、枳壳、甘草组成。

［28］四物加味菊蔓荆：即加味四物汤，即四物汤（当归、生地黄、白芍、川芎）加菊花、蔓荆子、甘草。

［29］补中益气：即补中益气汤，由党参、黄芪、白术、陈皮、当归、升麻、柴胡、甘草组成。

［30］苏子降气：即苏子降气汤，由苏子、当归、陈皮、法夏、前胡、肉桂、白术、生姜、甘草组成。

［31］参附汤：大红参、附片。

［32］黑锡：即黑锡丹，由黑锡、硫黄、阳起石、破故纸、肉桂、附片、金铃子、小茴、沉香、广木香、肉豆蔻、胡芦巴组成。

典型案例

（1）外伤风寒，内有肝热

王某，女，成年，1971年2月15日初诊。主诉时发头痛，有时在一侧偏疼痛，时有灼热感，在吹风后，则头痛发作更剧。有时想吐，耳鸣，服热性药物则病情加重。舌质红，脉微数。（选自《李斯炽医案》第一辑第13页）

诊断：头痛。

辨证：风寒外束，肝热内扰。

治法：散寒解表，清热平肝。

处方：

白芷 6g	防风 9g	薄荷 6g	菊花 9g
僵蚕 9g	蝉蜕 6g	枯黄芩 9g	钩藤 12g
珍珠母 9g	白芍 9g	甘草 3g	

服上方4剂后，诸症即缓解，头痛痊愈。半年后，其父亲来诊病时说："她的病再未复发。"

按语：本例舌红、脉数、面部发热、耳鸣欲呕等症，显系肝热所致。肝胆经脉相为表里，足少阳胆经循耳前后，故其头痛多发在侧面，今遇风则发作更剧，故知肝热为外寒所束。《本草问答》说："外寒内热，此如西洋所说热极于室中，则引寒风入户穴之义，故但当撤其热而风自不来。"用菊花、蝉蜕、薄荷、枯黄芩、僵蚕、钩藤、珍珠母、白芍以抑肝平肝。用防风、白芷以解外束之风寒，内抑外透，使火热不郁，则头痛自愈。值得注意的是，风寒头痛、肝热头痛都易识别，但外寒内热证，医者胶泥医书，对此型重视不够，临证未能正确辨别，李斯炽对此例头痛的辨证论治颇有参考意义。

（2）湿热困脾

贺某，1972年6月20日初诊。主诉头痛，间日寒热往来，呕不能食。前医以疟疾论治，未能奏效。舌苔白腻，脉沉而数。（选自《李斯炽医案》第一辑第15页）

诊断：头痛。

辨证：湿热困脾。

治法：清利湿热，略加辛开。

处方：

芦根9g	瓜壳12g	冬瓜仁12g	薏苡仁9g
法半夏9g	石菖蒲6g	木通6g	滑石12g
知母9g	黄芩9g	甘草3g	

服上方3剂后，头痛即止，诸症亦愈。

按语：病人舌苔虽白腻，脉沉而数，为湿热之邪。湿热困脾，清阳不升，故头痛。湿热困脾，阻滞中焦，故呕不能食，其间日寒热往来，亦乃湿热所致。湿热头痛还常有心烦，《兰室秘藏·头痛门》说："心烦头痛者，病在膈中，过在手巨阳、少阴，乃湿热头痛也。"《张氏医通》则说："湿热头痛，脉数而濡，或两寸脉沉伏而数，身重肢节痛，或四肢面目浮肿，此证多见于酒客。"本例湿热头痛，李斯炽用滑石、芦根、知母、黄芩、冬瓜仁、薏苡仁、木通以清利湿热，用瓜蒌皮、石菖蒲、法半夏以轻开之，使湿热去，脾运健，清阳开，诸症自愈。

（3）肝肾阴虚，肝旺克脾

杨某，男，31岁，1965年9月6日初诊。右侧偏头痛八九年，失眠，头晕，腰痛胀，有时饮食不好。脉象弦数而虚，舌尖红，苔微黄。（选自《李斯炽医案》第一辑第11页）

诊断：头痛。

辨证：肝肾阴虚，肝旺克脾。

治法：滋养肝肾，平肝健脾。

处方：

女贞子 15g	墨旱莲 15g	生地黄 9g	牡丹皮 6g
石决明 12g	钩藤 9g	白芍 9g	夜交藤 15g
谷芽 9g	六神曲 9g	甘草 3g	

6剂。

9月20日二诊：服上方后，诸症俱减，但头部有时尚有轻微晕痛现象，弦数之脉象亦未全平，舌边微红，中心白苔，再本上法以巩固之。处方：

女贞子 15g	墨旱莲 15g	玉竹 12g	玄参 9g
麦冬 9g	生地黄 12g	钩藤 9g	白芍 9g
刺蒺藜 12g	六神曲 12g	麦芽 12g	甘草 3g

10剂。

按语：病人失眠、头晕、脉弦数而虚，为肝阴不足，肝阳上亢之象。腰痛而胀，是肾阴亏耗，故本例头痛诊断为肝肾阴亏。肝旺则克脾，故出现饮食差、苔微黄等象。用女贞子、墨旱莲、生地黄、夜交藤、白芍、玄参、麦冬、玉竹等以滋养肝肾，用石决明、钩藤以平肝潜阳。用牡丹皮、刺蒺藜以疏肝气，用谷芽、麦芽、六神曲以健脾胃，由是而诸症得以缓解。《景岳全书·杂证谟》："阴虚头痛，即血虚之属也，凡久病者多有之。"实际上阴虚头痛很常见，兼夹证也很多，下面几则案例亦可为治疗阴虚头痛提供借鉴。

（4）肝阴素亏，心窍闭阻

徐某，男，成年，1972年3月19日初诊。素嗜烟酒，突然剧烈头痛，时发昏迷，不能言语。鼾声如雷，满面红赤，唇口干燥，大便秘结，小便黄少，左侧手足不能活动。经西医检查，确诊为脑溢血。诊得脉浮弦大，舌干赤，上有黄

苔。（选自《李斯炽医案》第一辑第 14 页）

诊断：头痛。

辨证：肝阴素亏，心窍闭阻。

治法：养肝潜阳，豁痰开窍。

处方：

玉竹 12g　女贞子 12g　知母 9g　钩藤 12g
石决明 9g　牡蛎 12g　白芍 12g　远志 6g
石菖蒲 6g　莲心 6g　地龙 6g　甘草 3g

3 月 21 日二诊：服上方 2 剂后，鼾声消失，神清，右手已能自由伸展，两足均能屈伸。饮食改善，尿量增加，大便正常。喜喝水，稍能说话，能自述头尚有些昏痛、咽痛、心中难受、左手酸痛。脉浮弦稍减，舌干红上有黑苔，仍遵前法。处方：

生地黄 9g　麦冬 9g　莲心 6g　竹茹 12g
知母 9g　天花粉 12g　龙骨（先煎）12g　牡蛎（先煎）12g
石决明 9g　白芍 12g　石菖蒲 6g　地龙 6g
甘草 3g

服上方 3 剂后，情况继续好转，头痛大减，后以养阴益胃潜阳法加减，共服 100 余剂，头痛与全身症状均已消失，但后遗左侧手足不太灵便。

按语：病人素禀阴亏，兼嗜烟酒，使津液更行亏耗。故发病时即出现唇口干燥、大便秘结。肝主筋，肝阴亏损，则筋脉失其濡养，而出现左侧手足不能自由伸展。阴虚则阳亢，阳亢则生热，热甚则生风，故出现头痛、咽痛、满面红赤、小便黄少、舌上黄苔、脉浮弦大等热象。热甚则炼液成痰，痰阻心窍，则出现时发昏迷，不能语言，鼾声如雷。《景岳全书·传忠录·十问篇》说："凡阴虚头痛者，举发无时，是因酒色过度，或遇劳苦，或逢情欲，其发则甚。此为里证，或精或气，非补不可也。"故用女贞子、白芍、玉竹、麦冬、生地黄、天花粉以育阴，用牡蛎、钩藤、石决明、龙骨以潜阳，用知母、莲心以涤心热，用竹茹、远志以驱顽痰，用石菖蒲以宣窍开闭，用地龙以凉血行血。

（5）心肺阴亏，胃失和降

王某，女，成年，1971 年 5 月 31 日初诊。主诉：咳嗽，头痛，心慌气紧，口苦不思饮食，肠胃鼓气，大便秘结，晚上生眼屎。经西医检查，诊断为冠状动脉粥样硬化性心脏病合并支气管炎。诊得脉象浮细。（选自《李斯炽医案》第一辑第17页）

诊断：头痛。

辨证：心肺阴亏，胃失和降。

治法：养心肺阴，降气健胃。

处方：

玄参9g	麦冬3g	生地黄9g	火麻仁12g
百合12g	知母9g	当归9g	苏子9g
山药15g	法半夏9g	谷芽9g	甘草3g

服上方4剂后，头痛即止，余症亦趋缓解。后以上方加减服用数十剂后，诸症基本上得到控制。

按语：病人脉浮细，为阴亏脉象。咳嗽系肺阴不足。心慌气紧，系心阴不足。口苦、晚上生眼屎，为阴亏生内热。头痛系阴亏阳亢，逆气上冲头部所致。肺胃之气不降，则消化受阻，而产生不思饮食、大便秘结、肠胃鼓气等现象。故用生地黄、百合、玄参、麦冬以养心肺阴分，用苏子、法半夏、当归、火麻仁以降气润肠，用知母以退虚热，用山药、谷芽以健胃气，使阴平阳秘，上逆之气得降，诸症即缓解。以上四例皆为阴虚头痛，每方都设有女贞子、玄参、生地黄、白芍、钩藤等品以治本。正如《得心集医案》说："至若阴虚头痛，水亏火炎，肝木震动者，则用叶氏养肝息风、滋阴潜阳诸法。"但又结合兼证，或补脾，或清湿热，或豁痰开窍，或和胃降逆，同中有异，充分显示出李斯炽高超的辨证论治水平。

（6）肾虚头痛

刘某，男，45岁。头痛已有20余年历史，开始左齿痛，太阳脉扩张，并有显著搏动，进而疼痛遍及整个头部，多于工作时发作。有时用脑思考，竟至意识不清。血压常随疼痛增高，至痛止始告平复。近来头痛发作愈频繁，痛即思睡，精神萎靡，记忆力减退，疲乏无力。兼有早泄，性欲衰退。诊其脉象缓芤，舌质淡而无苔。（选自《李斯炽医案》第一辑第10页）

诊断：头痛。

辨证：肾精亏损，失于濡养。

治法：补肾填精。

处方：

熟地 15g	山茱萸 9g	枸杞 9g	龟板 9g
菟丝子 9g	补骨脂 9g	淫羊藿 12g	鹿角霜 12g
党参 15g	茯苓 9g	砂仁 9g	桂枝 6g
甘草 3g			

二诊：服上方 7 剂后，诸症大为好转，头痛已停止发作。但脉象根气尚差，四肢酸楚疼痛不适，舌润苔黄。此乃脾为湿困，中阳不能畅运之象，宜在前方中减去阴柔之品，加重扶助脾阳。处方：

龟板 12g	枸杞 9g	桑寄生 12g	益智仁 9g
菟丝子 9g	淫羊藿 12g	鹿角霜 9g	党参 15g
茯苓 9g	白术 9g	桂枝 6g	姜半夏 9g
木香 1.5g			

服药后，诸症大减，精神转佳。继服丸方，以巩固疗效。

按语：病人早泄，性欲衰退，其为肾虚可知。又因精液长期耗损，最终导致肾中之阴精、阳气两亏。肝肾同源，肾阴精不足，则肝阳亢。肝经与督脉交于巅顶，肝阳上冲，巅顶头痛。肝胆二经相连，肝阳沿胆经循耳前后，故有头的两侧血管扩张搏动和疼痛。工作用脑时血液上行，头痛更易发作。又因“肾生骨髓”“脑为髓之海”，肾精不足则脑髓不充，故有记忆力减退、意识不清之症。肾主骨，“齿为骨之余”，肾亏故发为左齿疼痛。肾精亏，则肾阳愈衰，火不生土，脾运失常，则精神萎靡、疲乏无力。其舌淡为阳虚，脉芤为精血不足，缓为脾湿之象。

《证治准绳》：“下虚者，肾虚也，故肾虚则头痛。肾阴虚者，治宜滋补肾阴，用六味地黄丸、大补元煎加减。肾阳虚者，治宜温补肾阳，用右归丸、正元丹等方加减。”肾阴虚、肾阳虚临床上很难截然分开，往往是阴阳两虚。所以方用熟地、枸杞、龟板、鹿角霜、淫羊藿、菟丝子、山茱萸、补骨脂以两补肾之阴阳，填精补髓、养肝潜阳。用党参、茯苓、砂仁、桂枝、甘草以补脾行水。二诊时，诸症好转，头痛未发，说明肾中的阴阳已暂得填补，其四肢酸楚疼痛，舌润苔黄，故减去前方中阴柔之品，而加重扶脾利湿之力。方中除保留淫羊藿、龟板、枸杞、菟丝子、鹿角霜补肾填精外，用党参、白术、茯苓、桂木、姜半夏、木香以补脾行气除湿。用益智仁以补脾肾之阳。用桑寄生补肾兼以除湿。因头痛已有20余年历史，变成慢性，在诸症好转后，续服丸方，以巩固之。

（7）风热外感，肝阴亏损

黄某，女，37岁，1971年1月24日初诊。主诉头痛，眉棱骨痛，睡眠不好，欲吐。诊得脉浮微数，舌苔干红。（选自《李斯炽医案》第一辑第16页）

诊断：头痛。

辨证：风热外感，肝阴亏损。

治法：宣散风热，养肝平肝。

处方：

桑叶 9g	菊花 9g	蝉蜕 6g	葛根 9g
防风 9g	钩藤 12g	白芍 12g	生地黄 9g
山药 12g	蚕沙 12g	法半夏 9g	甘草 3g

服上方2剂后，头痛即止，诸症亦解。

按语：脉浮微数是外感风热。舌苔干红、睡眠不好为阴虚之候。足厥阴肝经连目系，上出额与督脉会于巅，风热与虚阳沿足厥阴肝经上扰，故头痛、眉棱骨痛。逆气上冲，则心下欲吐。用防风、蝉蜕、桑叶、葛根、蚕沙以祛风热，用菊花、钩藤以平肝阳，用白芍、生地黄、山药以养肝阴，加法半夏和胃止吐安神，使肝阴得养，风热得解，诸症即痊愈。本例记述过于简单，清·雷丰《时病论·风热》说："风热初起寒微热甚，头痛而昏，或汗多，或咳嗽，或目赤，或涕黄，舌起黄苔，脉来浮数是也，当用辛凉解表法为先。"可供参考。

（8）肝阴亏损，兼夹湿热

王某，男，成年，1971年2月1日初诊。主诉头痛，肝区痛，脸上时肿时消，睡眠不好，小便黄，饮食差，食后反胀，少腹觉有气体。舌质干，上有微黄腻苔。（选自《李斯炽医案》第一辑第12页）

诊断：头痛。

辨证：肝阴亏损，兼夹湿热。

治法：滋阴敛肝，清热除湿。

处方：

钩藤 12g	刺蒺藜 12g	白芍 12g	牡丹皮 9g

知母 9g	金铃炭 12g	薤白 5g	菖蒲 6g
厚朴 9g	豆卷 9g	木通 6g	茯苓 9g

服上方 10 余剂后，头痛即止，肝区痛大减，眠食均有增进，小便转淡。舌上黄腻苔渐退，后用育阴疏肝之法，以巩固之。

按语：本例头痛、睡眠不好、舌质干，为肝阴亏损见症。肝区痛、饮食差、食后反胀、少腹觉有气体、脸上时肿时消，为肝脾气滞之征。舌苔黄腻、小便黄为兼有湿热。此例病人，男性肝区痛可能喜酒油腻，《医宗金鉴·订正仲景全书伤寒论注》说："酒客，谓好饮之人也。酒客病，谓过饮而病也。其病之状，头痛、发热、汗出、呕吐，乃湿热熏蒸使然，非风邪也。"近年来，随着生活水平的大幅度提高，此种头痛较为常见。本案阴虚气滞，兼夹湿热，如单用滋阴之法，不但气滞愈甚，而湿热之邪亦将胶结难解。如过用辛温苦寒之品，以驱湿热，则又有损阴之异。用耗气药以行滞气，更非所宜。故用刺蒺藜、牡丹皮、金铃炭、薤白、菖蒲等以疏肝开痹、流畅气机，行滞气而不耗气。用知母、豆卷、木通、茯苓等以利湿热而不损阴。用钩藤、白芍以敛肝潜阳。如是则气机通畅，使湿热之邪不致胶结，而阴分亦得涵养。

19. 眩晕

歌诀

眩晕病，十九因，肝脏热极把风生，肝阳上亢郁化火，久病亏损肝肾阴。

气不足，或血少，瘀血凝滞与血热，肾阳虚损心阴弱，阴阳两亏气上逆。

或寒痰，或湿痰，或有热痰均致眩，表里实热与外感，或伤酒食饮上干[1]。

肝热眩，清肝热[2]，槐花槐角可凉血，阳亢平肝又养阴[3]，可加杜仲与牛膝。

肝气郁，疏肝气，清肝平肝把火去[4]，肝肾阴虚[5]午后眩，杞菊地黄[6]可治愈。

气不足，晨起眩，时间不久即安然，头面喜暖又喜按，补中益气[7]即可愈。

血虚晕，应补血[8]，天麻桑寄生都加得，瘀血补阳还五汤[9]，犀角地黄清血热[10]。

肾阳虚[11]，壮肾阳，右归[12]八味[13]可选尝，心阴亏损[14]补心阴，补心丹[15]能使神藏。

阴与阳，两俱亏，眼发黑花见物飞，抬头屋转或歧视，快用还少[16]来急追。

下元虚，气上逆，痰涎壅盛滞胸膈，咳喘短气头晕痛，苏子降气[17]效卓越。

化寒痰，天南星，乌附半夏俱用生[18]，湿痰甘姜苓术汤[19]，热痰二陈加栀芩[20]。

表与里，俱实热，小便赤涩大便结，憎寒壮热目赤痛，防风通圣[21]可解决。
外感寒，夹内伤，亦有眩晕心发慌，快用一剂参苏饮[22]，头部可包葱和姜。
酒伤食，犯二阳[23]，葛花解酲[24]是妙方，水饮上干胸胁胀，可用苓桂术甘汤[25]。

注释

[1] 眩晕病……或伤酒食饮上干：眩晕病的病因，大体上可以归纳为肝热生风、肝阳上亢、肝郁化火、肝肾阴虚、气虚、血虚、瘀血、血热、肾阳虚、心阴虚、阴阳两亏、气逆、寒痰、湿痰、热痰、表里实热、外感寒邪、伤于酒食、水饮上干19种。

[2] 肝热眩，清肝热：肝热病症状及清肝热所用药物详见《五脏辨证论治歌诀》。

[3] 阳亢平肝又养阴：肝阴虚肝阳亢症状及平肝阳和养肝阴的药物详见《五脏辨证论治歌诀》。

[4] 肝气郁……清肝平肝把火去：肝郁化火必同时具有肝郁和肝热症状，可采用疏肝、清肝、平肝的办法来解决，其所出现症状和所用药物，详见《五脏辨证论治歌诀》。

[5] 肝肾阴虚：即同时具有肝阴虚和肾阴虚的症状，详见《五脏辨证论治歌诀》。

[6] 杞菊地黄：即杞菊地黄丸，由枸杞、菊花、生地黄、牡丹皮、茯苓、泽泻、怀山药、山茱萸组成。

[7] 补中益气：即补中益气汤，由党参、黄芪、白术、陈皮、当归、升麻、柴胡、甘草组成。

[8] 血虚晕，应补血：血虚症状及补血药物详见《五脏辨证论治歌诀》。

[9] 补阳还五汤：由当归尾、川芎、赤芍、地龙、黄芪、桃仁、红花组成。瘀血症状详见《五脏辨证论治歌诀》。补阳还五汤实用于具有瘀血症状并兼见半身不遂、口眼歪斜等症状者。

[10] 犀角地黄清血热：犀角地黄汤，由犀角、生地黄、牡丹皮、赤芍组成。血热症状详见《五脏辨证论治歌诀》。

[11] 肾阳虚：肾阳虚症状详见《五脏辨证论治歌诀》。

[12] 右归：即右归饮，由杜仲、山茱萸、熟地、怀山药、枸杞、肉桂、附片、甘草组成。

[13] 八味：即八味肾气丸，由熟地、牡丹皮、茯苓、泽泻、怀山药、山茱萸、肉桂、附片组成。

［14］心阴亏损：心阴亏损症状详见《五脏辨证论治歌诀》心阴虚条下。

［15］补心丹：柏子仁、天冬、麦冬、生地黄、当归、党参、丹参、角参、桔梗、朱砂、五味子、远志、茯苓。

［16］还少：即还少丹，由山茱萸、怀山药、茯苓、熟地、杜仲、牛膝、肉苁蓉、楮实子、小茴、巴戟天、枸杞、远志、菖蒲、五味子、大枣组成。

［17］苏子降气：即苏子降气汤，由苏子、当归、陈皮、法夏、前胡、肉桂、白术、生姜、甘草组成。

［18］化寒痰……乌附半夏俱用生：这里讲的寒痰，大都由脾肾虚寒所引起，以痰质清稀色白为特征，并兼见恶寒肢冷、神倦纳呆、呕吐痰涎、脉象沉缓等症，天南星、川乌、白附子、半夏即青州白丸子，生用取其力量雄烈，一般均采取晒露法，以减其毒性，在用量上宜谨慎，煎熬时间应长一些，并可加生姜为引药。

［19］湿痰甘姜苓术汤：痰湿大多由于脾阳虚，运化失职，水饮难化即聚液成痰，古人谓“脾为生痰之源，肺为贮痰之器”。其主要特征为痰涎壅盛，痰白而稀容易咯出，并兼见胸膈满闷、舌苔白腻或白滑、脉象濡缓、稍事活动则咳嗽加剧等症状，主方以甘姜苓术汤，由干姜、茯苓、白术、甘草组成。

［20］热痰二陈加栀芩：热痰以痰质黏稠带黄为特征，并兼见发热、气促、剧烈咳嗽、痰鸣胸痛、舌红苔黄、脉象滑数等症状，以二陈汤加栀子、黄芩为主方，二陈汤由法夏、茯苓、陈皮、甘草组成。

［21］防风通圣：即防风通圣散，由芍药、芒硝、滑石、川芎、当归、桔梗、石膏、荆芥、麻黄、薄荷、大黄、山栀、白术、连翘、甘草、防风、黄芩组成。

［22］参苏饮：党参、苏叶、法夏、茯苓、陈皮、枳壳、前胡、桔梗、葛根、木香、甘草。

［23］二阳：即阳明，这里指胃。

［24］葛花解酲：即葛花解酲汤，由葛花、广木香、砂仁、猪苓、茯苓、青皮、陈皮、泡参、白术、神曲、白蔻仁、干姜、泽泻组成。

［25］苓桂术甘汤：桂枝、白术、茯苓、甘草。

典型案例

（1）湿气困脾，水泛为痰

雷某，男，成年，1961年5月13日初诊。眼中时发黑花，头晕眩，心慌心悸，

下肢微肿，腹部胀满，脉象滞涩，舌苔白滑而腻。（选自《李斯炽医案》第一辑第22页）

诊断：眩晕。

辨证：湿气困脾，聚液成痰。

治法：温运脾阳，化痰行水。

处方：

茯苓9g	白术9g	苍术9g	甘草3g
法半夏9g	砂仁6g	厚朴9g	炒薏苡仁12g
泽泻3g	桂木6g		

服上方3剂后，头眩心悸大减，肿胀渐消，舌苔滑腻已退，精神尚好，嘱其续服前方，以巩固之。

按语：腹部胀满，下肢微肿，脉象滞涩，显系脾为湿困，水不运化之证。舌苔滑腻，是水饮内聚成痰。朱丹溪说："无痰则不作眩。"《金匮要略》说："心下痞，膈间有水，眩悸者，半夏加茯苓汤主之。""假令瘦人脐下有悸，吐涎沫而癫眩，此水也，五苓散主之。"本例眩悸，水与痰二者均兼而有之，故用二陈汤、五苓散二方加减调治。用桂木、甘草以温阳，用苍术、白术以燥湿，用厚朴、砂仁以运脾，用法半夏、茯苓以祛痰，用薏苡仁、泽泻以行水，使脾运健旺，水去痰消，眩悸诸症亦渐平息。

（2）气血不足

董某，女，28岁。于1960年1月20日突然昏倒，眩晕呕吐，发病时正值月经期，经急治后，神志已渐恢复。两旬以来，头目仍感眩晕，四肢无力，倦怠尤甚。目前虽能勉强行动，但需人扶持，大便时见结燥，胃纳亦少。身体瘦弱，气怯神疲。脉弦细而微，舌质淡，苔白。（选自《李斯炽医案》第一辑第24页）

诊断：眩晕。

病机：气血不足，清窍失养。

治法：补益气血。

处方：

党参32g	茯神9g	甘草3g	黄芪22g
当归9g	白芍9g	枣仁9g	法半夏9g

菟丝子 9g　龙骨（先煎）9g

2 剂。

二诊：服上方 2 剂后，无不适反应，眩晕较前有所减轻，但动则加剧，其他症状如前，仍用前法治疗。处方：

党参 12g　山药 12g　黄芪 9g　升麻 3g

当归 9g　枸杞 9g　菟丝子 9g　桑寄生 12g

石决明 9g　牡蛎（先煎）9g　龙骨（先煎）9g　甘草 3g

5 剂。

三诊：服上方 5 剂后，诸症均有好转，精神亦佳。但面部发生疖疮，口干，鼻内出血，予滋阴潜阳降逆之剂，助其恢复，5 剂之后，诸症皆痊愈。

按语：病人身体瘦弱、气怯神疲、脉微细、舌淡白，均为气血不足之证。经后气血更虚，气虚则清阳不升，血虚则阳无所附，故使虚风内动，而发为眩晕、呕吐、昏仆、脉细而带弦象等症。故用党参、黄芪、升麻、甘草等以补气升阳，用当归、白芍、龙骨、牡蛎、石决明等以补血育阴镇逆，用法半夏、山药以和胃止吐，加茯神、枣仁以宁心，用菟丝子、枸杞、桑寄生以滋肾，使水火既济，阴阳调和，诸症即缓解。实际上眩晕中虚证多见，虚证中气血虚弱多见，辨证准确后，方剂也较多。所以，《名师垂教》中余国俊说："虚晕是指因虚而眩晕，临床较为多见。属气血虚者，症见面色苍白，唇甲无华，少气懒言，倦怠嗜卧，心悸失眠，动则加剧，遇劳即发。宜补气养血，可用当归补血、归脾、八珍等。若气虚较甚者，可用补中益气。"

（3）血虚生风

瞿某，男，35 岁，于 1956 年初诊。头目眩晕，长期不能工作，经治愈后历时 4 年，今夏再发，服中西药一直未见好转。现每半月或一月即发作一次，每次持续约一日之久。症见眩晕、呕吐、神志若失，之后便数日不能起床，平素性情急躁易动，夜眠甚短。面色青白，白睛红赤，精神困乏。经医院检查，诊断为梅尼埃病。脉象细微，至数正常，舌质红。（选自《李斯炽医案》第一辑第 23 页）

诊断：眩晕。

辨证：血虚生风。

治法：养血息风。

处方：

白芍 9g	当归 9g	川芎 6g	黄柏 9g
女贞子 12g	石决明 12g	刺蒺藜 9g	菊花 9g
防风 9g	蚕沙 9g	甘草 3g	

10 剂。

二诊：服上方历时半月，未见发作。有时稍感头昏，睡眠食欲均良好，脉象与前无异，再本前法论治。处方：

生地黄 9g	当归 9g	白芍 9g	川芎 9g
女贞子 12g	石决明 12g	龙骨（先煎）9g	钩藤 9g
菊花 9g	全蝎 6g	天麻 3g	生谷芽 12g
甘草 3g			

10 剂。

三诊：眩晕一直未发，诸症相继好转，精神逐渐恢复正常，脉象较平，仅舌尖尚红，目睛尚有细小赤纹，肝阴未充，风阳未得宁息。再以前方加减，待稳定之后，再用丸药巩固之。上方去女贞子，加草决明 15g，沙参 15g，牡丹皮 9g，10 剂。

四诊：前症基本消失，已能上班，再用丸方调理以杜再发。处方：

沙参 30g	生地黄 30g	当归 15g	川芎 15g
女贞子 30g	墨旱莲 30g	蚕沙 15g	牡丹皮 15g
泽泻 15g	天麻 15g	钩藤 30g	石决明 30g
龙骨（先煎）15g	牡蛎（先煎）15g	防风 15g	全蝎 10 只

拌蜜做丸剂服用，淡盐汤下。

按语：病人面色青白、精神困乏、脉象细微，皆属血虚之象。关于病机，《血证论·晕痛》说："肝虚则头晕。《内经》云：诸风掉眩，皆属于肝。肝血不足，则生风。风主动，故掉眩。失血之人，血虚生风者多。"关于治法，《古今医统》说："眩晕一证……有血虚者，乃因亡血过多，阳无所附，当益阴补血。"故本例眩晕先用四物汤以补血。肝藏血，血属阴，血虚进一步则导致肝阴不足，还会出现呕吐、急躁、失眠、目赤、舌红等一系列阴虚阳亢之象。所以本例用女贞子、沙参、墨旱莲以养肝阴，加刺蒺藜、牡丹皮、泽泻等疏肝气，以黄柏、草决明以清肝火，用菊花、石决明、龙骨、牡蛎、钩藤、天麻以潜肝阳，用防风、蚕沙、全蝎以息肝风，标本兼治，获效良佳。本例和上例都有血虚，前者气血纯虚，后者已化风火，当是鉴别要点。

（4）阴虚阳亢，肝郁湿热

李某，男，52岁，1965年10月23日初诊。主诉头眩，左臂经络疼痛，上半身出汗。脉象弦数有力，舌苔中心黄厚。（选自《李斯炽医案》第一辑第20页）

诊断：眩晕。

辨证：阴虚阳亢，肝郁湿热。

治法：养阴潜阳，清热除湿。

处方：

玄参 9g	生地黄 9g	牡蛎（先煎）12g	白芍 12g
刺蒺藜 12g	牡丹皮 9g	桑枝 8g	茵陈 9g
连翘 15g	浮小麦 18g	甘草 3g	

7剂。

11月4日二诊：头眩减轻，只在用脑后才觉头眩，臂痛自汗亦减，舌苔已退，再用前法。处方：

女贞子 12g	麦冬 9g	玉竹 12g	桑枝 15g
牡蛎（先煎）12g	刺蒺藜 15g	牡丹皮 9g	薏苡仁 15g
连翘 9g	知母 9g	甘草 3g	浮小麦 18g

7剂。

11月15日三诊：头眩已愈，脉舌正常，仅臂痛尚未尽除，时发微热，再用丸方，以巩固之。处方：

玄参 30g	麦冬 30g	玉竹 30g	白芍 30g
冬瓜仁 60g	薏苡仁 60g	豆卷 60g	苍术 60g
黄柏 30g	黄芩 30g	连翘 30g	独活 30g
秦艽 30g	桑枝 30g	木瓜 30g	甘草 30g

蜜丸，每日3次，每次9g。

按语：本例肝阴不足，阴液不能濡养筋脉，故左臂疼痛。阴虚阳亢生风，则发为头眩。阴虚生内热，故时发微热。脉象弦数，亦为肝经郁热之候。舌苔中心黄厚，显系夹有湿热之象。上半身汗出，系湿热熏蒸所致。故用玄参、生地黄、白芍、麦冬、女贞子、玉竹等以培育肝阴，用牡蛎、浮小麦以敛阳止汗。阴虚常夹有湿热，《凌临灵方》说："又眩晕肢倦，潮有余波，胃纳欠醒，口苦溺赤，此阴虚留湿未清，脉小弦数，治宜清理。"李斯炽治疗湿热夹阴虚具有丰富的经验。方用桑枝、茵陈、连翘、薏苡仁、知母、木瓜、秦艽、独活、苍术、冬瓜仁、豆卷、黄柏、黄芩等以清热除湿，用玄参、麦冬、玉竹、白芍等滋阴，用刺蒺藜、牡丹皮以疏解郁热。由于辨证准确，故效果良好。

（5）阴虚阳亢，肝郁克脾

高某，女，35岁，1965年8月28日初诊。主诉眩晕，睡眠欠佳，面目浮肿，纳差，腹内发胀，舌质净红，脉象弦细。（选自《李斯炽医案》第一辑第19页）

诊断：眩晕。

病机：阴虚阳亢，肝郁克脾。

治法：滋阴，潜阳，疏肝。

处方：

女贞子 12g	墨旱莲 12g	生地黄 9g	麦冬 9g
石斛 9g	雅黄连 4.5g	石决明 12g	白芍 12g
乌梅炭 3枚	刺蒺藜 12g	牡丹皮 6g	甘草 3g

4剂。

9月15日二诊：服上方9剂后，眩晕减轻，浮肿消退，食欲增进，睡眠有时不好，脉象虚弦，舌苔干净，仍本前法。处方：

女贞子 15g	玉竹 12g	玄参 9g	石决明 18g
牡蛎 18g	白芍 9g	乌梅炭 3枚	刺蒺藜 12g
牡丹皮 9g	甘草 3g	夜交藤 15g	桑枝 15g

10剂。

10月16日三诊：病情稳定，但感腹胀，于上方中加重疏肝理气之品。处方：

女贞子 15g	墨旱莲 15g	生地黄 9g	石斛 9g
刺蒺藜 15g	牡丹皮 9g	郁金 9g	青皮 3g
枳壳 9g	槟榔 9g	莱菔子 15g	木通 6g

6剂。

11 月 15 日四诊：眩晕已止，诸症俱减，肿胀亦消，仅中气尚感不足，前法中稍加补气之品，以巩固之。处方：

石斛 9g　钩藤 9g　刺蒺藜 12g　牡丹皮 9g
郁金 6g　枳壳 9g　青皮 9g　泡参 9g
谷芽 9g　黄芩 9g　甘草 3g

6 剂。

按语：本例舌质净红，脉象弦细，睡眠欠佳，皆肝阴亏损，肝阳上亢之象。《素问·至真要大论》说："诸风掉眩，皆属于肝。"此种类型的眩晕多因患者平素肾阴不足，或热病久病伤阴，导致阴津不足，水不涵木，以至肝阳上亢而发病。《临证实验录》说："劳损过度，真阴亏虚，木失水涵则肝阳上亢，故见眩晕头痛。"本例病人饮食不好、腹内发胀、面目浮肿等，系肝强克脾，脾失健运所致。故用女贞子、墨旱莲、生地黄、石斛、麦冬、玉竹、玄参、桑枝等以养育肝阴，用石决明、牡蛎、钩藤、夜交藤等以潜阳安神，用白芍、乌梅炭以收敛肝气，用雅黄连、黄芩以清除肝热，用刺蒺藜、牡丹皮、郁金、枳壳、山茱萸等以疏解肝郁，用泡参、莱菔子、槟榔、木通、谷芽等以健脾行气。由是而肝阴得养，肝阳得平，肝热得泄，肝郁得解。不但眩晕得止，而诸症亦得尽除。须知阴虚阳亢型眩晕患者还常常有目涩、心烦、多梦、面赤、耳鸣、盗汗、手足心热、口干等临床表现。

（6）阴亏化火

孙某，男，31 岁，1959 年 12 月 15 日初诊。主诉头晕、心慌、唇红舌赤，经西医检查为高血压和心脏病。脉象弦劲有力。（选自《李斯炽医案》第一辑第 21 页）

诊断：眩晕。

辨证：心肝阴亏，阳亢化火。

治法：育阴清热。

处方：

鲜石斛 9g　玄参 9g　麦冬 9g　天花粉 9g
连翘 9g　薄荷 6g　龙胆草 9g　枯黄芩 9g
焦栀子 9g　知母 9g　牡丹皮 9g　甘草 3g

服上方 4 剂，诸症即缓解，血压亦趋正常。

按语：病人头晕、脉弦劲，为肝阴亏损，阳热偏亢所致。心累、唇红、舌赤，为心阴亏损，心火旺盛所致。脉证合参，断为心肝阴亏，阳亢化火。《素问·六微旨大论》云："君火之下，阴精承之。"故用鲜石斛、麦冬、天花粉、玄参、知母以育阴分，用焦栀子、牡丹皮、龙胆草、枯黄芩、连翘、薄荷以清解火热，由此而阴分得养，火热得除，而诸症即缓解。此种眩晕常为中风先兆，应予以重视。《临证实验录》说："加之肝气抑郁，最易化火，火愈旺，木愈燥，风愈张，故而眩晕脑涨也。中风之兆已萌，谨防大厥之成。遵风宜镇静、火宜滋润之说，予以滋阴养液，平肝潜阳。"

20. 痹证

歌诀

痹证者，取九证，均为风寒湿所侵，行痛着热是初病，久伤脉肉皮骨筋[1]。

行痹者，风气盛，痛无定处游走疼，脉象浮涩而兼紧，防风汤[2]与薏苡仁[3]。

痛痹者，寒气甚，晚间赤痛白天静，关节浮肿脉涩紧，加减五积[4]来去病。

湿气胜，为着痹，汗多神倦痛不移，皮肤麻木脉濡细，沈氏桑尖[5]有效力。

风寒湿，内郁热，关节红肿屈不得，此为热痹疼痛者，加减防己[6]透络邪。

发筋痹，多在春，筋挛节痛难屈伸，白芍甘草桑枝等，益胃二至[7]来柔筋。

脉痹者，多夏伤，身热脉涩易惊慌，皮肤黯黑血不畅，可服秦艽四物汤[8]。

肉痹者，长夏病，湿郁于内气不运，肌肉顽麻脉沉隐，续断丸[9]方颇对证。

皮痹者，多秋发，皮肤痛痒又发麻，疹子隐于皮肤下，芍药补气[10]来透达。

发骨痹，多在冬，骨重腰痛精不充，五痹汤[11]方加杜仲，续断龟板肉苁蓉。

注释

[1] 痹证者……久伤脉肉皮骨筋：痹证这里只取常见的9种证型，即行痹、痛痹、着痹、热痹、筋痹、脉痹、肉痹、皮痹、骨痹。总的来说，痹证的病因为风、寒、湿三气杂至，合而为痹。

[2] 防风汤：防风、当归、赤茯苓、杏仁、黄芩、秦艽、葛根、独活、桂枝、麻黄、生姜、大枣、甘草。

[3] 薏苡仁：即薏苡仁散，由薏苡仁、当归、川芎、干姜、官桂、川乌、防风、党参、羌活、白术、麻黄、独活、甘草组成。

[4] 五积：即五积散，由麻黄、苍术、白芷、当归、白芍、川芎、枳壳、桔梗、茯

苓、厚朴、陈皮、半夏、生姜、葱白、甘草组成。

[5] 沈氏桑尖：即沈氏桑尖汤，由嫩桑枝尖、防己、黄芪、当归、茯苓、威灵仙、秦艽、川芎、升麻组成。

[6] 加减防己：即加减木防己汤，由防己、薏苡仁、桂枝、石膏、滑石、杏仁、通草组成。

[7] 益胃二至：即益胃汤和二至丸。益胃汤由沙参、生地黄、玉竹、麦冬、冰糖组成。二至丸由女贞子、墨旱莲组成。

[8] 秦艽四物汤：秦艽、当归、生地黄、白芍、川芎、蚕沙、薏苡仁。

[9] 续断丸：续断、防风、萆薢、当归、附子、天麻、乳香、没药、白芍。

[10] 芍药补气：即芍药补气汤，由白芍、黄芪、陈皮、炙甘草组成。

[11] 五痹汤：党参、茯苓、当归、白芍、川芎、白术、细辛、五味子、生姜、甘草。

典型案例

（1）肝郁夹湿络阻

卢某，男，成年，1971 年 7 月 30 日初诊。主诉原患胆道感染，右胁区有小包块并痛，右肩及手关节疼痛，全身有麻木感。舌质淡，有水滑苔。左脉细，右脉浮大。（选自《李斯炽医案》第一辑第 132 页）

诊断：痹证。

辨证：肝郁夹湿络阻。

治法：疏肝除湿通络。

处方：

柴胡 6g	白芍 12g	枳壳 9g	刺蒺藜 9g
香附 9g	郁金 9g	姜黄 6g	丹参 9g
桑枝 30g	豆卷 9g	苍术 9g	甘草 3g

4 剂。

1971 年 8 月 3 日二诊：服上方后，关节疼痛大有好转，右胁包块亦减小，但尚感微痛，睡醒后翻身只觉全身麻木。脉象同前，舌质淡有细腻苔，前法中加入补益气血之品。处方：

泡参 9g	当归尾 9g	炒白术 9g	茯苓 9g
豆卷 9g	白芍 12g	刺蒺藜 12g	香附 9g

郁金 9g　　姜黄 9g　　丹参 9g　　桑枝 30g

甘草 3g

3 剂。

服 3 剂后，诸症大减。

按语：本例右胁区有小包块作痛，系肝气郁滞。《古今医彻·胁痛》说："右者肺也，肺主气，性沉。喜清肃而下降，有以逆之，则肺苦气上逆而为痛。治之宜降气消痰。"故用柴胡、刺蒺藜、郁金、香附、枳壳以疏肝，用姜黄、桑枝、当归尾、丹参以疏肝通络，疏肝通络不但有助于消散右胁区小包块，还有助于治疗右肩及手关节痹痛。《症因脉治·痹证论》说："肝痹之治：左关弦数者，泻青丸或泻肝汤；左关沉滞者，柴胡疏肝散。"病人舌上水滑、细腻苔，系湿邪所致，故用豆卷、苍术以除湿。全身有麻木感觉，左脉细，右脉浮大，舌质淡，乃气血不足。用白芍、泡参、炒白术、茯苓、甘草补益气血。气血充足，脉络通畅，湿邪祛除，疼痛自然缓解。

（2）气血不足，筋失濡养

高某，男，成年，1960 年 6 月 8 日初诊。主诉关节作痛，两肩尤觉酸痛，有时惊掣，影响睡眠。脉象细微，舌淡无苔。（选自《李斯炽医案》第一辑第 129 页）

诊断：痹证。

辨证：气血不足，筋失濡养。

治法：补益气血，柔筋安神。

处方：

泡参 9g　　茯苓 9g　　当归 9g　　阿胶（烊化）9g

生地黄 9g　　玉竹 9g　　菟丝子 9g　　柏子仁 9g

瓜蒌 1 枚　　桑寄生 15g　　甘草 3g

6 剂。

6 月 21 日二诊：服上方 6 剂后，关节疼痛即告消失，已能熟睡，但睡中仍有时掣动。脉舌均有好转，仍本前法。处方：

党参 9g　　茯神 9g　　当归 9g　　熟地 12g

白芍 9g　　生地黄 9g　　阿胶 9g　　玉竹 9g

麦冬 9g　　菟丝子 12g　　桑寄生 15g　　甘草 3g

服上方数剂后，病即痊愈。

按语：病人脉象细微、舌淡无苔，为气血不足之象。《素问·生气通天论》说："阳气者，精则养神，柔则养筋，气虚筋失所养。"《灵枢·本神》提到："肝藏血，血舍魂。"《素问·五脏生成》亦云："故人卧血归于肝，肝受血而能视，足受血而能步，掌受血而能握，指受血而能摄。"《素问·痿论》说："肝主身之筋膜。"《素问·六节藏象论》说："肝者……其充在筋。"《素问·经脉别论》亦云："食气入胃，散精于肝，淫气于筋。"血虚筋亦失养。气血两虚故筋脉挛急，屈伸时则发为关节疼痛。故用泡参、党参、茯苓、甘草以补气，当归、阿胶、熟地、生地黄、白芍、玉竹、麦冬、菟丝子以养血柔筋。因其睡眠欠佳，故用柏子仁、茯神以增进睡眠，用瓜蒌、桑寄生以通经络、除风湿，预防外邪乘虚侵犯。

（3）肝阴亏损，关节失养

姜某，女，44岁，干部，1974年8月31日初诊。其家属说病人于1964年曾患急性无黄疸型肝炎，此后即发生手足关节疼痛，屈伸时疼痛更甚，并逐年加重。1973年已发展成手足关节处筋肌紧张疼痛，牵引手足剧痛，关节处红肿变形，时发抖颤，经某医院检查，诊断为类风湿。前医以风湿论治，服大剂辛温药，遂致发狂，不能片时安静，通宵失眠，口中胡言乱语。1974年6月病人将整瓶安眠药服下，幸经医院及时抢救，未致死亡，但月经从此停闭。

现病人神志尚未清楚，前症更有增加，满面发红，频频思饮，晚上仍不能入睡。能自述手足关节剧烈疼痛，行走困难，周身肌肉疼痛。脉浮弦有力，舌红少苔。（选自《李斯炽医案》第二辑第177页）

诊断：痹证。

辨证：肝阴亏损，关节失养。

治法：滋肝养阴，通利关节。

处方：

女贞子 15g	墨旱莲 15g	白芍 15g	牡蛎 15g
知母 12g	莲子 15g	琥珀 4.5g	柏子仁 12g
酸枣仁 12g	桑枝 30g	牛膝 9g	甘草 3g

9月5日二诊：患者服上方10余剂，睡眠有所增进，神志逐渐清醒，关节疼痛稍缓，但仍红肿疼痛，抖颤现象未止，面赤口渴，头尚昏痛，周身肌肉仍疼

痛，脉仍浮弦，舌红少苔。处方：

蜈蚣 3 条　全蝎 3g　羚羊角粉（冲服）1g
知母 12g　菊花 9g　白芍 12g　玉竹 12g
桑枝 30g　牛膝 9g　秦艽 9g　豨莶草 15g
藕节 9g　柏子仁 9g　甘草 3g

1975 年 6 月 17 日三诊：上方加减，续服 60 余剂，关节红肿疼痛减轻，抖颤现象已止，已能开始行走，神志始终清楚，头部已不昏痛，周身肌肉疼痛亦缓解。但自觉血往关节聚结，关节处仍胀大，心中虚烦懊侬，胸闷不舒。饮食有所增加，有时则饥不欲食，时而嗳气，口渴思饮，眼微发红，睡眠欠佳。脉浮象稍减，舌质红，中心微黄。处方：

茵陈 18g　瓜蒌 20g　紫花地丁 15g　丝瓜络 5 寸
炒枳实 9g　焦栀子 15g　淡豆豉 15g　黄芩 15g
白芍 15g　牡蛎（先煎）18g　决明子 18g　天花粉 12g
桑枝 30g　生山楂 5g　甘草 3g

上方加减，续服 70 余剂，在服中药期间亦曾加服地塞米松、氯化奎林、奋乃静、强的松等西药。1975 年 11 月 27 日，病人行动自如，关节肿胀变形情况已恢复正常，眠食均佳，精神愉快，仅有时尚觉热重、喉痛、牙松、眼红、唇干，有时关节尚觉微痛。经服中药后，即缓解，停药又复生热。此应为阴液损伤太甚，阴易亏而难养。此属阴虚生热，还应缓缓调治。

按语：病人脉象浮弦、舌红少苔属肝阴亏损。病人原患急性肝炎，肝热耗损肝阴，病愈后未能及时用药物调养，肝阴亏损未得恢复，流连日久，病情亦更行加重。《素问·经脉别论》说："食气入胃，散精于肝，淫气于筋。"《素问·上古天真论》说："七八，肝气衰，筋不能动。"肝之气血亏虚，筋膜失养，则筋力不健，运动不利。故在关节屈伸时牵引筋脉疼痛。前医错用辛温之药，水亏之证，更以火热迫之，遂使水愈亏而火愈积，而成阳亢发狂之证。而且造成津愈亏，筋愈难养之势，故见频频思饮，筋难屈伸，疼痛加剧，甚至行走困难。此即《素问·痹论》"痹在于筋则屈不伸也"之理。患者通宵不眠，是肝不能藏魂之故，即《素问·痹论》所说的"肝痹者，夜卧则惊"。故用女贞子、墨旱莲、白芍、甘草以养阴柔筋，用牡蛎、琥珀、柏子仁、酸枣仁以潜阳安神。用桑枝、牛膝通关节，用知母、莲子以涤热益胃。二诊时阴分虽稍得涵养，但风阳之势并未停歇，故在首诊方中，加入息风止痉药，并加重涤热荣筋、通利关节药物。三诊时病人虽已服大剂量养阴涤热、通利关节药物，但病势仍消退缓慢，热象始终未除。据其口渴、烦热、苔黄、关节红肿变形等症，用茵陈、黄芩、决明子、紫花地丁以清热解毒，用淡豆豉、焦栀子以除虚烦，用瓜蒌、薤白、丝瓜络以开胸闷，用牡蛎、天花粉、桑枝、白芍、甘草等以育阴潜阳、通利关节。另外，加山楂以健胃、枳实以行气。药证对应，故获显效。

（4）肝血不足，风湿内侵

晋某，男，成年。主诉右肩关节疼痛，右臂麻木，睡眠不好，全身乏力，食量减少。经西医检查，诊断为肝脏肿大。脉弦细缓，舌上微黄苔。（选自《李斯炽医案》第一辑第131页）

诊断：痹证。

辨证：肝血不足，风湿内侵。

治法：滋养肝血，兼除风湿。

处方：

生地黄12g	当归9g	白芍12g	制首乌12g
玉竹12g	女贞子12g	山药12g	秦艽9g
桑枝24g	海风藤9g	豨莶草12g	甘草3g

4剂。

服上方4剂后，右肩关节已不疼痛，余症亦有改善。

按语：本例脉细为血少，缓为风湿，弦为病位在肝。营血不足，故右臂麻木。肝阴亏损，故睡眠不佳。《圣济总录·诸风门》讲："论曰：人身所养者，唯血与气。血气均等，则无过不及之害。稍至衰微，则所运不周，遂致体痹痛是也。"不少医家见痹证大兴祛风、散寒、活血，忽略补法。《医津一筏》针对这一错误强调："诸痛无补，言气逆滞也。虽然壮者气行则愈，怯者着而成病，真气虚乏之人，诸邪易于留着，着则逆，逆则痛。疏刷之中不可无补养之品，徒恃攻击，则正愈虚，不能送邪外出，邪愈著而痛无休止也。"故用当归、白芍、玉竹、女贞子、生地黄、制首乌以滋肝血。血虚则风湿内侵，而发为关节疼痛，故用秦艽、桑枝、海风藤、豨莶草以驱风湿。肝病传脾，故食量减少，食少则周身乏力，用山药、甘草以益脾胃，使正气内存，则邪不得干。

（5）阴血亏损，络脉瘀阻

晋某，男，50岁，工人，1971年7月13日初诊。病人久患左肩臂疼痛，经服驱风湿药物及针灸治疗后，左肩臂反麻木不仁。现症饮食甚少，渴饮不多，口鼻均有热感，全身乏力，睡眠甚差。经西医检查，肝脏肿大。脉弦细而缓，舌质淡红，中心有微黄苔。（选自《李斯炽医案》第二辑第181页）

诊断：痹证。

辨证：阴血亏损，络脉瘀阻。

治法：养血益阴，柔肝通络。

处方：

当归9g	白芍12g	生地黄12g	首乌12g
玉竹12g	山药15g	女贞子12g	秦艽9g
桑枝30g	海风藤9g	豨莶草9g	甘草3g

7月20日二诊：病人服上方4剂后，诸症大减。目前左肩臂只感轻微麻木，并无痛感，睡眠、精神、饮食均有改善，仍觉口干鼻热。脉象浮弦，头部微昏。处方：

当归9g	白芍12g	生地黄12g	鸡血藤12g
玉竹12g	山药15g	女贞子12g	牡蛎（先煎）12g
钩藤12g	桑枝30g	豨莶草12g	海桐皮9g
丝瓜络4寸	甘草3g		

8月24日三诊：服上方4剂后，自觉左肩臂已不痛不麻，诸症亦减退，即停药1个月。此次来诊只感左手二指尖微痛，胃中及口鼻有热感，头部有时微昏，胸部微闷，脉象浮弦，舌质干红。处方：

生地黄12g	白芍12g	玉竹12g	山药15g
知母12g	瓜蒌21g	薤白6g	法半夏9g
桑枝30g	丝瓜络4寸	豨莶草9g	甘草3g

服上方4剂后，诸症消失，以后即停药。随访至1978年12月，据患者说，7年多来，一直未再发过此病，亦未再服其他药物，且肝脏大小早已恢复正常。

按语：病人左臂麻木、脉象细弦，应属中医血痹范畴。其久患左臂疼痛，应属血虚不能养筋所致，祛风燥湿等辛温药物，均属劫血耗阴之品，故服之血愈伤而阴愈竭。诚如《三家医案合刻》卷二所说：“阴虚夹湿，风阳易动，故痹症时发，湿邪宜去，却不可燥。以燥药易致劫阴也。”营血不足，故左臂反觉麻木不仁。经络失养，则周身乏力。阴虚阳亢，则睡眠不安。胃阴受灼，故出现饮食甚少、渴饮不多、口鼻热感等症。其脉象弦细而缓，舌质淡红，中微黄苔，亦符阴血衰少，虚热内生之证。《金匮要略》言：“血痹阴阳俱微，寸口关上微，尺中小紧，外证身体不仁，如风痹状，黄芪桂枝五物汤主之。”此证虽属血痹范畴，但不能固执黄芪桂枝五物汤法，盖彼兼表而此属里，彼为阴阳营卫俱虚，而此属阴血亏损化燥，如重投甘温则血将难复，病将难愈矣。故以养血益阴、柔肝通络法。二诊时本前方意加减，增入潜阳之品。三诊时虽左肩臂已不痛不麻，诸症亦减退，但胃中及口鼻有热感，头部有时微昏，脉象浮弦，舌质干红。仍属血虚生热，脉络痹阻之候。再用养血益阴、清热宣痹之法，以巩固之。

（6）肝阴素亏，阳亢生风

万某，男，成年，1959年11月7日初诊。主诉1952年即开始左肩关节疼痛，以后发展到左侧颊车部位疼痛。运动时关节部位发出响声，疼痛亦加剧。性情急躁，脉弦数有力。（选自《李斯炽医案》第一辑第130页）

诊断：痹证。

辨证：肝阴素亏，阳亢生风。

治法：养阴息风，兼利关节。

处方：

石斛9g	玉竹12g	麦冬9g	山药12g
天麻9g	钩藤9g	白芍12g	桑枝24g
松节9g	伸筋草9g	甘草3g	

服5剂，即显效。

按语：病人性情急躁，脉弦数有力，系肝阴亏损。因肝主筋，肝阴亏损，筋失濡养，故屈伸时筋脉牵引作痛，运动时疼痛加剧。阴虚则津液不足，关节枯涩，故动则发响，此阳亢生风之象。治法用玉竹、白芍、石斛、山药、麦冬以养肝柔筋，用桑枝、松节、伸筋草以通利关节。桑枝，《本经逢原》言其“清热去风，故遍体风痒干燥，水气、脚气、风气，四肢拘挛，无不宜之。时珍云，煎药用桑者，取其能利关节，除风寒湿痹诸痛也”。松节，《千金翼方》言其“温。主百节久风，风虚，脚痹疼痛”。方中加天麻、钩藤以平其阳亢风动之象。需要指出的是病人性情急躁、脉弦数有力，还有可能转成热痹表现。《素问·痹论》云：“其为热者，阳气多，阴气少，病气胜，阳遭阴，故为痹热。”

（7）阴亏阳亢，气虚肝郁

潘某，男，成年，1971年2月26日初诊。主诉周身关节疼痛，头晕眼胀，睡眠不好，心累气短，少腹微痛。舌本干枯，舌上微黄，脉浮弦而短。（选自《李斯炽医案》第一辑第130页）

诊断：痹证。

辨证：阴虚阳亢，气郁气虚。

治法：养肝平肝，疏肝补气。

处方：

女贞子 12g	墨旱莲 12g	白芍 12g	玉竹 12g
制首乌 12g	钩藤 9g	石决明 9g	菊花 9g
刺蒺藜 12g	金铃炭 12g	党参 9g	甘草 3g

4剂。

服上方4剂后，周身关节已不疼痛，余症亦缓解。

按语：病人头晕眼胀，睡眠不好，舌本干枯，舌上微黄，脉浮，为肝阴亏损，肝阳上亢之象。少腹微痛脉弦，是肝经气郁不舒。肝主筋，肝阴亏损则全身筋脉巽急，屈伸时关节部位即发疼痛，且清阳实四肢，阳气不足，更易导致四肢筋骨作痛。心累气短，脉短亦为气虚症状。体虚、年老，肝肾不足，肢体筋脉失养；或病后、产后气血不足，腠理空疏，外邪乘虚而入。痹证很容易发生。故《灵枢·阴阳二十五人》云：“血气皆少则无须，感于寒湿，则善痹骨痛。”“血气皆少则无毛……善瘘厥足痹。”《济生方·痹》亦云：“皆因体虚，腠理空疏，受风寒湿气而成痹也。”故用女贞子、墨旱莲、白芍、玉竹、制首乌以养肝柔筋，用党参、甘草以补气，用钩藤、菊花、石决明以平肝潜阳，用刺蒺藜、金铃炭以疏肝。气阴两补，补中兼疏，使筋脉柔和，气机流畅，诸症即缓解。

21. 痿证

歌诀

论痿证，选五则，湿热不攘或肺热，胃与肝肾阴亏者，或为少气并少血[1]。

感湿热，濡数脉，四肢痿软白滑舌，头重面色淡黄者，东垣清燥[2]来解决。

若湿热，注下焦，两足痿软又发烧，舌腻口黏尿黄少，加味二妙[3]功效高。

有肺热，发痿躄[4]，咳痰不爽带黄色，小便不利口中渴，养阴清肺[5]加泻白[6]。

胃阴虚，口发干，宗筋[7]失润屈伸难，舌本少苔色红淡，益胃汤[8]方把津添。

肝与肾，阴液干，两腿无力行路难，足热舌干心烦乱，脉象细数虎潜丸[9]。

气血虚，两足软，面黄肌瘦又气短，自汗脉弱舌质淡，十全大补[10]来加减。

注释

[1] 论痿证……或为少气并少血：关于痿证，此处只选了常见的5种情况，即湿热、肺热、胃阴虚、肝肾阴虚、气血不足5种。

[2] 东垣清燥：即东垣清燥汤，由黄芪、党参、白术、当归、陈皮、升麻、黄柏、泽泻、苍术、麦冬、五味子、猪苓、茯苓、柴胡、黄连、生地黄、甘草组成。

[3] 加味二妙：即加味二妙汤，由苍术、黄柏、防己、当归、萆薢、龟板、牛膝、秦艽组成。

[4] 有肺热，发痿躄：《素问·痿论》云："肺热叶焦，发为痿躄。"痿躄，即痿证，是肢体萎弱的一类病症。初起多见下肢无力，渐至手足软弱，肌肉麻木不仁，皮肤干枯失泽等。

[5] 养阴清肺：即养阴清肺汤，由生地黄、麦冬、玄参、贝母、牡丹皮、薄荷、白芍、甘草组成。

[6] 泻白：即泻白散，由地骨皮、桑白皮、粳米、甘草组成。

[7] 宗筋：指三阴三阳的经筋。经筋是指十二正经和十二经别之外的又一循行系统，其特点是循行于体表，起于四肢末端的指爪，上行于四肢的腕肘、腋和踝、膝之间，回环曲折，连贯于肌肉之间，上行于颈项，终结于头面，会和于前阴部。

[8] 益胃汤：北沙参、麦冬、生地黄、玉竹、冰糖。

[9] 虎潜丸：用龟板、黄柏、知母、熟地、牛膝、白芍、锁阳、虎骨、当归、陈皮、干姜、羊肉等药，酒煮捣膏为丸。

[10] 十全大补：即十全大补汤，由当归、川芎、白芍、熟地、党参、白术、茯苓、

黄芪、肉桂、甘草组成。

典型案例

气虚血瘀

许某，女，32岁，医生，1976年5月4日初诊。病人于1968年12月30日突然语言謇涩，左手颤抖，口角流涎，口眼向右歪斜，头部剧痛如针刺，继则呕吐黄水，小便失禁，左手固握，呈半昏迷状态，左侧上下肢偏瘫，立即送某医院抢救，诊断为脑血管瘤破裂并蛛网膜下腔出血。因颅内压过高，曾做腰椎脊髓穿刺，抽出粉红色液体。并用降压、镇静、脱水、止血等药物，病情得以控制，后遗左侧上下肢无力、不灵活，左半身感觉迟钝，肌肉酸痛，温度明显低于健侧，走路时左足甩动，足跟向左歪斜，口角流涎，说话不清楚，头部定处刺痛，经治疗无效。乃于1969年2月出院，改用针灸治疗达3年之久，左足甩动情况有所改善，但左足仍内翻，走路颠簸，余症仍在。诊得脉象弱，舌质暗淡。（选自《李斯炽医案》第二辑第34页）

诊断：痿证。

辨证：气虚血瘀。

治法：补气活血。

方剂：补阳还五汤。

处方：

黄芪12g　赤芍9g　川芎6g　当归尾9g
地龙9g　红花6g　桃仁6g

2剂。

5月18日二诊：试服上方2剂后，自觉手足稍转灵活。舌质仍淡，脉象细涩。处方：

黄芪12g　赤芍9g　川芎6g　当归尾9g
地龙9g　红花6g　桃仁6g　桑枝30g
牛膝9g

6月10日三诊：续服上方12剂后，手足更加灵活，已能开始做针线活。口角不流涎，说话较前清晰，左脸感觉亦转灵敏。头部和左侧肌肉均不疼痛，患侧温度仍明显低于对侧，自觉疲乏。舌淡净，脉细涩。处方：

太子参 12g　黄芪 18g　白术 9g　茯苓 9g
香附 9g　当归尾 9g　赤芍 9g　川芎 6g
桃仁 6g　红花 6g　鸡血藤 12g　甘草 3g

6 月 24 日四诊：病人服上方 14 剂，服至 6 剂时，自觉手足关节均疼痛，患侧手指尖胀，续服则胀痛消失，手足亦灵活，左足内翻现象亦较前改善，两手温差明显缩小，平时口眼无歪斜现象，只在张口笑时右嘴角微朝上歪，左脸感觉尚未完全恢复，精神较佳。舌质淡红，脉稍转有力。处方：

当归尾 9g　赤芍 9g　川芎 6g　桃仁 6g
红花 6g　地龙 6g　黄芪 15g　太子参 12g
桑枝 30g　威灵仙 9g　牛膝 9g　姜黄 9g

10 月 5 日五诊：服上方 12 剂后，各症状又有明显好转。手足关节更加灵活，左足内翻情况更加改善，已能使用缝纫机，口眼亦完全恢复正常。患侧温度与感觉仍不如健侧。因自觉情况良好，即停药 2 个月，停药期间未见反复。最近因感冒，鼻塞流涕来诊。右脉较有力，左脉仍沉涩。处方：

苏条参 9g　黄芪 12g　当归尾 9g　地龙 6g
桑枝 3g　桃仁 6g　红花 6g　姜黄 9g
桂枝 6g　威灵仙 9g　牛膝 9g　赤芍 9g
川芎 6g

11 月 2 日六诊：服上方 2 剂后，感冒即解，又本上方加减，共服 14 剂，走路已无偏跛现象。说话清晰，患侧感觉渐恢复，只双侧温度不一，天气转冷尤甚，舌尖尚微犟，左足尖尚不灵活。脉虽稍转有力，但仍不足，舌质淡红。处方：

苏条参 12g　白术 9g　茯苓 9g　当归 3g
赤芍 9g　川芎 6g　桂枝 6g　丹参 I2g
桑枝 30g　牛膝 9g　姜黄 9g　甘草 3g
桃仁 6g

加服大活络丸，每日早、晚各 1 粒。

1977 年 8 月 23 日随访，病人服上方 10 剂和大活络丸 10 粒，诸症已基本消失。因受孕停药，做人工流产后，情况亦始终稳定，一直坚持全天工作，半年多来未见反复。目前只觉左侧手足温度微低，足趾尖微麻木，余无异常。

按语：病人脉弱舌淡，固属气虚。《医林改错》中说："若元气一亏，经络自然空虚，有空虚之隙，难免其气向一边归并。如右半身二成半，归并放左，则右半身无气；左半身二成半，归并放右，则左半身无气。无气则不能功，不能动，名曰半身不遂。"病人头部定处刺痛，脉涩舌暗，脑部有出血病史，其中夹瘀可知。王清任针对气虚夹瘀出现的半身不遂、口眼歪斜、语言謇涩、口角流涎、大便失禁、小便频数、遗尿不禁等症立补阳还五汤。本案由脑血管瘤破裂并发蛛网膜下腔出血，出血部位脑组织受破坏，周围脑组织受血肿压迫推移，出院后仍有瘀血停滞。脑组织受瘀血影响，引起运动、感觉、语言等中枢障碍，引发诸症。故本案重点在于逐瘀，兼以补气，故将补阳还五汤中之黄芪分量大为削减，而加重逐瘀药物分量。二诊诸症转好，再加桑枝、牛膝以加大活血通络力量。三诊瘀积稍减，正气不足之象又显得突出，乃于前方中加重补气药物。四诊时精神较佳，舌质淡红，脉稍转有力，虚实夹杂，用补正、逐瘀、通利三法并进。四诊病人外感，只宜于前方中加温通药物。六诊加大活络丸，此丸包含补气养阴药、活血药、助阳药、芳香化湿药、温化寒痰药和芳香开窍药、祛风湿通经络药等，力强效宏，辅助汤剂治疗。王清任在补阳还五汤方后附论中说："此法虽良善之方，然病久气太亏，肩膀脱落二三指缝、胳膊曲而搬不直、脚孤拐骨向外倒，哑不能言一字，皆不能愈之症。"本案足内翻却得以痊愈，由此可见，只要准确掌握辨证施治，并结合现代生理解剖，用药亦间有治愈者。

22. 卒中

歌诀

卒中证，取十四，外中气中痰与食，火中寒中中暑气，更有恶中与气虚。
肝阴虚，肝阳亢，肾阴亏损阳不降，肝肾阴亏与瘀血，肾阴肾阳均不旺[1]。
外中风，神昏迷，口眼歪斜筋脉急，语謇半边身不遂，小续命汤[2]最适宜。
若气中，七情逆，猝然昏倒痰壅塞，咬牙身冷脉沉者，木香调气[3]来开泄。
阳气微，风痰甚，胸中清阳蔽不通，语謇昏聩发卒中，三生饮[4]方力较雄。
食过保，发厥逆，胸腹硬满沉实脉，手足瘫软不语者，姜盐[5]探吐来开越。
五志火，洪数脉，猝然昏倒身发热，便闭面赤舌红者，清泻三焦用凉膈[6]。
阴寒中，手足颤，脉象沉迟面惨淡，卒倒不语身不暖，干姜附子[7]来温散。

中暑症，忽昏厥，自汗面垢身发热，喘渴脉芤无力者，人参白虎[8]来清涤。
恶中者，卒昏迷，头面青黑肤起栗，脉象沉伏发妄语，苏合香丸[9]开窍宜。
中气虚，又劳伤，卒倒昏瞶脸淡黄，舌质浅淡脉虚弱，当服补中益气汤[10]。
肝阴虚，动肝风，壮热神昏舌绛红，脉象弦数手足动，羚角钩藤[11]有奇功。
肾阴虚，风上攻，目眩耳鸣舌质红，半身不遂头发痛，天麻钩藤[12]来息风。
温病久，误用功，肝肾阴耗发瘛疭，脉弱神倦病危重，滋液急用大定风[13]。
有瘀血，来阻络，半身不遂小便数，口眼歪斜语言謇，补阳还五[14]把血活。
肾阴阳，两不足，中风失语足痿弱，痰涎上泛神识错，地黄饮子[15]细斟酌。

注释

[1] 卒中证……肾阴肾阳均不旺：卒中证是指突然昏倒、神识不清的一种症证，随其病因不同，还可出现口眼歪斜、言语謇涩、半身不遂、痰涎壅塞、牙关紧闭、胸中闷乱、手足瘫软、足抽搐等症状。此处列举了常见的14种证型，即外中风、气中、痰中、食中、火中、寒中、中暑、恶中、气虚、肝阴虚肝阳亢、肾阴虚肝阳亢、肝肾阴虚阳亢、瘀血、肾阴肾阳均不足而出现卒中症状者。

[2] 小续命汤：党参、桂枝、当归、麻黄、杏仁、川芎、白芍、防风、防己、黄芩、制附片、甘草。

[3] 木香调气：即木香调气散，由木香、白蔻、砂仁、黄芪、丁香、沉香、甘草组成。

[4] 三生饮：由生南星、生附片、生川乌组成。本方毒性较强，使用时应慎重，并注意久熬，以减弱其毒性。

[5] 姜盐：即姜盐汤，由生姜、食盐加水熬成。

[6] 凉膈：即凉膈散，由大黄、朴硝、甘草梢、山栀子、薄荷、黄芩、连翘组成。

[7] 干姜附子：即干姜附子汤，由干姜、制附片组成。

[8] 人参白虎：即人参白虎汤，由党参、知母、石膏、粳米、甘草组成。

[9] 苏合香丸：苏合香、白术、木香、犀角、香附、朱砂、诃子、檀香、安息香、沉香、丁香、麝香、荜拨、冰片、乳香。

[10] 补中益气汤：党参、黄芪、白术、陈皮、当归、升麻、柴胡、甘草。

[11] 羚角钩藤：即羚角钩藤汤，由羚羊角、钩藤、桑叶、菊花、竹茹、川贝、白芍、生地黄、茯神、生甘草组成。

[12] 天麻钩藤：即天麻钩藤饮，由天麻、钩藤、石决明、桑寄生、杜仲、牛膝、山

栀、黄芩、益母草、朱茯神、夜交藤组成。

［13］大定风：即大定风珠，由白芍、阿胶、龟板、生地黄、麻仁、五味子、牡蛎、麦冬、龟板、鸡子黄、炙甘草组成。

［14］补阳还五：即补阳还五汤，由当归尾、川芎、赤芍、地龙、黄芪、桃仁、红花组成。

［15］地黄饮子：熟地、巴戟天、山茱萸、石斛、肉苁蓉、五味子、官桂、茯苓、麦冬、附片、石菖蒲、远志、薄荷、生姜。

典型案例

（1）肝风夹痰，蒙闭清窍

严某，男，76岁，农民，1975年10月2日初诊。病人突发手足麻木强硬，足不能行，手不能握，口眼向左歪斜，舌犟语謇，呃逆连声，神志昏糊。经当地医院检查，其收缩压在200mmHg以上，诊断为脑血管意外，建议送大医院抢救，因其家属考虑到家里经济情况，不愿住院治疗，遂经人介绍求诊。其子言其平素痰多，近来更吐出大量白色泡沫痰，大便中亦混杂如痰样的白色黏液。发病前饮食明显减少，白天亦嗜睡，前因动怒而卒发。诊得两手脉均浮弦而滑，叫其张口，尚能勉强张开，但舌头不易伸出，舌体上滑液甚多。（选自《李斯炽医案》第二辑第26页）

诊断：卒中。

病机：肝风夹痰，蒙闭清窍。

辨证：化痰开窍，平肝通络。

方剂：温胆汤加味。

处方：

法半夏9g	茯苓9g	化橘红9g	枳壳9g
竹茹9g	远志肉6g	石菖蒲6g	麦冬9g
牡蛎（先煎）12g	桑枝30g	牛膝9g	甘草3g

3剂。

10月6日二诊：服上方3剂后，其神志已渐清楚，白天已无昏睡现象，手足麻木强硬及口眼歪斜情况明显减轻，痰量大减。说话较前清楚，但舌尚不能伸出口外，呃逆稀疏，胸闷嗳气，饭量增加。仍本前法，加重舒肝柔筋。处方：

刺蒺藜 12g	牡丹皮 9g	白芍 12g	法半夏 9g
陈皮 9g	茯苓 9g	枳壳 9g	竹茹 12g
远志肉 6g	石菖蒲 3g	石斛 9g	桑枝 30g
甘草 3g			

4 剂。

病人服上方 4 剂后，即基本恢复正常。随访至 1977 年 7 月，未见复发，病人 78 岁，仍能参加一般劳动。

按语：病人脉舌均滑，大便中亦夹杂痰样黏液，显系湿痰为患。脾为生痰之源，其发病前由于脾运不及，水湿停滞，故饮食减少，痰液增多。湿痰蒙蔽清阳，故白昼嗜睡。痰阻舌根，故见舌犟语謇。痰积中焦，以致阳气不得发越，故呃逆连声。痰阻筋隧，筋脉失养，故见手足麻木强硬、口眼向左歪斜。故《丹溪心法·中风》说："中风大率主血虚有痰，治痰为先。"其经验是："肥人中风，口手足麻木，左右俱作痰治。"《医贯·中风论》给出的治痰方法是："若初时痰涎壅盛，汤药不入，少用稀涎散之类，使喉咽疏通，能进汤液即止。若欲必尽攻其痰，顷刻立毙矣。戒之哉，戒之哉！"本案病人动怒引肝气上逆，遂致痰随气升，堵塞清窍，故神志昏糊。可见肝风引动痰气，是疾病的又一关键环节。《金匮翼》论中风时说："即痰火食气从内发者，亦必有肝风为之始基，设无肝风，亦只为他风已耳，宁有卒倒、偏枯、歪僻等症哉！经云'风气通于肝'，又云'诸风掉眩，皆属于肝'。"本案病人脉象浮弦，为肝气郁滞、肝阴亏损之象，如平素肝阴充足，肝气条达，纵有湿痰为患，亦不致如此猖獗。故湿痰而兼夹肝虚为主要病机。因病人现痰浊胶固，应以温中健脾、化痰开窍为主，佐以养肝平肝通络，选用温胆汤加味。

（2）心阴亏损，风痰阻窍

胡某，男，成年，退休工人，1973 年 1 月 29 日初诊。病人于 1 月 27 日突然手足失灵，神志模糊不清，语言謇涩，口角流涎。当即送入工厂医院，由工厂医院邀请有关医院进行联合会诊，确诊为脑血栓形成。两日后，病人由于心跳太快，病势危急，已下了病危通知，由家属和医院来请李斯炽会诊。当时见病人昏睡在床，神志不清，口中喃喃自语，唇缓不收，口角流涎，叫其伸舌尚能勉强合作，但不能伸出口外，且舌体颤动，舌质红净而滑，面色微红，右手足尚能自由伸缩，左手足则始终不能活动。其家属说病人以往有心动过速病史。诊其脉象浮细而滑数，尤以左寸力甚。（选自《李斯炽医案》第一辑第 24 页）

诊断：卒中。

辨证：心阴亏损，风痰阻窍。

治法：养阴涤热，豁痰开窍。

处方：

玉竹 12g	麦冬 9g	女贞子 12g	白芍 15g
竹茹 12g	知母 9g	牡蛎（先煎）12g	钩藤 12g
柏子仁 9g	远志 6g	石菖蒲 6g	茯神 9g
丹参 12g	甘草 3g		

4 剂。

2 月 12 日二诊：病人服上方后，其神志逐渐清楚，左侧手足渐能活动。已能坐起来解小便，面部潮红已退。但精神困乏，口干不思饮食，自觉心慌，舌质淡净，脉象已不似初诊时之滑数，出现浮细而弱之象。处方：

大红参 6g	麦冬 9g	柏子仁 12g	白芍 9g
天花粉 12g	玉竹 12g	莲子 15g	石菖蒲 6g
茯苓 9g	桑枝 30g	丹参 12g	甘草 3g

3 剂。

2 月 19 日三诊：服上方 3 剂后，精神显著好转，幻觉消失，神志十分清楚，已能坐起来自述病情，左侧手足已活动自如，心中已不觉慌乱。但口中仍觉干燥，饮食仍感无味。舌质淡红而干，脉象稍转有力，根气尚好。处方：

大红参 6g	麦冬 9g	白术 9g	茯苓 9g
山药 12g	莲子 15g	芡实 15g	扁豆 12g
白芍 9g	百合 15g	谷芽 12g	神曲 9g
甘草 3g			

3 剂。

病人服上方 3 剂后，饮食已得改善，口干亦缓解，精神情况更加好转。后以此方加减，续服 30 余剂，即完全康复，行动自如，无后遗症。病人 5 月返家探亲，并无不适感觉。随访至 1975 年 9 月，均较正常。

按语：病人舌质红净而滑，浮细而滑数，为阴亏夹痰生风。其左寸反应最为明显，说明其主要发病部位是在心。患者以往有心动过速史，素有心阴亏损之证，未能及时治疗，心阴愈亏则心阳愈亢，由于“心藏神”故心脏之阳热上冲，则使神不能藏，产生幻觉，而出现喃喃自语。心“其华在面”，故面色微红。《医学纲目·中风》说：“亦非外中于风，良由将息失宜，而心火暴甚，肾水虚衰，不能制之，则阴虚阳实，而热气怫郁，心神昏冒，筋骨不为用，而卒倒无所知也。”阳热上亢最易夹痰动风，《类证治裁·中风论治》说：“真中风，虽风从外中，亦由内虚召风，其挛急偏枯，口舌强，二便不爽，由风挟痰火壅塞，致营卫脉络失和。”舌为心之苗，风痰阻窍则舌体不能自由伸缩并颤动象。心为肝之子，子盗母气则见肝阴亏损。由于“肝主筋”“肝升于左”，肝脏之阴血亏损，不能濡养左手足经筋，则故左手足不能自由伸缩，不能濡养口唇筋肌则出现唇缓不收、口角流涎等症状。综合脉证分析，诊断为心阴亏损、阳亢生风挟痰阻窍。确定的治法是：养阴柔筋通络、潜阳安神息风、豁痰开窍涤热。药用丹参、麦冬、玉竹、女贞子、桑枝、白芍、甘草等，以养育心肝之阴，并兼以柔筋通络，用牡蛎、钩藤、茯神、柏子仁等以潜阳安神息风，用远志、竹茹、石菖蒲以豁痰开窍，用知母以涤浮热。二诊时此风阳夹痰之势已得缓解，心窍已稍开豁，阳热之势虽缓而正气又感不支。其精神困乏、口干不思饮食、心中慌乱、舌质淡净、脉象浮细而弱均为气阴两虚之象。故于前方中去潜阳清热豁痰药物，加调补气阴、扶脾益气之品。三诊时邪去正衰，气阴亏耗之象明显，此与其病前身体素质有关，应缓缓调理才能逐渐恢复。立方以调补气阴、扶脾益胃为主。

（3）肝肾阴亏，风痰上扰

王某，男，60岁，干部，1969年1月初诊。病人素有腰膝酸痛、头晕、失眠、耳鸣、咽干等症。最近因思想紧张，随时处于恐惧之中，遂至猝然昏倒，当即送某医院进行抢救，诊断为脑溢血。因病情危重，特来邀李斯炽前去会诊。见病人昏睡病床，面部发红，喉间痰声辘辘，牙关紧闭。脉象浮弦而大，左尺脉重按似有似无，撬开牙关，用电筒观察舌象，见舌质红赤，上有滑液。（选自《李斯炽医案》第二辑第30页）

诊断：卒中。

辨证：肝肾阴亏，风痰上扰。

治法：滋养息风，豁痰开窍。

处方：

生地黄 12g　　牡丹皮 12g　　泽泻 12g　　茯苓 12g
山药 15g　　山茱萸 12g　　牡蛎（先煎）12g　　龙骨（先煎）12g
石菖蒲 9g　　远志肉 6g　　竹茹 12g　　白芍 12g

3 剂。

二诊：病人服上方 3 剂后，神志已稍清醒，吐痰黏稠，面红退减，已能开口讲话，但仍舌强语謇，右侧手足能稍伸展，左侧尚不能动。脉仍浮弦，但左尺脉已较明显，舌象同前。处方：

桑枝 30g　　牛膝 9g　　生地黄 12g　　牡丹皮 12g
泽泻 12g　　茯苓 12g　　山药 15g　　山茱萸 12g
牡蛎（先煎）12g　　龙骨（先煎）12g　　石菖蒲 9g　　远志肉 6g
竹茹 12g　　白芍 12g

3 剂。

三诊：病人神志更转清醒，痰量减少，说话已能听清，身体已转活动，只是左足尚不能动，饮食增加，睡眠尚可。脉象稍转柔和，舌质红净，滑液不多。处方：

桑枝 30g　　牛膝 9g　　生地黄 12g　　牡丹皮 12g
泽泻 12g　　茯苓 12g　　山药 15g　　山茱萸 12g
牡蛎（先煎）12g　　龙骨（先煎）12g　　竹茹 12g　　白芍 12g
玉竹 12g　　玄参 12g

4 剂。

三诊时，适逢降雪，李斯炽因在返途中感冒风寒，卧床不起。3 天后，病人家属又来请诊，不能再去。询其病情，知又有好转，嘱以守服原方。1 个月后，病人康复出院，特来李老家致谢。病人说上方续服 10 余剂后，身体已基本恢复正常。目前只遗左足颠簸，要求再处方以巩固疗效。仍以六味地黄丸加龙骨、牡蛎、白芍、桑枝、牛膝、甘草与之。本例随访至 1974 年，五年来甚少患病，只左足稍跛。1974 年后，病人因调省外工作，未再随访。

按语：病人脉浮弦而大，左尺脉重按似有似无，舌红苔滑，系肾阴不充、肝风夹痰之证。肾主骨，腰为肾之府，病人素禀肾阴亏损，肾阴本已亏耗，再加恐惧伤肾，使肾精更加受损，故病人平时即有腰膝酸痛。肾主生髓，脑为髓海，肾开窍于耳，肾精不充，复加肝阳上亢，故见失眠、脑转耳鸣等症。《灵枢·海论》说："髓海不足，则脑转耳鸣，胫酸眩冒。"肾脉络于舌本，肾中阴液不足，则咽喉干燥。肝肾同源，肾精愈亏，则肝阳愈亢，肝阳愈亢则阳热上冲，热盛炼液成痰，阳亢生风，风痰交阻，故见猝然昏倒、面部发红、喉间痰涌、牙关紧闭等症。此病肾阴亏损为本，肝风夹痰是标，治当以滋养肾阴为主，潜阳息风、豁痰开窍为辅。《证治汇补·提纲门·中风》就说："肾阴不足而难言者，六味地黄汤。"故以六味地黄丸以养肾阴，加牡蛎、龙骨、白芍以养肝潜阳息风；再加石菖蒲、远志、竹茹以豁痰开窍，意使阴足阳潜，风静痰清，则诸症可冀缓解。因病情危重，嘱以急煎，频频灌服。二诊时病人神志已稍清醒，右侧手足能稍伸展，舌象同前。方已经见效，再加桑枝、牛膝。牛膝，《本经》言其"主四肢拘挛，膝痛不可屈"，《本草图经》言其"疗四肢拘挛"，《玉楸药解》则云"治中风歪斜"。三诊时，病人神志更转清醒，左足尚不能动，舌质红净，再本前方，减去石菖蒲、远志肉，加玉竹、玄参以增强养阴柔筋之力。

（4）阴血亏虚，痰热内蕴

赵某，男，老年，退休职工，1976年3月13日初诊。病人于1976年2月底突发眩晕、呕吐，随即转入昏迷。经当地医院检查，诊断为脑血管意外—脑血栓形成。经抢救后，其眩晕、呕吐、昏迷症状均有改善，但仍神志不清，仅偶尔能认识亲人，痰涎较多，舌体僵硬，语言难出，有时亦能说话，但含糊不清，瞳孔散大，左侧瘫痪，每天仅能进食一二两。前几日大便先硬后溏，最近几天未解大便，小便黄少。舌黑有黄厚腻苔，脉象浮滑微数。病员家住天津，其子曾随李老学医，因此急将症状写信给李老，求处方以救危急。（选自《李斯炽医案》第一辑第28页）

诊断：卒中。

辨证：阴血亏虚，痰热内蕴。

治法：滋阴养血，清热化痰。

处方：

法半夏 9g　　茯苓 9g　　枳实 9g　　竹茹 12g

冬瓜仁 12g	瓜蒌 20g	牡蛎 12g	钩藤 12g
白芍 12g	牛膝 9g	天花粉 12g	石菖蒲 9g
郁金 9g	琥珀（冲）6g	桑枝 30g	甘草 3g

3月24日二诊：其子来信说，其于3月17、18日两日服药两剂，病情已大有起色。目前神志、语言较前清楚，痰量大减，左手足原不能动，现左手已可摸到前额，双下肢能屈不能伸，尤其左腿稍伸则剧痛，已解出黑色溏粪，小便转为淡黄。舌黑稍减，黄腻厚苔逐渐剥落，舌尚不能伸出口外，饮食仍少，脉象转为濡数。西医给服扩张血管药物，并注射青链霉素，以控制肺部感染。处方：

茯苓 12g	山药 15g	竹茹 12g	瓜蒌 20g
芦根 9g	牡蛎（先煎）15g	牛膝 9g	白芍 12g
天花粉 15g	女贞子 12g	石菖蒲 9g	桑枝 30g
甘草 3g	川贝母粉（冲）9g		

病人服上方数剂后，其子来信说，其病情更有明显好转，神志更加清醒，已能认字，并能握笔写字。左上、下肢已可活动，只是微有抖颤。舌头已可伸出口外，吐痰甚少，食量增加，二便正常。黄腻黑苔已消失，脉象平和略数，嘱其仍参照上方服用。1977年12月询问得知，只遗左侧手足不太灵活，除年老体弱活动甚少外，原病未曾复发。

按语：病人脉象浮滑微数，乃阴虚风痰交阻之象。其中病人舌质发黑，主阴血虚极。《素问·阴阳应象大论》说："年四十而阴气自半也，起居衰矣。"今病人年老，肝阴不足，阴亏则肝旺动风，气血并走于上，故发病初始见眩晕呕吐。肝脏之阴血虚，则不荣宗筋，又因肝"其用在左"，故成左侧偏瘫。病人苔黄微腻，小便黄少，前几日大便先硬后溏，主湿热内蕴，湿热久羁则炼成痰浊，痰随肝风上蒙清窍，则见神识昏迷，阻滞舌根则舌强语謇。湿热郁阻中焦故饮食甚少，食少复加气不下降，故近几日不能大便。《古今医统大全·中风门》说："四肢不举、舌本强、足痿不收、痰涎有声，皆属于土，悉是湿热之病。"《顾氏医镜·中风》对湿热所致中风亦颇有卓见，其曰："按酒客每多类中风者，盖酒为湿热之物，能酿痰涎，痰多则内火易动，当少壮时，血强气雄，不能为害，中年以后，经脉骨肉渐为糟粕之味所渍，谷食渐减，蒸胃腐肠，虽或色泽红华，而中实败坏，一或内伤劳役，或六淫七情，少有所触，皆能卒中。譬如枯杨生华，忽遇大风而摧折矣。”综观诸症，应属阴虚阳亢，生风夹痰之证。用养肝潜阳豁痰开窍，兼以除湿通络之法。但养阴则碍湿，除湿则伤阴，“湿热夹阴虚”是李斯炽的一个重要的学术思想，李斯炽解决此矛盾有丰富的临床经验。本案用温胆汤加冬瓜仁、瓜蒌以化湿热痰浊，用白芍、牛膝、天花粉以滋阴，用牡蛎、钩藤以清热潜阳，用石菖蒲、郁金、琥珀以豁痰开窍，用桑枝以舒筋络，选药慎重，值得借鉴。二诊时，舌苔厚腻、小便黄少、舌强语謇、半身瘫痪、神识昏迷、大便不解等症均有缓解。可见湿热渐撤，积痰已稍开豁，阴液渐复，气亦有下行之势，病情已有转机，前方已见效果。但脉象濡数、食少、大便黑溏，应属湿热尚未退尽，且舌尚不能伸出口外，亦属积痰未清之象。其双下肢屈伸不利，左手足活动不灵，动则痛剧者，乃肝阴尚亏，阴液不能柔润筋脉之故。治疗除继续扫清湿热、荡涤顽痰外，重点以滋养肝阴力主。仍要注意育阴又不得过于滋腻，并注意饮食宜清淡，忌食肥腻物，以免加重湿热。由于辨证准确，用药精当，即便是索方的重症病人，也取得了良好疗效。

23. 消渴

歌诀

消渴病，取十症，发病多在脾肺肾，或为胃热阴受损，脾虚脾湿肺寒甚。

肺热病，易伤津，或为心火烁肺金，膀胱蓄水厥阴病，或伤肾阳与肾阴[1]。

胃积热，伤胃阴，身热唇红食倍增，口渴不止喜凉饮，连梅[2]清热又生津。

胃热甚，大便结，口渴嘴臭唇起裂，当用急下存津液，大承气汤[3]来荡涤。

脾阳虚，胃气弱，脾不行水口中渴，津枯发热饮食少，七味白术[4]功效卓。

脾蕴湿，口发渴，渴不思饮饮不多，湿浊内阻津难化，藿香正气[5]来斟酌。

肺寒证，吐冷痰，咳嗽气短形体寒，饮一溲二多小便，温化苓桂与术甘[6]。

肺热病，易伤津，干咳无痰或失音，口中干燥频频饮，天花粉散[7]来育阴。

心火旺，烁肺金，舌赤便黄口无津，失眠短气渴欲饮，黄芪竹叶保气阴[8]。

有蓄水，在膀胱，气化不行渴难当，小便不利身肿胀，化气利水五苓[9]方。

厥阴病，发消渴，呕吐腹痛时发作，烦闷吐蛔寒热错，乌梅丸[10]方对症药。

肾阳虚，水气寒，阳不化水肾气丸[11]，肾阴亏损津难养，六味地黄把阴添[12]。

注释

[1] 消渴病……或伤肾阳与肾阴：消渴病指渴而饮多、食多而反消瘦，尿多和出现糖

尿等的病症。“上消”以口渴多饮为主症；“中消”以多食易饥而形体反见消瘦为主症；“下消”以多尿小便如膏如脂为主症。由于体内水分的运行主要依靠肺气的通调肃降、脾气的运化转输和肾气的开阖调节，故消渴病多与肺、脾、肾三脏有关。从其病机分析，大体上可以概括为以下10种证型，即胃热伤阴、脾虚、脾湿、肺寒、肺热伤津、心火烁肺、膀胱蓄水、厥阴病、肾阳不足、肾阴亏损。

［2］连梅：即连梅汤，由黄连、乌梅、麦冬、生地黄、阿胶组成。

［3］大承气汤：大黄、芒硝、枳实、厚朴。

［4］七味白术：即七味白术散，由党参、白术、茯苓、木香、藿香、葛根、甘草组成。

［5］藿香正气：即藿香正气散，由藿香、白芷、紫苏、茯苓、半夏曲、白术、厚朴、苦桔梗、炙甘草、大腹皮、陈皮组成。

［6］苓桂与术甘：即苓桂术甘汤，由茯苓、桂枝、白术、甘草组成。

［7］天花粉散：由天花粉、生地黄、麦冬、五味子、粳米、葛根、甘草组成。

［8］心火旺……黄芪竹叶保气阴：烁，音硕，烧灼的意思。黄芪竹叶汤，由党参、黄芪、当归、白芍、生地黄、麦冬、川芎、黄芩、石膏、竹叶、甘草组成。

［9］五苓：即五苓散，由桂枝、白术、茯苓、泽泻、猪苓组成。

［10］乌梅丸：乌梅、细辛、干姜、黄连、当归、附子、蜀椒、桂枝、人参、黄柏。

［11］肾阳虚……阳不化水肾气丸：肾阳虚症状见《五脏辨证论治歌诀》肾阳虚条下。肾气丸：熟地、山茱萸、山药、牡丹皮、泽泻、茯苓、附子、肉桂。

［12］肾阴亏损津难养，六味地黄把阴添：肾阴亏损症状见《五脏辨证论治歌诀》肾阴虚条下。六味地黄丸：熟地、山茱萸、山药、牡丹皮、泽泻、茯苓。

典型案例

（1）肾水不足，胃热上炎

杜某，男，成年，1964年11月9日初诊。主诉患消渴数年，饮多尿少，小便黄色，大便秘结，面目红润。脉象弦数，沉取较硬，舌质红，中心开裂，舌根黄浊。（选自《李斯炽医案》第一辑第97页）

诊断：消渴。

辨证：肾水不足，胃热上炎。

治法：滋阴益肾，清胃泻火。

处方：

知母 9g	黄柏 9g	石斛 9g	玉竹 9g
玄参 9g	麦冬 9g	天花粉 9g	雅黄连 6g
枯黄芩 9g	莲子心 6g	甘草 3g	

6 剂。

11 月 16 日二诊：服上方后，热象退减，口不甚渴，饮水不多，心中轻快，大便较前通利，小便微黄，量不太多，饮食正常，舌质微红，苔薄黄，脉象弦数有力，上方中加入生地黄 9g，服 4 剂。

11 月 20 日三诊：脉象柔和，舌苔转润，尿量接近正常，微带黄色，眠食均佳，以丸药巩固之。处方：

山茱萸 30g	生地黄 30g	山药 30g	牡丹皮 21g
泽泻 24g	茯苓 30g	知母 24g	黄柏 15g
牛膝 12g	车前子 24g	女贞子 30g	墨旱莲 30g
玄参 30g	甘草 9g		

上药共研细末，炼蜜为丸，每丸重 9g，每日早晚各服 1 丸。

按语：本例脉象沉取较硬、舌质红、中心开裂，是肾阴不足之象。肾阴亏损，亦可使水不化气，而发为消渴溲少。《医述》卷十六说："因过劳其肾阴，气逆于少腹，阻遏膀胱之气化，小便不能通利。"阴亏液涸，则虚火上炎，故发为面目红润、大便秘结、小便黄色、脉象弦数、舌根黄浊等胃热见症。故治法当以滋肾益胃清热为主，用知柏地黄丸、二至丸加玄参、牛膝、车前子以育肾阴，用玉竹、石斛、天花粉、麦冬以养胃阴，用雅黄连、枯黄芩、莲子心、连翘以清热，其目的即《伤寒指掌》所讲"滋肾阴，清胃热，以生津液"，最终使水升火降，消渴即解。《金匮要略》曰："男子消渴，小便反多，以饮一斗，小便一斗，肾气丸主之。"而本案以知母、黄柏易附子、肉桂，原因何在？一者本案溲少非溲多，二者《石室秘录》陈士铎说："不知消症非火不成也。余补水而少去火，以分消水湿之气，则火从膀胱而出，而真气仍存，所以消症易平也。又何必加桂、附之多事哉。唯久消之后，下体寒冷之甚者，方加肉桂二钱，亦附应异常。"

（2）胃热劫津，阴液受损

江某，男，成年，干部，1974 年 8 月 27 日初诊。病人近来多食易饥，以往每顿只能进食三两，最近突然增至五两，尚感饥饿。经医院检查，尿糖（+++），确诊为糖尿病。现自觉头昏、眼干、全身无力。诊舌质红而少苔、脉象浮大。（选自《李斯炽医案》第二辑第170页）

诊断：消渴。

辨证：胃热劫津，阴液受损。

治法：清热滋阴。

处方：

石斛 9g	麦冬 9g	玄参 9g	百合 12g
天花粉 9g	山药 12g	葛根 9g	茯苓 9g
黄连 6g	金银花 9g	知母 9g	甘草 3g

4剂。

9月7日二诊：病人服上方5剂后，诸症退减。每餐饮食已降至二两多，食后已不觉饥饿，亦无口渴感觉，此中消证已罢。经西医检查，尿糖已减为（+），再用上方加减以巩固之。处方：

石斛 9g	麦冬 9g	生地黄 9g	百合 12g
葛根 9g	沙参 9g	天花粉 9g	芦根 12g
菊花 9g	金银花 9g	黄连 6g	知母 9g
甘草 3g			

4剂。

按语：病人眼干、舌红少苔、脉象浮大为胃热劫津，阴液受损。胃热则多食、易饥。由于邪热不杀谷，水谷精微从小便出。水谷精微不能化生气血，故见头昏、乏力。水谷精微不能化生阴液，则邪火愈炽，因此病情日益加重。此《景岳全书》所谓："中消者，中焦病也，多食善饥，不为肌肉，而日加瘦削，其病在脾胃，又谓之消中也。"本案既为阴亏火炽，生津降火实为当务之急。《医门法律》说："一凡治初得消渴病，不急生津补水，降火散热，用药无当，迁延误人，医之罪也。"故用黄连、金银花、知母以降火散热，用天花粉、石斛、山药、葛根、麦冬、玄参、百合等大量益胃阴而兼顾肺肾阴分之品，生津补水。消渴为水液代谢失调之病，而人体司水之脏为肺、脾、肾三脏，故其治疗除滋养脾胃之阴外，还兼顾肺肾之阴。方中还加茯苓、甘草健脾以运药、补气以配阴，配伍精当，切中病机。

（3）湿伤脾阳，肾气不充

张某，男，42岁，1966年1月26日初诊。两月前发现肩关节疼痛。经医院检查，发现小便含糖，饮食过劳则尿中含糖量多，诊断为糖尿病。现夜间小便特多，脉柔和，至数稍缓，舌苔淡白而滑。（选自《李斯炽医案》第一辑第98页）

诊断：消渴。

辨证：湿伤脾阳，肾气不充。

治法：除湿运脾，温阳强肾。

处方：

茯苓 9g	白术 3g	桂枝 6g	南藿香 9g
苍术 12g	厚朴 9g	陈皮 9g	法半夏 9g
巴戟天 9g	桑寄生 12g	炙甘草 3g	

3剂。

1月29日二诊：服上方后，自觉症状有所减轻，但由于感冒引起咳嗽。脉象不浮，舌上白苔，肺经稍有寒邪，于上方中加入解表药。处方：

紫苏梗 9g	防风 9g	桂枝 6g	白芍 12g
杏仁 9g	厚朴 9g	茯苓 9g	炒陈皮 9g
法半夏 9g	生姜 6g	甘草 3g	

2月7日三诊：感冒已解，小便含糖量下降，但夜来小便尚多，自觉身体较弱。脉象至数迟缓，舌质嫩红，再宜培补气血、温扶肾阳以巩固之。处方：

党参 12g	茯神 9g	白术 9g	炒枣仁 9g
法半夏 9g	陈皮 9g	熟地 12g	补骨脂 9g
益智仁 9g	桂枝 6g	白芍 9g	炙甘草 3g

6剂。

按语：本例脉缓舌淡而滑，为湿滞阳虚之象。湿滞则消渴，《圣济总录·消渴门》说："论曰脾土也，土气弱则不能制水，消渴饮水过度。"《万病回春·消渴》说："消渴者，口常渴也。小便不利而渴者，知内有湿也。"本案病人既有湿邪，又有肾阳不充，所以不是小便不利而是小便夜多。此外，脾主四肢，湿困脾阳，所以病人关节重滞而痛。方用茯苓、白术、苍术以除湿，用藿香、法半夏、陈皮、厚朴以运脾，用桂枝、生姜以温阳，用桑寄生、巴戟天、补骨脂、益智仁以强肾。二诊时，因受感冒，故加紫苏梗、防风、杏仁以解之。三诊时，脾湿渐除，身体衰弱之象较显，故加党参、茯神、枣仁、熟地、白芍以补之。

24. 汗症

歌诀

出汗症，列十类，心表气虚风伤卫，湿暑瘀血阳明热，肾阴肾阳两衰退[1]。
心虚证，汗难藏，可服人参养营汤[2]，表虚自汗设屏障，玉屏风散功效良[3]。
气虚者，多自汗，六君牡蛎来收敛[4]，风邪伤卫脉浮缓，桂枝汤方把邪散。
感温邪，脉浮数，自汗不畅口发渴，咳嗽咽喉痛如破，银翘散[5]方是妙药。
感暑邪，伤气阴，汗渴烦躁难安宁，脉大而虚属暑证，清暑益气[6]又生津。
瘀血阻，胸闷瞀[7]，多在天明把汗出，定处赤痛最善怒，血府逐瘀[8]功效卓。
阳明热，白虎散[9]，肾阴亏损多盗汗，可服六味地黄丸[10]，阳虚八味把功建[11]。

注释

[1] 出汗症……肾阴肾阳两衰退：汗症的原因，这里只列举10种常见的类型。即心虚、表虚、气虚、风邪伤卫、温邪、暑邪、瘀血、阳明胃热、肾阴亏损、肾阳不足。

[2] 心虚症……可服人参养营汤：这里谈的心虚证，主要是指心气虚，可参见《五脏辨证论治歌诀》心气虚条下。人参养营汤由当归、熟地、白芍、党参、白术、黄芪、肉桂、茯苓、五味子、陈皮、远志、甘草组成。

[3] 表虚自汗……玉屏风散功效良：表虚可出现自汗或漏汗不止，或汗出恶风、舌质淡、脉缓而无力等症状。玉屏风散由黄芪、白术、防风组成。

[4] 气虚者……六君牡蛎来收敛：气虚证可参照《五脏辨证论治歌诀》脾阳虚、肺气虚条下所列症状。六君汤由人参、茯苓、白术、甘草、半夏、陈皮组成。

[5] 银翘散：金银花、连翘、竹叶、荆芥穗、牛蒡子、桔梗、薄荷、淡豆豉、生甘草。

[6] 清暑益气：即清暑益气汤。这里的清暑益气汤不是指李东垣方，而是清代王孟英方。由西洋参、石斛、麦冬、黄连、竹叶、荷梗、知母、粳米、西瓜翠衣、甘草组成，有清暑益气生津的功效。

[7] 闷瞀：瞀，音贸，亦可读木。闷瞀，是视物不明，烦乱不安的一种证候。

[8] 血府逐瘀：即血府逐瘀汤，由当归、生地黄、桃仁、红花、枳壳、赤芍、川芎、柴胡、桔梗、牛膝、甘草组成。

[9] 阳明热，白虎散：阳明热，即胃热。症状见《五脏辨证论治歌诀》胃有热条下。

白虎散：即白虎汤，由石膏、知母、甘草、粳米组成。

［10］肾阴亏损……六味地黄丸：肾阴亏损症状见《五脏辨证论治歌诀》肾阴虚条下。六味地黄丸：熟地、山茱萸、山药、泽泻、茯苓、牡丹皮。

［11］阳虚八味把功建：肾阳虚症状见《五脏辨证论治歌诀》。八味：即八味肾气丸，由熟地、山茱萸、山药、泽泻、茯苓、牡丹皮、附片、肉桂组成。

典型案例

卫气同病

谢某，女，77岁，退休教师，1972年10月初诊。病人突发高烧，微觉恶寒，无汗，头目昏晕，干咳无痰，已数日不能进食。口中烦渴，频频索饮果汁水和葡萄糖水，几天来未曾大便，小便色黄。素有高血压病。诊得脉象浮大而数，重按乏力，舌干红无苔。（选自《李斯炽医案》第二辑第6页）

诊断：汗证。

辨证：卫气同病。

治法：清解气分，辛凉透发。

处方：

金银花9g	连翘9g	薄荷6g	芦根9g
枇杷叶（去毛）9g	竹茹9g	杏仁9g	知母9g
天花粉12g	麦冬9g	生谷芽12g	甘草3g

2剂。

二诊：病人服上方2剂后，诸症得以改善，热势稍缓，精神转佳，能进少许饮食，已能勉强撑持下床。但仍干咳不止，渴而思饮。

病人急于弄清所患何病，即雇三轮车去某医院，经医院透视检查，确诊为急性肺炎。因途中颠簸，复感风寒，刚返回家中，即感手足逆冷，继而昏迷不醒，小便失禁，举家惊慌。因其年事过高，认为系虚脱症状。其家人亦粗知医理，一面准备急煎参附以回阳，一面急来求诊。

李斯炽往其住处诊时见患者昏睡在床，面色苍白、四肢逆冷、指甲发青。诊其脉已不似前之浮大而数，重按乃得沉数之脉。患者系从未结婚，肾气向来充足，而今命门之脉仍然根气尚足。因思魏柳州曾有“脉象双伏或单伏而四肢逆冷或爪甲青紫，欲战汗也”之语。断此证为因风温之邪未解，而复受寒气郁遏，邪正交争之时，不得因其有昏迷失溲之症而即谓之虚脱。其昏迷失溲者，是因去医院检查过程中元神受扰之故也。明代方隅《医林绳墨》说："当战不得用药，用药有祸无功。"乃嘱其家属不可乱用参附，亦不可频频呼唤再扰其元神。从其脉象判断，并非危症。于是守护片时，见患者眼目渐睁，并自述口中烦渴。病人已多日缺少谷气，其胃中空虚可知。李斯炽思仲景《伤寒论》桂枝汤条下有啜粥以助汗之训，叶天士《外感温热篇》有"若其邪始终在气分流连者，可冀其战汗透邪，法宜益胃，令邪与汗并，热达腠开"之旨，乃令其家属煮米取浓汤加入葡萄糖以益胃增液助其战汗。

三诊：翌日，其家属又来求诊说，昨天送服浓米汤葡萄糖液后，病人晚上即全身颤抖，继而漐漐汗出。今日精神爽快，体温正常，知饥欲食。但仍干咳思饮，小便微黄，大便未解。诊得脉又转浮大，但不似前之疾数，舌质红净无苔，已不似前之干燥，面色亦稍转红润。自述已无恶寒感觉，头目昏晕现象亦有所减轻，全身无力。知其温热之邪通过战汗已衰其大半，目前应以养肺胃之阴为主，并兼透其余邪。处方：

桑叶 9g　菊花 9g　竹茹 12g　桔梗 6g
杏仁 9g　玄参 9g　麦冬 9g　沙参 9g
百合 12g　甘草 3g　生谷芽 12g　枇杷叶（去毛）9g
3 剂。

四诊：服上方 3 剂后，诸症继续减轻。但饮食尚未完全恢复正常，全身乏力，微咳。舌仍红净，脉仍浮大，拟参苓白术散加减以善其后。处方：

泡参 9g　茯苓 9g　白术 9g　莲子 12g
芡实 12g　山药 12g　百合 12g　麦冬 9g
瓜蒌 20g　桔梗 6g　甘草 3g　枇杷叶（去毛）9g
4 剂。

病人服上方 4 剂后，饮食增进，诸症消失。经随访至 1975 年 12 月，患者已 81 岁，仍然比较健康。

按语：病人首诊时高烧、烦渴、尿黄、脉象数大，为温邪已传入气分。其尚觉微恶风寒，无汗，可见卫分症状亦未全解，此风热犯肺，渐欲化热入里。故用金银花、连翘、薄荷、知母等卫气两清。病人还兼有阴虚，其根据有四：① 脉浮大而数，应属风热，但重按乏力，此阴虚阳亢之象。② 头昏脉浮，固属表邪未尽，但表证仅有头昏而无目眩，阴虚者则头昏目眩兼见。③ 干咳无痰乃热病伤津加患高血压素禀阴亏所致。④ 病人舌干红无苔亦阴虚之象。阴虚则胃津缺乏，消化受到影响，仅索饮水浆。故用天花粉、麦冬以滋阴，芦根、枇杷叶、竹茹以化痰，生谷芽、甘草和胃调中。病人发热兼数日不得大便，颇似承气汤证，此不大便乃阴虚不能进食，胃气不得下降所致，不得以胃家实论治而妄用攻下。二诊时李老见病人昏睡在床、面色苍白、四肢逆冷、指甲发青，并未贸然使用回阳救逆法，而是根据沉数之脉，及病人既往史，确认为战汗前兆。并未处方，根据伤寒桂枝汤啜稀粥法处米汤加葡萄糖以助汗势。可见李斯炽诊脉观人，其心也细；未出汤药，其胆也大；米汤助汗，其技也精！三诊透余邪、养胃阴。四诊健脾滋阴、培土生金，皆合温病法度。此案不但有利于学习战汗之症、因、脉、治，且示后人伤寒温病皆系经典，欲提高临床疗效，需全面继承之。

25. 月经病

歌诀

经先期，分七则，血分虚热与实热，热痰肝郁肾火者，血瘀脾虚不能摄[1]。

若血分，有实热，经期提前深赤色，周身发疹脉数者，芩连四物[2]来清血。

若血分，有虚热，经期提前淡红色，午后身热便秘者，两地汤[3]方来解决。

有热痰[4]，经提前，星芎丸方加术连[5]，肝郁丹栀逍遥散[6]，肾火知柏地黄丸[7]。

有瘀血，经滞涩，经来腹痛下黑血，舌边紫点脉涩者，桃红四物[8]逐瘀积。

脾虚者，不涩血，惊悸怔忡面色白，健忘食少失眠者，归脾汤[9]方来统摄。

经后期，血虚寒，肝郁瘀血与停痰[10]，经行先后无定者，肝肾两虚使其然。

血虚寒，面色淡，少腹冷痛喜热按，经迟量少脉涩缓，温经汤[11]方来温散。

肝气郁，逍遥方[12]，瘀血[13]桃红四物汤，痰阻经滞胸闷胀，苍附导痰[14]力较强。

肾与肝，两具郁，经无定期时断续，脉象弦数腰胁痛，定经汤[15]方是良药。

注释

［1］经先期……血瘀脾虚不能摄：月经先期常见有 7 种情况，即血分实热、血分虚热、热痰、肝郁、肾火、血瘀及心脾两虚不能摄血者。

［2］芩连四物：即芩连四物汤，由黄芩、黄连、当归、川芎、白芍、生地黄组成。

［3］两地汤：生地黄、地骨皮、白芍、玄参、麦冬、阿胶。

［4］有热痰：咳嗽条下对热痰的总结是“有痰热，胸闷烦，痰多痰黄咳声连，睡眠不好呼吸紧”。

［5］星芎丸方加术连：星芎丸由胆南星、川芎、苍术、香附组成。加术连，即加白术、黄连。

［6］肝郁丹栀逍遥散：肝郁症状见《五脏辨证论治歌诀》肝气郁条下。丹栀逍遥散由当归、白芍、柴胡、白术、茯苓、薄荷、牡丹皮、栀子、生姜、甘草组成。

［7］肾火知柏地黄丸：肾火症状见《五脏辨证论治歌诀》肾有热条下。知柏地黄丸：知母、黄柏、熟地、牡丹皮、泽泻、茯苓、山药、山茱萸。

［8］桃红四物：即桃红四物汤，由桃仁、红花、当归、川芎、白芍、生地黄组成。

［9］归脾汤：由当归、黄芪、党参、白术、茯神、木香、远志、龙眼肉、酸枣仁、生姜、大枣、甘草组成。

［10］经后期……肝郁瘀血与停痰：月经后期常见血虚寒、肝郁、瘀血、停痰四种情况。

［11］温经汤：由吴茱萸、当归、川芎、白芍、党参、桂枝、阿胶、生姜、牡丹皮、半夏、麦冬、甘草组成。

［12］逍遥方：即逍遥散，由柴胡、当归、茯苓、白芍、白术、炙甘草、生姜、薄荷组成。

［13］瘀血：瘀血症状见《五脏辨证论治歌诀》有瘀血条下。

［14］苍附导痰：即苍附导痰丸，由苍术、香附、陈皮、茯苓、枳壳、南星、生姜、甘草组成。

［15］定经汤：由菟丝子、柴胡、白芍、当归、熟地、荆芥穗、怀山药、茯苓组成。

典型案例

（1）闭经

陈某，女，成年，干部，1971 年 4 月 6 日初诊。病人几年前先是月经推后，以后逐渐发展为数月不来月经。1970 年以来，甚至 10 个月不至，两月前曾来潮一次，经量特少，血色乌黑，来时少腹疼痛甚剧。平素抑郁寡欢，性急易怒，面色少华。诊得舌淡而暗，脉缓而涩。（选自《李斯炽医案》第一辑第 210 页）

诊断：闭经。

辨证：肝郁血虚夹瘀。

治法：行气养血逐瘀。

处方：

柴胡 8g	白芍 10g	金铃炭 12g	延胡索 10g
茯苓 6g	白术 10g	桃仁 10g	当归尾 10g
丹参 10g	牡丹皮 10g	茺蔚子 10g	甘草 3g

4 剂。

6 月 23 日二诊：病人服上方 4 剂后，自感少腹疼痛难忍，随即月经来潮，经量甚多，且多属紫色血块。月经过后，自觉一身轻快，心情舒畅，诸症若失。近两月来，月经均应时来潮，但在月经前后，少腹仍有痛感，舌仍淡暗，脉象弦细。处方：

柴胡 8g	白芍 10g	金铃炭 12g	延胡索 10g
茯苓 10g	白术 10g	青皮 10g	薄荷 6g
益母草 10g	当归 10g	牡丹皮 10g	甘草 3g

4 剂。

按语：病人多愁易怒，舌暗脉涩，为肝郁。《张氏医通》说："妇人情志不遂。悒郁不舒。而致经闭不调。"面色少华、舌淡脉缓为血虚。然肝郁为主，血虚次之。《医录补遗》曰："妇人血海满则行，然妇人性情执着，比之男子十倍，虽有虚证宜补，亦当以执着为虑，况月闭一证，大半属血虚气结。"肝气郁滞，再加营血衰少，日久必成瘀积。《灵枢·经脉》说足厥阴肝经"循股阴，入毛中，环阴器，抵小腹"，瘀积在阴器，故致月经闭阻、经量特少、血色乌黑、少腹疼痛等症。《女科指要·经候门》说："血瘀结块，夹蓄水而冲任气闭血脉不流，故月事不行焉。"针对肝郁血虚夹瘀之证，需解郁兼逐瘀，养血兼益气。本案选逍遥散加减治之。方用当归尾、白芍、丹参养血行血；佐白术、茯苓、甘草以补气；用桃仁、牡丹皮、茺蔚子活血调经；佐柴胡、金铃炭、延胡索以解郁。二诊后月经应时来潮，但在月经前后，少腹仍有痛感，舌仍淡暗，脉象弦细。此瘀积渐通，但血虚肝郁之象尚在。仍本首诊方义，酌减益母草等祛瘀之品，加重养血疏肝以巩固疗效。

（2）崩漏

陈某，女，41 岁，1945 年 9 月初诊。病人停经 3 个月，体胖面白、精神困倦、舌淡而润。前医辨证为寒湿经闭，用平胃散加桂枝、香附、川芎、丹参、当归等味，行气除湿、温经活血。服1剂后，即感腹痛，随即经来如注，其势甚暴。病人家属即将其送至李老处，请求急救。当时见病人气息微弱，闭目不语。脉极为沉细。（选自《李斯炽医案》第二辑第211页）

诊断：崩漏。

辨证：气随血脱。

治法：益气摄血。

方剂：

第一方：独参汤。

大洋参15g，煎汤频服。

第二方：

阿胶珠9g	乌贼骨9g	焦陈艾6g	炮姜3g
党参15g	黄芪15g	当归6g	白芍9g
熟地9g	炙甘草3g		

2剂。

二诊：病人急服独参汤，并续服上方2剂后，经量减少，精神转佳。方用人参养营丸调理善后。

按语：病人气息微弱，闭目不语，脉极沉细，为气随血脱之证。《濒湖脉学》体状诗曰："细来累累细如丝，应指沉沉无绝期。春夏少年俱不利，秋冬老弱却相宜。"病属急症，该病人体胖面白，乃形盛气虚。叶天士在《温热论》中说："如面色白者，须要顾其阳气。"此经闭虽由寒湿困阻，但用药需顾正气，前医不识，用耗气行血药过量，导致阳气更虚，不能摄血，而演变为暴崩之证。故当务之急，应本益气摄血之法，故嘱其先用大洋参，煎汤频服。独参汤《医方类聚》言："主大汗大下之后，及吐血、血崩、血晕诸症。"陈修园曰："失血之后，脏阴太虚，阴虚则不能维阳，阳亦随脱，故用人参二两，任专力大，可以顷刻奏功。"应急后，第二方以阿胶珠、乌贼骨、焦陈艾、炮姜以止血，党参、黄芪、当归、白芍、熟地、炙甘草以补益气血。二诊时调理善后的人参养营丸，其药物组成为人参、当归、黄芪、白术、茯苓、肉桂、熟地、五味子、远志、陈皮、杭芍、甘草。此丸组成由《太平惠民和剂局方》里的"人参养营汤"改制而成，《麻科活人全书》说："人参养营汤，治脾经气虚，营血不足。"本案选用此方，甚为合拍。纵观李斯炽的治疗过程，可谓急缓有序，标本兼治，故收全功。

26. 产后病

歌诀

产后病，有多端，痉病血晕大便难，小便淋闭或多汗，蓐劳血崩与筋挛。
或气喘，或呃逆，恶露不下或不绝，不语惊悸恍惚者，中风头痛与发热。
浮肿病，痛全身，胃腹儿枕[1]腰胁疼，产门[2]不闭交骨[3]紧，胞衣不下盘肠生。
或发渴，或抽搐，虚烦呕吐痢与疟，虚寒寒热勿辨错，产后诸病细斟酌[4]。
产后痉，气血空，腠理[5]不密易冒风，角弓反张头强痛，八珍[6]芪附桂防风。
产后晕，有两般，血瘀血脱仔细看，血瘀宜用佛手散[7]，血脱清魂散[8]自安。
若产后，大便难，血虚肠燥津液干，饮食如常无胀满，静待津回听自然。
淋闭症，尿不通，热邪夹血渗胞中，四物[9]蒲瞿桃仁膝，滑石甘草木香通。
产后汗，有三桩，头汗当归六黄汤[10]，自汗黄芪[11]设屏障，大汗参附[12]可回阳。
蓐劳病，气血虚，风寒兼食又夹瘀，寒热往来痛绕脐，懒食多眠头晕迷。
骨蒸汗，痰喘急，面黄肌酸力难支，扶脾益胃六君子[13]，调卫和营三合[14]宜。
若产后，发血崩，血脱气陷病非轻，十全大补[15]胶升续，山萸姜炭酸枣仁。
如暴怒，伤肝经，逍遥[16]栀地白茅根，瘀停少腹多胀痛，佛手失笑[17]把瘀行。
若汗后，被风乘，筋骨疼痛难屈伸，无汗养营兼祛邪，有汗桂芪入八珍。
若产后，气喘急，或为气脱或瘀血，参附用于气脱者，夺命散[18]能化瘀积。
产后呃，为虚寒，丁香白蔻伏龙肝，热渴面红小便赤，茹橘饮[19]方及时煎。
无恶露，是何因，或因血虚或瘀凝，血瘀宜用失笑散，血虚圣愈[20]补而行。
若恶露，来不绝，停瘀虚损不摄血，停瘀可用佛手散，虚损十全来统摄。
不语症，细分清，败血冲心痰热乘，或为气血两虚损，实少虚多要辨明。
血冲心，用七珍[21]，痰热星连入二陈[22]，气血两虚八珍散，菖蒲远志与钩藤。
惊悸症，与恍惚，产后血虚心气弱，养心须用茯神散[23]，血虚归脾[24]是要药。
临产后，气血虚，若患中风最危急，十全大补为主剂，临证详参佐使宜。
若头痛，无表证，或为血虚或瘀停，逐瘀芎归为对证，血虚八珍加蔓荆。
产后热，不一端，内停饮食外风寒，瘀血血虚与劳力，阴虚阳越细细参。
呕吐胀，饮食伤，异功[25]楂曲厚朴姜，外感头痛又恶寒，柴胡葱白四物汤。

瘀血证，生化汤[26]，血虚四物加炮姜，阴虚阳越是危象，快用参附来回阳。

产后肿，水气血，水肿喘咳小便涩，气肿轻浮胀满者，皮如熟李是为血。

欲导水，用茯苓[27]，气肿枳术汤[28]效灵，血肿调中[29]归芍术，茯神煎冲小调经[30]。

若产后，全身疼，兼表趁痛散[31]方灵，血瘀四物加没药，秦艽红花与桃仁。

若产后，发胃疼，寒凝大严蜜[32]温行，实热便结玉烛散[33]，伤食楂曲入二陈。

若产后，痛腹中，或为伤食或瘀壅，或为胞寒血虚痛，伤食楂曲加异功。

恶露少，血瘀壅，失笑散方有奇功，胞寒宜用香桂饮[34]，血虚当归来建中[35]。

若产后，儿枕疼，瘀血延胡[36]来运行，吴萸汤[37]方去风冷，水蓄须当用五苓[38]。

产后腰，血虚痛，独活桑寄生[39]有妙用，肾虚桂附地黄丸[40]，再加续断与杜仲。

右胁痛，在气分，宜用四君[41]加柴青，左痛瘀血延胡散，气血两虚用八珍。

若产门，不能闭，十全大补补血气，若因初产痛而肿，甘草汤洗自能愈。

若交骨，不能开，或因不足或初胎，总宜佛手败龟板，不足加参自能开。

若胞衣，不能下，多因初产受惊怕，或受风冷或血枯，急服夺命功效大。

盘肠产，是何由，气虚儿肠不能收，补中益气来升举，肠干润以奶酥油。

若产后，口发渴，血虚花粉入四物，若为气阴不足者，生脉散[42]方细斟酌。

抽搐症，是何因，血虚阳盛难养筋，发热恶寒心烦闷，钩藤丹皮入八珍。

若虚烦，气血伤，人参当归汤[43]最良，败血冲心失笑散，亡血当归补血汤[44]。

呕吐症，为食停，六君楂曲缩砂仁，呕逆痰涎是痰饮，治痰主方是二陈。

产后痢，细参详，热痢槐连四物汤[45]，冷热不和芍药[46]治，虚寒滑脱养脏[47]良。

若产后，疟疾发，瘀血生化加柴甲，外感藿香正气散[48]，痰食二陈加山楂。

注释

［1］儿枕：相当于子宫部位。

［2］产门：指妇女前阴，已嫁者称产门。

［3］交骨：妇女产门之上有两骨互相交合，生产时即开，名为交骨。即耻骨。

［4］产后诸病细斟酌：妇女产后病较多，常见的有痉病、血晕、大便难、小便闭、多汗、蓐劳、血崩、筋挛、气喘、呃逆、恶露不绝、不语、惊悸、恍惚、中风、头痛、发热、浮肿、身痛、胃痛、腹痛、儿枕痛、腰痛、肋痛、产门不闭、交骨不开、胞衣不下、盘肠生、发渴、抽搐、虚烦、呕吐、痢、疟等多种。

［5］腠理：即肌腠之纹理，一般指表层的肌肉。

［6］八珍：即八珍汤，由党参、茯苓、白术、甘草、当归、川芎、生地黄、白芍组成。

［7］佛手散：当归、川芎。

［8］清魂散：荆芥穗、党参、川芎、泽兰、甘草。

［9］四物：即四物汤，由当归、熟地、白芍、川芎组成。

［10］当归六黄汤：当归、黄芪、生地黄、熟地黄、黄柏、黄连、黄芩组成。

［11］黄芪：即黄芪汤，由黄芪、防风、白术、牡蛎、茯苓、麦冬、熟地黄、甘草组成。

［12］参附：即参附汤，由大红参、附片组成。

［13］六君子：即六君子汤，由党参、茯苓、白术、甘草、半夏、陈皮组成。

［14］三合：即三合汤，由当归、白芍、川芎、熟地黄、黄芩、法夏、党参、茯苓、大枣、生姜、甘草组成。

［15］十全大补：即十全大补汤，由当归、川芎、白芍、熟地黄、党参、白术、茯苓、黄芪、肉桂、甘草组成。

［16］逍遥：即逍遥散，由柴胡、当归、茯苓、白芍、白术、炙甘草、生姜、薄荷组成。

［17］失笑：即失笑散，由五灵脂、蒲黄组成。

［18］夺命散：由人参、苏木组成。

［19］茹橘饮：由竹茹、橘红、干柿蒂组成。

［20］圣愈：即圣愈汤，由当归、川芎、熟地、生地黄、党参、黄芪组成。

［21］七珍：即七珍散，由党参、生地黄、川芎、细辛、防风、朱砂、石菖蒲组成。

［22］二陈：即二陈汤，由茯苓、法夏、陈皮、甘草组成。

［23］茯神散：当归、黄芪、党参、白芍、熟地黄、茯神、桂心、龙齿、琥珀、牛膝组成。

［24］归脾：即归脾汤，由当归、黄芪、党参、白术、茯神、木香、远志、龙眼肉、酸枣仁、生姜、大枣、甘草组成。

［25］异功：即异功散，由党参、白术、茯苓、陈皮、甘草组成。

［26］生化汤：当归、川芎、丹参、桃仁、红花、炮姜。

［27］茯苓：即茯苓导水汤，由赤苓、麦冬、泽泻、白术、桑皮、紫苏、槟榔、木瓜、大腹皮、陈皮、砂仁、木香组成。

［28］枳术汤：枳实、白术。

［29］调中：即小调中汤，由当归、白芍、白术、陈皮、茯苓组成。

［30］小调经：即小调经散，由当归、白芍、没药、琥珀、桂心、细辛、麝香组成。

［31］趁痛散：由当归、白术、黄芪、桂心、独活、牛膝、薤白、甘草组成。

［32］大严蜜：即大严蜜汤，由当归、熟地、白芍、肉桂、吴萸、独活、细辛、干姜、远志、甘草组成。

［33］玉烛散：由当归、川芎、白芍、熟地黄、芒硝、大黄、甘草组成。

［34］香桂饮：由当归、川芎、肉桂组成。

［35］当归来建中：即当归建中汤，由当归、桂枝、白芍、饴糖、生姜、大枣、甘草组成。

［36］延胡：即延胡索散，由当归、赤芍、蒲黄、延胡索、肉桂、琥珀、红花组成。

［37］吴萸汤：即吴茱萸汤，由吴茱萸、党参、生姜、大枣组成。

［38］五苓：即五苓散，由茯苓、猪苓、泽泻、白术、桂枝组成。

［39］独活桑寄生：即独活桑寄生汤，由独活、桑寄生、当归、白芍、川芎、熟地黄、桂枝、茯苓、杜仲、党参、牛膝、甘草组成。

［40］桂附地黄丸：即八味肾气丸，由附片、肉桂、熟地黄、山茱萸、山药、牡丹皮、泽泻、茯苓。

［41］四君：即四君子汤，由党参、茯苓、白术、甘草组成。

［42］生脉散：党参、麦冬、五味子。

［43］人参当归汤：党参、当归、白芍、熟地、五味子、麦冬、桂枝。

［44］当归补血汤：当归、黄芪。

［45］槐连四物汤：槐花、黄连、当归、白芍、熟地黄、川芎。

［46］芍药：即芍药汤，由白芍、黄芩、黄连、大黄、槟榔、当归、木香、肉桂、甘草组成。

［47］养脏：即养脏汤，由罂粟壳、诃子、肉豆蔻、木香、肉桂、人参、白术、白芍、当归、甘草组成。

［48］藿香正气散：藿香、白芷、紫苏、茯苓、半夏曲、白术、厚朴、苦桔梗、炙甘草、大腹皮、陈皮。

典型案例

蓐劳

江某，女，30岁，工人，1970年5月31日初诊。病人临产前即有轻微外感，头昏。临产再受风邪，以致头晕、咳嗽、时冷时热，冷时皮肤起粟，盖上被子又觉全身发烧，因此坐卧不安，冷汗时出，饮食甚少，心胸及腹部时感辣痛，手足关节则有针刺感。有时感觉有热气从下往上冲，心悸怔忡，全身乏力，左背痛甚，生产至今已76天，多方医治，未见效果。某医生曾说此为产后寒，平时无药可医，必须等待下次生产时才能设法医治。病人为病所苦，度日如年，焦虑万状，经人介绍来李老处治疗。诊得脉象绵弱，舌淡无苔。（选自《李斯炽医案》第二辑第212页）

诊断：蓐劳。

辨证：气血亏损。

治法：补益气血。

处方：

党参 9g	茯苓 9g	白术 9g	甘草 3g
当归 9g	川芎 6g	生地黄 9g	白芍 12g
陈皮 9g	荆芥 6g	秦艽 9g	地骨皮 12g

4剂。

6月23日二诊：病人服上方16剂，自觉发热恶寒减轻，饮食增加，已无冲热现象。手足关节仍有针刺感，身上有虫行感，皮肤有麻木感。两手寸关脉弱涩，尺脉小紧，舌质淡红无苔。处方：

桂枝 9g	白芍 12g	黄芪 15g	党参 12g
茯苓 9g	白术 9g	甘草 3g	当归 12g
川芎 6g	熟地 9g	生姜 3g	大枣 3枚

4剂。

7月5日三诊：病人服上方4剂后，诸症缓解，近几日颇觉轻松。但近日又患感冒，恶寒发热，咳嗽气紧，食少无味，闷闷欲吐，手足尖热，背上觉冷，身体疲困，脉弱舌淡。处方：

香附 9g	紫苏 9g	陈皮 3g	桂枝 6g

白芍 12g　生姜 9g　川芎 6g　法半夏 9g
茯苓 9g　黄芪 12g　当归 9g　神曲 9g
甘草 3g

2 剂。

9 月 12 日四诊：病人服上方 2 剂后，新感即解，余症虽有缓解，但症状犹在。仍以黄芪桂枝五物汤合八珍汤调理。至目前，有时觉得全身无病；有时却感耳如蝉鸣，背微恶寒，身微刺痛，手足尖有烧灼感，饮食时好时差，头微昏痛。脉仍细弱，舌质淡红。处方：

桂枝 9g　细辛 3g　当归 9g　川芎 6g
白芍 12g　党参 9g　黄芪 12g　茯苓 9g
生姜 6g　柴胡 9g　牛膝 9g　甘草 3g

4 剂。

病人服上方 8 剂后，自觉诸症消失。随访 2 年，一如常人。

按语：病人脉弱舌淡，为气血不足之象。患者还有头晕、咳嗽、时冷时热、坐卧不安、冷汗时出、饮食甚少、心胸及腹部辣痛感、手足关节针刺感、热气上冲、心悸怔忡、全身乏力、左背痛甚等，症见多端，颇为复杂，难以用一病统括之。然《妇人良方》中说："妇人因产理不顺，疲极筋力，忧劳心虑，致令虚羸喘乏，寒热如疟，头痛自汗，肢体倦怠，咳嗽痰逆，腹中绞刺，名曰蓐劳。"本案诸多症状，与以上论述相合，故当属蓐劳无疑。蓐劳是由产后气血亏虚，加被外感而发。《产鉴》说："产后蓐劳者，由生产日浅，血气虚弱，饮食未平，将养失所，而风冷客之，使人虚乏，劳倦，乍卧乍起，容颜憔悴，饮食不消，口干头昏，百节疼痛，有时盗汗，寒热如疟，背膊烦闷，四肢不举，沉重着床。"病人心悸怔忡，热气上冲，亦为虚气上逆所致。故立补益气血，佐以疏风通络之法，缓缓图治。补气用异功散，养血用四物汤，再加地骨皮退虚热、荆芥疏风、秦艽通络。

二诊时，李斯炽根据《金匮要略》"血痹阴阳俱微，寸口关上微，尺中小紧，外证身体不仁，如风痹状，黄芪桂枝五物汤主之"的论述，认为此汤为虚人感风所设，但究其机理与症状，蓐劳也适用此方。《医宗金鉴》释黄芪桂枝五物汤曰："以黄芪固卫、芍药养阴、桂枝调和营卫，托实表里，驱邪外出；佐以生姜宣胃、大枣益脾，为至当不易之治也。”

三诊时，病人复又外感。虚人不宜重表，只宜在上方基础上加香苏饮加减。《类证治裁·产后论治》曰：“产后感冒，不可轻汗，如头痛发热脉浮，伤风也。香苏饮加芎、归、姜、葱轻解之。”

四诊时，病人仍属气血虚弱、余寒留滞经络之证。其手足尖有烧灼感，应为寒邪久留化热所致，其理与冬日冻疮局部发烧相同。《金镜内台方议》释当归四逆汤曰：“阴血内虚，则不能荣于脉；阳气外虚，则不能温于四末；故手足厥寒、脉细欲绝也。故用当归为君，以补血；以芍药为臣，辅之而养营气；以桂枝、细辛之苦，以散寒温气为佐；以大枣、甘草之甘为使，而益其中，补其不足；以通草之淡，而通行其脉道与厥也。”故在前方基础上，合当归四逆汤，并加柴胡通利三焦、和解表里，加牛膝以引血下行。

纵观全案，李斯炽熟谙医籍，先后使用了异功散、四物汤、黄芪桂枝五物汤、八珍汤、香苏饮、当归四逆汤等方剂，理法方药，浑然一体；加减增损，灵活有据，充分显示了精湛的辨证论治水平。

二、医话

1.《黄帝内经》琐谈

《黄帝内经》是中医理论的奠基石。然而这样一部好书，却托名于黄帝与岐伯等诸臣问答而作。究竟《黄帝内经》这部书是黄帝、岐伯等少数统治者所作，还是古代广大劳动人民的集体创作呢？这个问题我们从以下几个方面进行探讨。

（1）从文史的发展情况看。祝文彦《庆符堂集》说：“唐虞前无史书，而至唐虞乃始也，唐虞书不过数万言耳，而黄帝书，乃数千万言乎。”再从文字体裁观察，也绝非出于一人之手一朝之作。有的文气坚峭，类似先秦诸子；有的言理赅博，又类似汉代文章；有的偶语对文，又好像六朝骈体；有的通段有韵，又好似唐人所作。因此，从文史角度来看，《黄帝内经》绝对不可能是黄帝时代的作品。

（2）从书中的记述事物看。如《素问·脉要精微论》中有“黄欲如罗裹雄黄”句，此处的“罗”，是指轻软而有丝孔的丝织品。黄帝元妃嫘祖才开始育蚕，其纺织工具和技巧根本不能达到如此精妙的程度。又如《灵枢·经水》说：“经脉十二者，外合十二经水。”“足太阴外合于湖水。”查夏书《禹贡》，九州之水始有名，黄帝时河流当未正式命名，怎么会有十二经水之名呢？姚际恒《古今伪考书》中说：“《脏气法时论》：‘曰夜半，曰平旦，曰日出，曰日昳，曰下晡。’不言十二支，当是秦人作，又有言岁甲子，言寅时，则又汉后人所作，故其中所言，有古今之分，未可一概论也。”我认为这种说法是合乎实际的。

（3）从书中的出现时间看。《黄帝内经》中之《素问》书名，首见于东汉张仲景之《伤寒论序》文，或谓《伤寒论序》为晋王叔和所杜撰。《灵枢》即《针经》，《针经》之名首见于晋·皇甫谧《针灸甲乙经》，或谓《针灸甲乙经》为唐人所伪托，至唐代王冰始有《灵枢》之名，但此书从唐宝应至宋绍兴之间，并未有传其书者，直至宋绍兴乙亥年，锦官史崧始出其家藏旧本《灵枢》九卷，亦即今日所称之《灵枢经》，因此书系宋代中世而后出，故未经宋·高保衡、林亿所校定。

（4）从书中的承袭语词看。《黄帝内经》书中承袭了其他文史书籍中的不少语词，如《四气调神论》中“譬犹渴而穿井，斗而铸锥”与《晏子春秋》“临难而铸兵，噎而遂掘井”类同。《阴阳应象大论》中“故因其轻而扬之，因其重而减之，因其衰而彰之”与秦《吕览》“精气之来也，因轻而扬之，因走而行之，因美而良之”语法类同。《脉要精微论》中“是知阴盛则梦涉大水恐惧，阳盛则梦大火燔灼，阴阳俱盛，则梦相杀毁伤。上盛则梦飞，下盛则梦坠，甚饱则梦取”与周《列子》“阴气壮则梦大水而恐惧，阳气壮则梦大火燔灼，阴阳俱盛则梦生杀，甚饱则梦与，甚饥则梦取”类同。或谓《列子》托于晋，《晏子春秋》托于六朝，而《素问》一书首见于唐·王冰注本，《灵枢》更是出自宋代中世，均在以上文史书籍之后，故从《黄帝内经》中承袭以上文史书籍语词看来，也证明了此书绝非黄帝时代作品。

（5）从感性认识与理性认识的关系看。《素问·至真要大论》说：“风淫于内，治以辛凉，佐以苦甘，以甘缓之，以辛散之，热淫于内，治以咸寒，佐以甘苦，以酸收之，以苦发之。”这段话就已经概括了对各种外感病的药物治疗原则，这肯定是通过长期药物治疗实践后才能总结出来的。众所周知，我们最早的方剂学始于东汉张仲景，如果没有组合得比较严整的方剂来治疗疾病，又怎能总结出药物的治疗原则呢？方剂治疗是实践，治疗原则是从实践当中总结出来的理论，我认为《黄帝内经》中这一段六淫治法是在东汉张仲景以后才写出的，其他如治诸胜复、正治反治、治标治本、同病异治、药物配伍、服药方法等，都可能是汉代之后的人通过药物治疗实践后才补写上的。

综上所述，《黄帝内经》这部书就是多少朝代以来，广大劳动人民在生产斗争中和同疾病做斗争中积累的丰富经验，由多少朝代的不少知识分子精心总结而写成的。医非源于圣，而是源于广大劳动人民的实践，这就是医学史的本来面目。

2.“亢则害，承乃制”的体会

通过太过不及发病的表现，可以看出太过者由其本气亢盛，伤克其所胜之气，于是其所胜者反起侮之。亦转为亢盛，若亢而无制，则败乱失常，不但不能生化正气，而反转为邪气，这样危害更大。阴阳五行的自然规律，有偏盛就必有偏衰，偏盛若不制止，则强者愈强，弱者愈弱，不得其平，灾害便会没有止境，所以当其一气亢盛的时候，则承其下的另一气，必起而制止，六气各具有其不同的属性，此一气发展至于极端，则另一气随即复生，故于六气盛极之下，皆有相制之气随之以生，由生而化，由微而著，《黄帝内经》说：“相火之下，水气承之，水位之下，土气承之，土位之下，风气承之，风位之下，金气承之，金位之下，火气承之，君火之下，阴精承之。”皆所以防其太过，而寓有抑制之义存乎其间，但下承之气，若诸气无所偏盛时，则仅随之而已，不发生任何作用，一遇亢害，即起而平之，假如火气不亢，则水气亦静，若火一有亢极，水必起而平之，因火盛则必克金，金为水之化元，水为金之子，子来母救，六气皆然，此阴阳胜复之理，亦大地间的自然现象，求之于人身也是如此，《黄帝内经》说：“天有五行御五位，以生寒暑燥湿风，人有五脏化五气，以生喜怒思忧恐。”五脏更迭相平，五志更迭相胜，五气更迭相移，五病更迭相变，热极则寒生，寒极则湿生，湿极则风生，风极则燥生，燥极则热生，这些都是出乎气化的自然，但有时也可以人力为之。临床之际，审察脏气之盛衰，运用亢害承制之理，实治疗之一大助也。

3. 风

“诸风掉眩，皆属于肝。”“诸暴强直、肢痛緛戾，里急筋缩，皆属于风。”《素问·五运行大论》说：“在天为风，在地为木，在体为筋，在气为柔，在脏为肝。”“其用为动。”从现象上说，风能动木，而风又为木动之征，再以季节更易，六气迭转，寒暑变迁，运行不息。在此气运当中，故以风为木气，而以木为风运。木喜条达，风性柔和，感其煦拂，万物得以发陈，而有欣欣向荣之象。如以人体内脏与气运的联系来说，则风气通于肝，而肝主筋，肝气舒畅，则气机调和，血润筋荣，脾土不遭肝木之侮，肝木亦无肺金可乘之隙，肾水无泛滥之虞，心火亦无燎原之患，如此则没有太过不及的灾害，而有阴阳协合的变化，就可以达到阴平阳秘，维持人体正常的生理状况。

如木运太过，则风甚，风者善行而数变，故主动，《素问·至真要大论》说："诸风掉眩，皆属于肝。"头目眩晕、摇动旋转，这种现象，都是属于动荡不宁，就应该归入风类，而为肝脏的疾患。在《素问·气交变大论》中，就提出民病眩冒巅疾，是由于岁木太过，风气流行之故。《素问·五常政大论》也以为木气太过，其动掉眩巅疾。是以肝气旺则风动。其为病也，先发于本脏所主之经。《灵枢·经脉》谓"肝足厥阴之脉，与督脉会于巅顶"。《素问·金匮真言论》说："春气者，病在头。"春气者，肝气也。故令头目掉眩，而为巅顶之疾。但这种肝旺的原因，又有虚实之别，或由于肝气特甚，因而上逆，是为肝气实；或由于肝阴不足，阴阳不能平均，而致肝阳偏亢，或为肝阴虚。

《素问·至真要大论》说："诸暴强直，皆属于风。"木气本柔而风性主动，木气太过则失其条达之性，而反现刚强之用，风势太急，则失其飘荡之姿，而反现劲急之象。肝主筋，而风之变最速，故肝气横逆，足使肢体卒然强直而不能屈伸。这是由于平素肝气偏胜的体质，偶遭其他因素的牵引，遂使不能控制其风火的煽动，而骤然筋劲体强，木硬不柔。肝为将军之官，谋虑出焉，将军是指肝脏有刚毅果敢的功能，而谋虑是说它又有柔和协调的作用。若骤然劲切，乃表现为刚强的一面突出，而无柔性的调和，所以肝气独旺，就是偏亢之为害。因为肝旺之躯，火盛常多，肝胆相位表里，而木为火母，子令母实，火旺金囚，于是木无所制，风火相煽，妄行其剽悍之气，以致筋强体直。然这种卒然暴发之病，非风，则无如此的迅速。然虽属风类，又并非外感的风邪，乃血虚不能营润于筋脉，肝气因而自旺，是属于内风的一类。

《素问·六元正纪大论》说："厥阴所至为里急，为支痛，为緛戾。"里急是筋缩而肢体拘挛，坚持不柔而为痛；緛戾是由于筋缩挛急而现乖戾之状。《灵枢·经脉》说："足厥阴者，肝脉也。肝者，筋之合也。"又说："脉弗营，则筋急。"这里就可以说明，厥阴风木为病，足以影响筋脉，而出现支痛、緛戾、里急、筋缩种种症状。肝藏血，血和则经脉通畅，筋骨柔利；血液衰少，则筋失其养，就会缨短拘挛，而呈现出《灵枢·决气》所谓“液脱者，骨属屈伸不利”的现象。

风木为病，本应有动荡之证，今反卒然强直、里急，因为风能胜湿，而性数变，木极风生，故骤然液伤而为燥，这又是木极而反兼金化，由柔和转化而为劲急。《素问·六微旨大论》说：“风位之下，金气承之。”以木亢盛而为病，金即承制以抑其极，金性不润而为本燥，燥甚则干。再从《素问·经脉别论》说的“食入于胃，散精于肝，淫气于筋”的生理作用来观察病理的突变，乃由于肝气骤旺，直伤脾胃，脾气不能散精于肝，而肝亦失其淫气于筋的作用，以致血液枯竭不能润筋。所以，凡属卒然强直，以及支痛、缨戾、里急、筋缩这类疾患，都应归于厥阴肝木所主之病。

再从标本方面来看，则以风木为本，“厥阴为标，因厥阴之为病，实起源于风木，即所谓六气为本，三阴三阳为标”，也即“病气为本，受病经络脏腑为标”之意。因“治病必求其本”，故这类疾病在治法方面，大体俱从风治。

《素问·至真要大论》说：“风淫于内，治以辛凉，佐以苦甘，以甘缓之，以辛散之。”风为阳邪，而禀木气，故以含有金气之辛凉为主治之品，以制伏其旺盛之气；木喜条达，以辛散其郁结；木旺火生，以凉制其兼化，再以苦监辛，免使金胜而愈燥，佐以甘味，复缓和风势之过急，以达到“木郁则达之”的效果。而古人又有“治风先治血，血行风自灭”之说，就更进一步辨别虚实，斟酌补泻，使肝气平静而不上逆，筋脉柔和而不劲急，俾得“各安其位，归其所宗”，以消遣于无形。

4. 运气学说

运气学说，不见于其他书籍，独《黄帝内经》收载比较详细。《黄帝内经》是中医理论的源泉，对有关医学的各个方面都做了极宝贵的指导。书中用极大的篇幅反复阐发运气学说，可见古人对此极为重视，应当认真学习。但历代医家，向有不相信者，大都固于主客运气的加临从逆、节令气候的先后错综，影响到运气有验有不验。30 年前，曾与老友沈君懋德讨论运气问题，沈君长天文，精数理，其言曰：“中医运气之学，与太阳表面黑子的消长有相符合之处，太阳的黑子愈渐增多，影响到地面的气候愈见恶劣，发生水旱瘟疫等灾害。黑子逐年减退，地面的气候也逐渐恢复正常，终至风调雨顺。其逐年增加和逐年减退的极期，大约各为三十年，与运气的三十年为一纪、六十年为一周是相符合的。在这一段过程中，每年气候的转变各有不同，中医用五行学说来说明它也是有道理的，不过尚待进一步证实罢了。”沈君这一席话，是否确切？由于我对于天文学是门外汉，不敢肯定，只好提供给运气学家参考。总之，人与自然是息息相关的，舍去自然便无容身之地。故运气之学，亦不可以不知。

5. 脉诊

尽管人体有一切形态上的构造，如果离开精神、血气的活动，则整个生命无以体现。精神、血气通过血脉的运行以灌溉全身，从而形成机体内外环境保持密切联系的统一整体。机体的任何改变，无不以精神、血气为先驱。诊脉的作用即是从精神、血气活动的变化中，探索机体各部的一切病变。《素问·脉要精微论》即是平脉辨证的原始论述，专门论述切脉的意义及其有关的辨证方法。《黄帝内经》指出诊病的时间，以早上最为适宜。因为身体经过一整夜的休息，精神、血气均处于极端平静的状态，同时未进饮食，经络气血的运行也很调匀，没有受到扰动。在这种情况下进行脉诊，就更容易正确掌握和了解人体生理与病理上正常或异常的情况，从而诊察出有病的脉象。

整个人体的生理活动是建立在以阴阳为代表的对立与统一的基础之上。阳主动，阴主静，切脉的动静，即可测知人体阴阳变化，从而为治疗提供有力的依据。但是疾病往往是错综复杂的，仅仅局限在诊脉上，很难得出全面的、正确的结论。切脉必须同时结合望诊，即是一边用手指按脉，一边用眼观察病人的眼神、面部气色，以及五脏六腑病变表现出的虚实症状、形体的肥瘦强弱，然后把色、脉、内、外等情况综合起来，进行对比分析，从而辨清阴阳表里虚实寒热，掌握生理与病理的关键，对疾病生或死做出决定性的判断。

6. 凡十一脏，皆取决于胆

五脏六腑，共为十一个脏器，每个脏器各有其功能和作用，联系起来便成为整个机体，从而具备了思维认识，但思维认识是否正确，则必须取决于胆。“胆为中正之官，决断出焉”。有胆然后方能有识，否则就会失去刚毅果断之能动力。

7. 诸痛痒疮，皆属于心

心主血脉而为火脏，心气有余，怫郁而不得散，则血分热结，脾为心子，而主肌肉，母病及子，故发为疮疡，即所谓“气有余便是火”。而心火之盛，多源于外界客热的影响。如心气盛而客热亦重，则血流薄疾，熏肤灼肉，必多疼痛红肿；如心气弱而客热较轻者，则血流较缓，不致腐烂肌肤，虽发疮疡，亦是痒多于痛。此虽同为心火所致，其间亦有虚实轻重之不同。

8. 六经

六经是用来说明疾病过程中变化发展的各种情况的一个术语，它把临床上常见的许多症状归纳为六类，称为太阳、阳明、少阳、太阴、少阴、厥阴。这六类不同的症状，分别代表着疾病过程中各个阶段的不同特点。根据这些特点就容易辨认疾病的演变情况，同时也容易制定出与病变相适应的治疗方法。

9. 攻水问题

关于攻水问题，极应慎重，因用峻猛药攻逐，最易损阳伤阴。阳虚则运水之力更弱，阴亏则变症迭出，只图取效于一时，以致正气虚衰，愈积愈重，最终导致积重难返，诸药无效。故治疗水肿病，必须顾护正气，不能一味攻逐利水。我在治疗水肿病时，攻逐之法甚少采用，即使重症水肿病人，能从辨证论治解决的，尽量不用攻法，而用通利三焦法，收效亦捷，因正气未伤，恢复甚快。至于虚中夹实证，则更不能轻易采用攻法。虚证则更所宜忌，甚至利水法亦应慎重。如是脾肾阳虚水肿，仅用温补脾肾之法，使阳强则水自化，不利水而水肿自消。但不能说绝对禁止攻逐，如个别水肿太甚，阻碍了正气的运用，攻逐之法也在所必行。在此种情况下，逐水即喻有扶正之义，但也必须掌握攻逐的分寸，或适可而止，或攻补兼施，或攻攻补补，总在照顾正气，根据情况做具体的处理。

10. 痨瘵与虚劳

唐代以前的医家，多将痨瘵与虚劳混为一谈。张仲景把类似于现代医学的淋巴结核及肠结核的肠鸣、马刀侠瘿诸病也归为因劳而得，他在《金匮要略》中说："肠鸣马刀侠瘿者，皆为劳得之。"到了唐代才认识到痨瘵是由一种肺虫所导致，如《千金要方》说："肺虫居肺间，蚀肺系故以成痨瘵。"明确地区分痨瘵与虚损，则始于宋·严用和《济生方》。他说："五劳六极，非骨蒸传尸之比。""夫痨瘵一证，为人之大患，凡受此病者传变不一，积年痓易，甚至灭门，可胜叹哉！"又谓："医经所谓，诸虚而致损也。"从此以后，历代医家多认为痨瘵与虚损均系慢性衰弱性疾患，但痨瘵具传染性，虚损则不传染。

11. 心包炎的治疗

心包炎常以心慌心悸为主症，故在中医学中多归入“心悸”“怔忡”“心痹”等病范畴。本病临床上常见脉浮数、舌干红、苔黄腻，再结合其他体征分析，多系风湿热伤阴之候。风湿热三邪可由风寒湿三气郁久化热而来，亦可直感风湿热三气而发，其间有素蕴湿热，复感风邪者；亦有内停湿邪，再受风热者。

由于本病病机多为风邪、湿邪、热邪、阴虚四者交织，急性者尚多夹毒邪，故治疗本病较为困难。因祛风除湿最易损阴，清热养阴又碍湿，用药颇感碍手。我在治疗本病时经过多年摸索，总结出祛风不用辛温，而多用辛凉清透之法，药如竹叶、金银花、蝉蜕、薄荷等；祛湿不用温燥，而多用甘淡渗利之品，如冬瓜仁、甘草梢、茯苓、泽泻等，且甘淡渗利即有泄热之功；清热不用苦寒，而多用甘寒之味，如知母、连翘、芦根等，且甘味药物多有顾阴之力；养阴不用滋腻，而多用甘润之药，如生地黄、麦冬、百合、天花粉等，而养阴药物又多具有退热之效。同时还须根据病情灵活掌握，如热毒甚者亦可酌用芩、连，积滞甚者亦可用通腑之法，因泻热亦寓有存阴之意，但此类药物不宜过量，适可而止。我在处理本病时还常配伍疏肝行气和益胃健脾药物，因肝主疏泄，肝气条达，则邪不内聚；脾主运化，脾气健忘，则心气内生。采用以上方法，曾治疗心包炎病人多例，均获得显著效果。

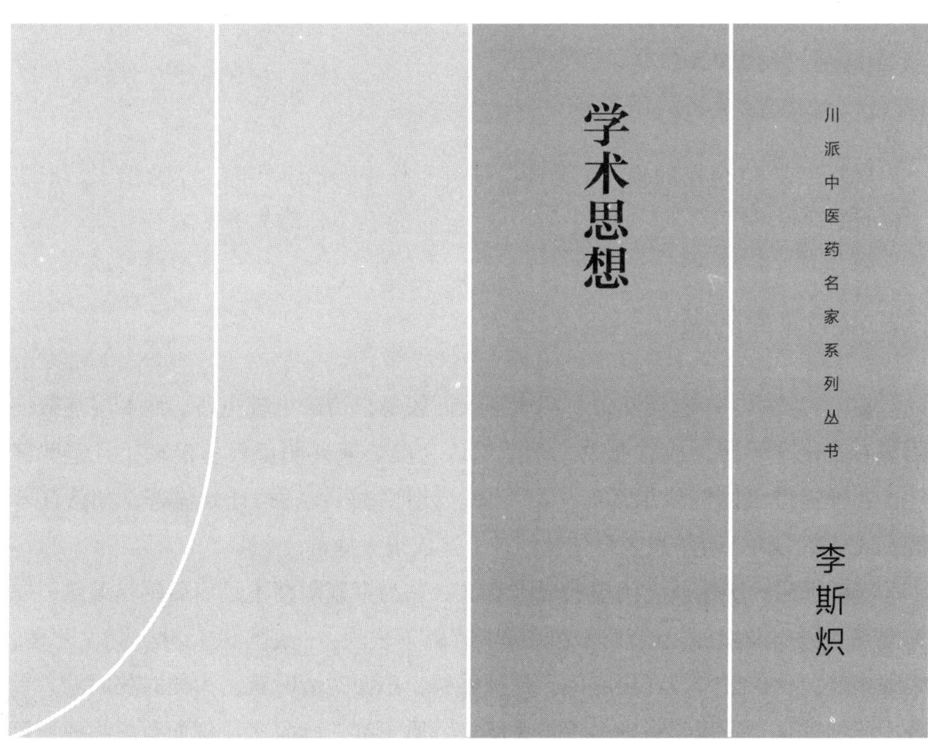
学术思想
川派中医药名家系列丛书
李斯炽

李斯炽在60余年的临床、教学、研究工作中，治学严谨，学验俱丰，形成了鲜明的学术思想。

一、湿热兼夹阴虚

临床实践中，单独湿热证、阴虚证认证较易，治法也较完备。而对湿热兼夹阴虚者，论述不多，成方亦少。李斯炽认为湿热兼夹阴虚极易出现，且包罗甚广，各种慢性顽固性疾患都应予以考虑。此证每每致病情迁延流连，如认证不清，或长期不治，会给患者身体及精神上造成很大痛苦。

李斯炽认为湿热兼夹阴虚的成因有二：一为素禀阴精不足而后感受湿热，二为湿热久羁伤及阴分。湿热兼夹阴虚常有以下表现：一般午后低热，持久不解，失眠多梦，食少乏力，汗出胸闷，精神委顿，小便时清时黄，大便时秘时溏。舌苔中间细黄腻，病程长者则多舌根黄腻，舌质干红。脉象多浮细而数。临证还可以细分：如以心阴虚为主者则兼见心悸健忘、烦躁易惊，或心中隐隐作痛；如以肺阴虚为主者则兼见长期咳嗽、痰少质黏、胸中闷痛等症；如以胃阴虚为主者则兼见口干不欲饮水、饮食无味、呃逆、胃中隐痛等症；如以肝阴虚为主者则兼见头晕眼花、胁痛易怒、全身僵痛等症；如以肾阴虚为主者则兼见腰膝酸痛、遗精盗汗、头昏耳鸣，或阴囊肿大、排尿不畅等症。

众所周知，治疗湿热兼夹阴虚颇难，补阴则易致湿热胶结难解，清利湿热又易致伤及阴分。李斯炽提出的原则是“补阴而不腻，除湿而不燥”，选药要熟知其性，恰当应用。“补阴而不腻”，可以选用石斛、玉竹、麦冬、玄参、百合、沙参、川贝、丹参、莲子、女贞子、墨旱莲、白芍、天花粉等，这些药虽为养阴之品但甚少滋腻，有的还具有甘淡微寒之性，有利于湿热之排除。有的滋阴之品如熟地、首乌、阿胶、龟胶等药，滋腻厚浊不利于阴虚兼湿热之证，应摒除不用。另外，阴虚者多阳亢，如果湿热兼阴虚阳亢，则少用育阴药，多用潜阳药。这是因为潜阳药多不滋腻，所以龙骨、牡蛎、钩藤、石决明、珍珠母等均可随证选用。“除湿而不燥”，最好选用甘寒、甘凉之品，如栀子、地骨皮、知母、白薇、芦根、西瓜翠衣等；或选用甘平、甘淡之品，取其“甘以润之”之意，如茯苓、豆卷、薏仁、泽泻、猪苓、车前子、滑石、通草、甘草梢等；或者稍加轻清芳化湿浊之品，如佩兰叶、荷叶等。苦寒药虽有利于清除湿热，每多伤及阴分。辛温药物虽有利于燥湿，但其有助热损阴之弊，故于湿热兼夹阴虚证，两者都不宜选用。即使是无奈必须使用，亦应与其他药物配伍，用量亦不宜大，苦寒坚阴药物如黄柏等用量则可稍大。

湿热兼夹阴虚可以见症多端，在辨证治疗时应始终注意不可伤阴、助热、碍湿，犯虚虚实实之戒。湿热阴虚致肝郁气滞时，可选用刺蒺藜、金铃炭、砂仁壳、厚朴花、青藤香、瓜壳、牡丹皮、郁金、丝瓜络等，目的是疏肝不劫阴，行气无温燥；湿热阴虚致筋脉关节疼痛者，可选用忍冬藤、秦艽、蚕沙、防己、桑枝、豨莶草、牛膝、赤芍等。湿热阴虚致兼感风邪者，热化更甚，常有头痛、咽痛、颌下肿痛、低热不退，最宜用金银花、竹叶等辛凉之品祛风于热外，用茯苓等甘淡之品渗湿于热下。如果阴亏严重的，则辛透亦不用，只用桔梗、蝉蜕之类开提肺气即可，或者佐以加减三仁法，杏仁宣降肺气、冬瓜仁健脾行水、薏苡仁渗利膀胱，湿热之邪自小便去，三焦通畅，风邪无所依恋，自然而解。湿热兼夹阴虚致出血者，可选用养阴凉血止血而不滋腻之品如生地黄、牡丹皮、墨旱莲等，清热除湿而不伤阴之品如小蓟、白茅根、藕节、琥珀等，成方知柏地黄丸、二至丸加味，对湿热兼夹阴亏之出血，也可选用，疗效较好。

二、五脏辨证

对于中医临床究竟使用何种辨证方法，李斯炽主张以五脏辨证为主。他强调：“要治病，先辨证，五脏辨证最简明，先辨肝心脾肺肾，虚实寒热要分清。辨五脏，最为先，身体各部都相关，不管病状有千万，辨出五脏就不难。”他曾说：“以五脏辨证为主，不但使初学中医者和低年资医生能在短期内学会辨证论治的法则，而且对进一步整理提高中医学遗产，使它更加科学化、合理化，也是大有裨益的。把纷纭复杂的各种疾病症状，归纳到五条渠道上去辨认，这样中医学更加系统简要，便于掌握。”

为何选用五脏辨证，李斯炽认为：“中医以往的辨证方法很多，如病因辨证、八纲辨证、脏腑辨证。温病的卫、气、营、血辨证，三焦辨证，伤寒的六经辨证等。但病因辨证不能脱离脏腑：如外风多伤皮毛而犯肺，内风多由肝而发，外寒多与膀胱有关，内寒多与肾有关，暑邪多伤心，湿邪多伤脾，燥邪多伤肺，火热证则常与五脏相关。实际上卫气营血辨证和三焦辨证以及六经辨证，只是划分出温病和伤寒的几个传变阶段，但其各阶段发病的部位，仍然还是离不开脏腑。如卫分病多在肺，气分病多在脾胃，营分病多在心，血分病多在肝肾；上焦病多在心肺，中焦病多在脾胃，下焦病多在肝肾；六经辨证，更直接标明脏腑，从侧面反映了脏腑辨证的概括性。至于八纲辨证，那只是分辨疾病的性质，如果没有具体的发病部位，疾病的性质也就无法反映出来，如果五脏辨证不结合八纲辨证，也是无法进行辨证的。所以临证把五脏辨证和八纲辨证结合起来，这样就比单讲八纲辨证更为确切具体。脏与腑是相合的，其所发病状和所用药物，很大部分是相似的，这样就把脏腑辨证基本上简化为五脏辨证了。总之，脏腑辨证是其他辨证方法的基础，而五脏辨证又是脏腑辨证的核心。如果以脏腑辨证为基础，再进一步钻研其他辨证方法，也就更容易理解和掌握了。”他概括说：“人体的各个部分，如头面、胸、背、胁、肋、腰、腹、四肢、五体（筋、脉、肉、皮毛、骨）、五官（目、舌、口、鼻、耳）、经络、六腑、奇恒之腑以及体液、情志等所反映出的各种自觉的或他觉的病理现象，都可以归结到五脏去进行分析辨证。”

李斯炽在《五脏辨证论治歌诀》里将五脏辨证学术思想贯穿始终，理法方药浑然一体，确实便于初学者及业医者执简驭繁地去分析和处理各种疾病。现仅以肾脏辨证歌诀作为佐证：

肾阴虚，腰酸疼，两足痿软步难行，睡眠不好头眩晕，眼花耳鸣或蝉鸣。
或虚咳，或吐血，盗汗遗精夜发热，脉虚喉干少津液，舌净无苔淡红色。
滋肾阴，用玄参，牡蛎鳖甲桑寄生，龟板龟胶与桑葚，首乌苁蓉胡麻仁。
墨旱莲，女贞子，阿胶又能把血止，菟丝枸杞生熟地，潜阳龙骨与龙齿。
阴亏甚，肾积热，强中便秘尿带血，脉象细数小便黄，降火知母与黄柏。
肾阳虚，精神靡，清冷滑泄与阳痿，肾消水肿腹胀满，白带经迟淡如水。
腰酸软，腿无力，形寒畏冷小腹急，头晕耳鸣齿浮动，小便解后有余沥。
五更泻，两足厥，气喘自汗面皖白，善恐遗尿爱起夜，脉象沉迟胖嫩舌。
壮肾阳，用山枣皮，杜仲续断杭巴戟，骨脂羊藿益智仁，鹿角胶褚实与狗脊。
固肾气，五味子，螵蛸能把遗尿止，覆盆莲须芡实肉，沙苑蒺藜金樱子。

温肾气，用沉香，艾叶能暖子宫腔，小茴肉桂驱冷气，附子温经性最刚。

湿热病，犯膀胱，小便短涩色深黄，尿道不利有阻挡，灼热疼痛实难当。

舌黄腻，濡数脉，或者小便带脓血，混浊不清夹沙石，小腹满痛连腰脊。

利湿热，车前子，木通泽泻猪茯苓，石韦萆薢金钱草，草梢滑石与茵陈。

由此可见，从诊断到治疗，从病机到用药，环环相扣，系统整体，可操作性强。

李斯炽对五脏辨证运用娴熟，对临床颇具指导意义。他的方法是："在临床中病情大多不是单一的，如几脏同病，寒热错杂，虚实相间很常见，这就要从其表现出的各种病状中进行具体分析。如分析出既有脾阳虚的症状，又有肾阳虚的症状，就应分别选用补脾阳和补肾阳的药物。又如分析出既有肝气郁和脾阳虚的症状，又有脾湿脾滞的症状，就分别选用疏肝气、补脾阳、燥脾湿、行脾气药物，综合起来就成为一张辨证施治的药方，这样即使成方不熟也可以进行处方，而且机动、灵活，同时也可以帮助理解成方和使用成方，加减取舍都比较方便。"李斯炽《杂病辨证论治验案》所选病例就是主要根据这样的辨证方法来处理的，实践证明效果较好。但李斯炽客观地指出有些疾病，如血症、风湿等，难以用五脏辨证去解决，还应结合其他辨证方法，医者应灵活掌握，这也反映出其实事求是的治学态度。

三、疏肝理血

李斯炽治法上善于疏肝理血。他认为人身最重要者莫过气血，气血调和则百脉通畅，不和则疾病生焉，故治病当以调理气血为先。他通过大量的医疗实践，总结出了特色鲜明的调气方法——疏肝法。李斯炽说："调气当以疏通肝气为主。肝主疏泄，不仅仅是指肝有疏通本脏及本经所过部位之作用，肝为全身之枢机，木能疏土，使脾胃健运不息，则气血生化有源，虽肺主人身之气，然气之流通亦须赖肝之疏泄。肝气畅旺，则肾水上济，心火下交，肺有肃阳之功，脾司运化之能。全身气机升降有序，出入正常。气行流畅则瘀血不生，水湿不聚，气不郁则不化火，无湿无火则不生痰。故肝之疏泄对内伤病中之致病之因，如气滞、血瘀、湿聚、火郁、痰积、食停等，均具消散作用。"他总结出肝失疏泄的主要症状是：胸闷气闭或者心口疼、咽间梗阻、嗳气频作、胁肋胀痛、耳聋、头晕、心烦易怒、呕吐吞酸、小腹胀满、气塞痰喘等，舌质一般暗晦，脉则细弦。实施疏肝法，李斯炽首推青皮、枳壳、香附、刺蒺藜、柴胡、佛手、川楝子、郁金、牡丹皮。主张根据不同病状选择药物，如病在上者用薄荷、川芎；病在中者用郁金、佛手；病偏于下者用青皮、金铃子等；偏于阴虚者宜兼顾其阴，但不应偏腻，常加白芍、女贞子等；偏于气虚要兼顾其气，但不宜过壅，常用泡参、白术、茯苓之类；偏于热而宜用凉者，则用金铃子、牡丹皮、郁金、薄荷等；若气郁痰凝，则用贝母、海藻、昆布、夏枯草、蛤粉、瓦楞、牡蛎等；若见呕吐清涎、小腹疝气绵绵作痛、腿肚转筋、舌苔青滑、脉沉弦，则认为病属偏于寒，则用川芎、香附、吴萸、荔枝核、小茴香等温药疏肝行气。

李斯炽特别重视血的功能及病理改变，他常引前贤言加以探讨："人身之中，气为卫，血为营。营者，水谷之精气也，和调五脏，洒陈于腑，乃能入于脉也。生化于脾，总统于心，受藏于肝，宣布于肺，施泻于肾，灌溉全身。目得之而能见，耳得之而能听，手得之而能摄，掌得之而能握，足得之而能步，脏得之而能生精，腑得之而能化气。出入升降，濡润宣通，莫不由此。饮食日滋，故能阳生阴长，取汁变化而赤为血也。注之于脉，充则实，少则虚，旺盛则诸经恃此以长养，衰竭则百脉由此而空虚。血盛则形盛，血弱则形衰。血者，难成而易亏，阴气一伤，诸变立至。妄行于上则为吐衄，妄行于下则为肠风下血。衰竭于内则为虚劳，枯槁于外则为消瘦。移热膀胱则溺血，阴气虚弱则崩中。湿煎热瘀则血痢，火热煎熬则色黑。热郁于中发为疮疡，湿入于血则为湿疹，凝滞于皮肤则为紫斑，蓄血在上则善怒，蓄血在下则发狂。"血一旦失调和，变证繁多，所以他把"理血"作为治病之另一大法则。

对于理血，李斯炽强调医者应细心体察，在具体运用中，必须根据虚、实、寒、热四大性质以及所在部位而斟酌之。若见嘴唇白、早晨发冷、夜间发热、津液少、大便不通、肌肤甲错缺乏光泽、身体发麻、两手发颤、五心烦热、汗出、白发早生、妇女乳汁量少、月经延迟、血少色淡等症状，诊得细脉、舌质淡即属于血虚，可选用首乌、鸡血藤、熟地、当归、白芍、枸杞子等。使用补血药，李斯炽强调注意两点：一是补血药必须加入补气药获效更快，二是补血药多有滋腻之弊。若见喜暖畏寒，肌肉麻木，皮色黯，心腹怕寒自觉冷气窜动，腹有包块疼痛得热缓解，或者吐血、便血久不止，全身无力，手足发软以及妇女月经推后、颜色浅淡等症状，诊得脉细缓，舌质淡即为血寒，可选用干姜、附子、花椒、吴茱萸、肉桂、艾叶、小茴香等。若见吐血、衄血，午后发烧，小便黄赤，周身发疹，妇女经期提前、颜色深红，诊得洪数脉，即为血热，可选用犀角、天冬、生地黄、赤芍、牡丹皮、茜草、紫草、代赭石、藕节、茅花、茅根、侧柏叶、地榆、槐花、槐角、荷叶蒂、大小蓟等。对使用凉血药，李斯炽也强调要注意两点：一是许多凉血药同时具备止血作用，二是凉血药必须加入清气药。如欲止血，莲房、棕榈、白及、炒蒲黄、阿胶、黄土、乌贼骨、仙鹤草、黑荆芥、黑姜效果很好。如果出现健忘怔忡、面色白、食少不寐、泄泻，则发展成出血兼脾虚者，可用归脾汤来统摄。若见面色带黑，自觉发热体温却不高，但欲漱水不欲咽，病处刺痛夜间加重，按之坚韧不转移，痛处喜热不喜按，身上有包块，或瘀斑，关节肿胀，心里发烦甚至谵语狂躁，大便色黑少而亮，小便自利，一般清长并无黄赤，妇人行经腰腹疼痛不安，产后恶露不断，脉呈细涩，舌紫黯或发黑，舌头边缘有紫点，即为血瘀（血实）。李斯炽认为活血药又分行血药、破血药。行血药常用牛膝、丹参、郁金、牡丹皮、蒲黄、紫葳、赤芍药、姜黄、没药、血竭、五灵脂、地龙、秦艽、归尾、川芎、乳香、三七、延胡索、益母草、泽兰等。破血药常用皂角刺、蛰虫、虻虫、水蛭、桃仁、红花、穿山甲、苏木、干漆等。使用活血药也要注意两点：一是活血药必须加入行气药，如香附、刺蒺藜、炒枳壳、乌药、小茴香、川楝子等，三棱与莪术属于破气药，也可加入。二是活血化瘀虽是理血之重要方法，但在运用时“不可狂攻，恐害正气”。

四、中西医结合

李斯炽具有深厚的国学和中医学功底，主讲《黄帝内经》《金匮要略》，对经典研究颇深。他不但深爱中医，捍卫中医，而且他对西医的新学说、理论也充满了兴趣，总是想探求人体生理的奥秘。李斯炽早年求学时择理化专业，究其原因，他说：“虽然变化莫大乎《周易》，但西学之理化，细究自然之变化，实乃格物致知之有效途径。”在任助教期间，他即自购西医的《解剖学》《生理学》《细菌学》认真阅读。1938 年，成都第一所中医院成立，他担任医务主任，当时就主张以中医疗法为主，并采用一些西医疗法，这可以说是在成都最早的中西医结合治疗疾病之探索。

李斯炽喜用中西医结合的方法解释中医理论。其著作《金匮要略新诠》载有仲景原文："问曰：病人有气色见于面部，愿闻其说。师曰：鼻头色青，腹中痛，苦冷者死（一云腹中冷，苦痛者死）。鼻头色微黑色，有水气；色黄者，胸上有寒；色白者，亡血也。设微赤非时者死。其目正圆者痉，不治。又色青为痛，色黑为劳，色赤为风，色黄者便难，色鲜明者有留饮。"李斯炽所做的诠释是："色青，静脉郁滞之色也，必其人阳气衰微，血液不得畅行，以致浅层皮肤瘀血；若兼见腹中痛而且苦冷，则是阴寒内盛，体温低降，生活机能行将停顿，故主死也；微黑者，水之色，盖由组织之间，血管中之水分渗出过多，排泄不及，中医称为肾水上泛，将成水肿之候也；黄者，或为胆汁侵入组织，或为皮下脂肪腺层积之色，要皆阳气不能运行之症，故曰胸上有寒；色白，为贫血之表现；验于眼之内睑，尤为的确；赤色，为浅层皮肤充血之表现，外界之温度愈高，血液之流行愈旺，故鼻头色赤之见于夏日者，此其常也，若非其时而见赤色，是阳不内潜而外浮，故主死也；目正圆者，由于动眼神经障碍，上下内外直肌，及上下斜肌，皆失其收缩能力，此为病已入膈，凡病入于脑者，多不治也，痓与痉同，详下篇；又字以下所言者，皆颜面之色，不单指鼻头矣，青色，亦为静脉郁滞之色，应有腹痛之症，仅不苦冷，是阴寒不若前者之盛，故不死；黑色为劳，《内经》云，肾者，作强之官，伎巧出焉，犹言副肾分泌，能使筋肉作强，成其伎巧也，古人就生理病理之形态上，推想所得，乃与西人最新发明之事，不谋而合，孰谓《黄帝内经》荒诞耶？由此推之，若筋肉剧劳不已，则副肾分泌必致竭涸，而副肾必病，副肾有病，始则衰弱倦怠，恶心便闭，骨节腰痛，继则头眩眼花，失神贫血，其人面色，始则黄浊，继则暗滞如青钢、如黑铅；然则古人谓剧劳伤肾，肾病色黑，其事乃至确，且所谓肾者，不必指睾丸卵巢，亦不必指泌尿之内肾耳。色赤，为浅层皮肤充血之症，皮肤充血之原因有多种，过于运动，可使充血，温度过高，可使充血，外感风邪，亦可使充血，盖风邪中人，首伤皮毛，神经发生放射作用，血流奔集皮肤之表，以作抵抗，此人身之自然疗能也；色黄便难者，按粪便之排出，须消化器官不生障碍，始得通行无滞，胆汁由胆管输入十二指肠，有消化液之重要成分，若胆管受病，胆汁不得直接输入十二指肠，浸入血管，流布于各组织，则皮肤呈黄色，脾脏分泌之胰液不得胆汁之混合，亦不能完成其消化作用，即所谓脾约发黄也，但黄色必枯而不泽，若其色鲜明，则是膈间有留饮，盖膈间有水，必津液不行，邪盛而水气浮，故病人目下有沃，而面目鲜泽也。"类似经文解释屡见不鲜，都真实地反映了李斯炽中西医结合的学术思想。

与李斯炽同时代的上海陆渊雷，也提倡中西医结合，也有中医办学、创办中医刊物的经历。1950 年，两人因此一见如故，后来一直保持书信来往，私交甚密。但在中西医结合的学术思想上，李斯炽较陆渊雷则更强调中医的主体性。例如，他不赞成陆氏摒除中医的五行学说的主张，他指出："以五行配五脏，纯为一种代名词，并无若何玄秘。不过此种代名词是有意义的，而并非无意义的……木火金水四气，盖用以喻升降浮沉。凡脏器之上升者，以木气喻之。降之至极则散，又以火喻之矣。脏器之下降者，以金气喻之。降之至极则沉，又以水喻之矣。故能无动于衷，而号为湿土焉，我国古今医籍，皆以五行立说，似未可一概抹杀，若畏其蔽锢青年脑筋而摒除之，则又何由窥医圣之堂奥秘哉？"他对于陆渊雷"肝病为神经病"的观点的评价是："不免只述肝之用，而未明肝之体。"他说："中国医学，体用二字最为关切。如五脏六腑，体也；十二经络、奇经八脉、五官四肢，用也。神经中枢系于大脑皮质，与肝脏决不相连……不知神经之所以能司知觉运动者，纯恃乎血液营养。但观失血过多之人，其知觉运动渐归消失，可见一斑矣。……肝者，藏血之脏也。肝脏受病，斯血行之循环障碍。血行障碍，斯神经之作用变常。是肝也，神经也，非一病也，特相因而致耳。"

李斯炽重视中西医结合，对于中西医两者的地位、关系，给予了科学正确的评价："我国由于历史原因存在两种医学，一种是由古至今，我们祖先与疾病做斗争得到了一些规律的中医学，另一种是从外国传来的新型医学。这两种医学都各有一套体系，比如，中医是以六淫、七情为病因，西医是以细菌原虫为病因，而实际两种都是说的外因，内因是人而不是物，外因通过内因而起作用，内因是变化的根据，外因是变化的条件，经过变化而生的现象就是疾病。中医由于历史条件，只能凭借症状，西医有科学器械的帮助，而能查出细菌或原虫，治疗方法各有一套，都有很大的作用。但也各有其不够的地方，如果能够结合起来，一定能发挥作用，决不要互相抵消力量。"对于中西医结合的道路，李斯炽的设想是："要想发展为中国的新医学派，最初只能中归中、西归西。第二步是非中非西，亦中亦西，最后才能摸清规律和机制，而成为新的中国医学，这中间是有一定过程的，不是一蹴而就的。"其见解深刻，对今天仍具有指导意义！

五、科学继承中医

李斯炽强调："中医有数千年的历史，有丰富的临床经验，能救治不少难治疾病，铁的事实摆在人们面前，任何人都不能否认，其所以能够有这样的威力，就是中医本身有一套较为完整的理论体系，我们自己绝不能妄自菲薄。"他还说："中医学有三千多年历史，要把它发扬成为60年代的新科学，一定要首先把它继承下来，这是一个根本问题。不能继承当然说不上发扬。"李斯炽在国医学院办学期间，亲自主讲黄帝内经、金匮要略等课程，并在医疗、教学、社会活动等繁忙的工作之外，编写了《内经类要》和《金匮要略新诠》两部教材，足见其对继承中医经典的重视。他注重经典的继承，发表了《素问玄机原病式探讨》《运气学说管窥》等高水平的文章。晚年的李斯炽更加重视中医理论的继承工作，他高度近视加老视，看书写字都得加一个放大镜，凭着对中医的执着信念和顽强毅力，74岁时完成了《实用内经选释义》的编写工作，目的是激励中医学习者、工作者在祖国的医学经典中去挖掘无尽宝藏。然而，在准备交由四川人民出版社出版之际，大部分书稿在"文革"中散失，成为一大憾事！

李斯炽特别强调科学地、辩证地对待中医理论继承工作，他反对迷信古人。他说："读书当细，思虑当深，先明其意，后析其理，然后证诸实践，才能辨其真伪，得其要领。"关于如何继承经典医籍中的基础理论、临床经验，李斯炽提出以下四点：

一是注意古书中的片面提法。如《素问·至真要大论》，全以"诸""皆"二字统括各种病机，把某一种病的病位绝对化地确定在五脏中的某脏，病因绝对化地确定在六淫中的某一种"邪气"。而实际情况则不尽然，以"诸风掉眩，皆属于肝"为例，眩晕病发自肝脏者，只是较为常见而已，但绝不能说，所有的眩晕病都是发自肝脏。临床上常见的眩晕病因，还包括肾精不充、肾阳虚衰、清阳不升、营血亏耗、痰浊上蒙、瘀血凝滞、酒食中阻、水饮上干、外感风寒、表里实热等，这些大多不涉及肝脏，而仍然会导致眩晕。李斯炽说："古人因受时代限制，其立论不一定尽善尽美，但吾辈继承中医学，则应加以发展，力求使其全面地与客观实际相吻合。"

二是应注意书中的错误之处。如吴鞠通所著《温病条辨》，首方即选用桂枝汤，该条云："太阴风温、温热、温疫、冬温，初起恶寒者，桂枝汤主之。"温病初起有微恶风寒之症，然其致病因子为温热之阳邪，其病理为温邪郁遏卫阳，而非寒邪束表，不能用桂枝以热治热，况且温病化热最速，更易伤阴，保存津液尚不暇，更不可用桂枝劫其阴精！桂枝汤为感受风寒所列，根本与温病无涉，将其作为温病之首方显系错误。所以善读书者，当于字句中深究之，临床中验证之。

三是要明白古籍中某些记述过于简单。如《伤寒论》中"脉结代，心动悸，炙甘草汤主之"。这是针对气阴两虚所出现心中悸动、脉象歇止而言，而气阴两虚的其他症状原文则简而未述。如果仅凭心悸动、脉歇止，不加分别其他证型，一概施用炙甘草汤，则将铸成大错。如成都地区新中国成立前一老中医，以熟读《伤寒论》自居，在治一青年女性因劳动后受热出现心悸动、脉歇止时，不加分析地投以炙甘草汤，以致造成死亡的严重事故。李斯炽强调："不读书不能明理，但不善于读书，则不如不读书。"

四是注意古书中的错误字句。由于古代的印刷术不发达，或刻之竹简，或辗转传抄，或毁于兵燹，背诵流传，脱漏错误之处在所难免。虽经所谓订正，然因受崇古尊经思想之束缚，对经典著作总不敢妄动一字，注解者亦因之勉为其注，乃至以讹传讹。如读书不辨真伪，就会将错就错，贻害后人。如《伤寒论》第176条"伤寒脉浮滑，此表有热，里有寒，白虎汤主之"的表热里寒，阴证而反现浮滑之阳脉，属于真寒假热之阴寒证，寒证不应该投白虎汤之凉剂，这显然系脱漏或错字所致。

李斯炽认为，古代医家所著医书能流传于后世，说明其医学知识是丰富的，是有科学价值的，我们应当积极继承。但智者千虑，必有一失，绝不可盲目崇拜，一概置信，必须经过临床检验，方可取用。

六、养生先养心

李斯炽认为，养生包括养心与养形，今人多注重养形，而首务却在于养心。他说："养生者，养心也。"养生并不在于某一种具体的方法，而是使内心不断地趋向于"淡泊虚静"，养心最高境界就是《素问·上古天真论》所说的"恬淡虚无”。怎样达到“恬淡虚无”？他最推崇《黄帝内经》“所以能年皆度百岁而动作不衰者，以其德全不危也”的相关论述。怎样做到德全？他认为有三点：第一是“要不为物欲所惑，不为名利所蔽”。李斯炽本人淡泊名利，从不吝惜钱财，热心公益，只要遇到需要帮助的人，总会慷慨解囊。另外，他还指出：如果孜孜以求养生之道，时刻将养生之事萦绕于心，则已违养生之道，搅扰神明，其结果将适得其反，亦属于“所惑”“所蔽”范畴。李斯炽指出：“养心就在日常生活之中。潜移默化，自然而然者也。”第二是“不为外界所动”。即遇事不慌乱，不惊恐，不生气。他解释道：“人体五脏分藏五志，七情五志互为胜负，而心为五脏六腑之大主，故养心之法，须避免情志过极，过极则伤五脏之气。”“文革”期间被“抄家”时，李斯炽看着书稿、资料以及生活用品等被拿走，丝毫不动气。当外出御寒的大衣也被抄走，他对发愁的家人风趣地说：“冬三月，此谓闭藏。水冰地坼，无扰乎阳。我正好藏于室内，以养阴也。”其养心之“不为外界所动”功夫可见一斑。第三是培养健康有益的兴趣爱好。他说：“兴趣爱好，可以怡情，忧思郁怒自会随之而消。”李斯炽一生乐于接受新鲜事物，不断更新自己的观念，他订了四五种报纸，兴趣广泛，琴棋书画，均有涉猎。

李斯炽主张养生首务在养心，但也不忽略养形。他认为养形应注意两点：一是不可“服药养生”。他认为：“所谓延年益寿，长生不老之药是不存在的。”如果人体无病，则无须用药物调养，任何人都难免会生病，生了病就需要治疗，药物因其性偏，所以能“以偏纠偏”，对人体的影响比一般的食物要强烈，“药石”只是在机体需要时才使用。“无病不服药”应是中医的重要原则，他的这一思想对“保健品”泛滥的今天，具有现实的指导意义。二是不可以工作为借口经常熬夜。他说：“古人日出而作，日入而息，这是顺应自然的规律，合于养生之道，因人身阳气一日的运行与自然界的阳气相应。”所以他认为十点左右就寝最为理想。现代社会，不少人把有些本来可以安排在白天进行的学习、工作，安排在夜间进行，有的甚至乐于所谓的“夜生活”。李斯炽曾告诫说：“耗神伤阴之事莫过于熬夜，故应尽力避免。有人自恃气血旺盛，精力充沛，于此事毫不留意，不知已处潜消暗残之中，为害匪浅。”今天，他的这一养生思想仍具有借鉴意义。

除上述主要学术思想外，李斯炽用药崇尚中正平和，凡峻猛之药，只是不得已而用之。他主张“理宜精，法宜巧，方宜平，效宜稳”，反对“大兜拿”的用药方法，亦不主张用药剂量偏大。他说："用药在于对证，纵观历代名医医案，甚少使用大剂药量，特别对初学者，如辨证不确，大剂药量反致偾事，且造成药物的浪费，加重病家负担。若用之得当，四两亦可拨动千斤，故当以简便廉验为要。"中医后学认真学习、体会这些学术思想，对于临床诊治、预防疾病以及中医发展各个方面必将大有裨益。

学术传承

川派中医药名家系列丛书

李斯炽

一、第一代传承人

1. 李又斯

李又斯（1915—1971）系李斯炽长子，幼随其父学习中医。1936 年就读于四川国医学院第一期，毕业后开业行医，在成都玉龙街设吉康药房。1955 年进入四川医学院工作，任中医外科主任，1971 年逝世。

擅长中医外科及骨伤，著有《家传秘密良方》。

2. 李克光

李克光，男 1922 年生，四川省成都市人，李斯炽第三子，中医学专家，首届中华中医药学会大师。1939 年高中毕业后，随父李斯炽学医，颇得真传。1948 年毕业于四川大学农学院，于 1949 年悬壶为医，1956 年被聘为四川医学院（现四川大学华西医学院）教师。1963 年调成都中医学院任教，先后任教研室主任、学院副院长等职，1987 年晋升教授。1985 年调任四川省中医药研究院院长，1987 年任该院名誉院长。曾任四川省中医学会副会长、名誉会长，《中国中医药年鉴》编委，四川省科技顾问团顾问、四川省中医药高级职称评审委员会副主任委员。中国农工民主党四川省副主任委员、主任委员，成都市主任委员。成都市政协第二、四、五届常务委员，第六、七、八届副主席。1996 年任农工民主党第十一届中央常务委员会委员、四川省第七届主任委员、第八届全国人民代表大会代表、四川省政协第七届副主席等职。2005 年中华中医药学会在全国遴选 50 余位知名中医学者，授予“国医大师”称号。他是四川仅有的四名“国医大师”之一。

李克光擅长治疗内科杂证，临诊之际，总是全神贯注，力求准确诊察，把握病机，辨证施治，使理法方药一气贯通，丝丝入扣。其配方严谨，用药轻灵，却常于平淡中见神奇，而起人沉疴。重视顾护胃气，或养阴，或益气，或开胃，或化湿，或抑木扶土，或养心健脾，总将护胃融入主要治法之中，使二者巧妙结合，相得益彰。以善治脾胃病、血症、老年病及疑难怪症闻名蜀中。1954 年即协助其父编有《中医内科杂病》教材，参加编写的教材主要有《中医学基础》（四川人民出版社，1973）、《金匮要略选读》（主编，全国高等中医院校试用教材，上海科学技术出版社，1980）、《金匮要略讲义》（主编，全国高等中医院校教材，上海科学技术出版社，1985）、《金匮要略教学参考资料》（主编，人民卫生出版社）、《金匮要略译释》（主编，上海科学技术出版社，1993）、《实用中医内科学》（主编之一，上海科学技术出版杜，1985）。作为负责人，完成了卫生部古籍整理重点科研项目《黄帝内经太素校注》。并同其弟李克淦共同整理出版了《李斯炽医案》。

3. 李克淦

李克淦，男，1930 年生，四川省成都市人，李斯炽第六子，成都中医药大学副教授。李克淦幼随其父学习中医，后就读于成都会计专科学校（现西南财经大学），毕业后分配到广汉市油脂公司工作。1966 年随其父行医，1977 年调入成都中医学院从事临床及教学工作，2000 年退休。曾任成都中医药大学内科副教授、夜大函授部临床教研室主任、四川省成人高等学校招生委员会评卷指导委员兼中西医评卷组组长等职。曾获成都中医药大学科研奖，多次被评为先进工作者，1985 年被评为成都市先进教师。

得其父李斯炽先生真传，擅治各种疑难杂症，尤其对疏肝法的运用得心应手，其论述养阴不碍湿、除湿不伤阴等法甚为透彻。整理其父的证治经验颇多，发表相关论文百余篇，是《李斯炽医案》第一、二辑的主要整理者。由李斯炽口述，李克淦执笔编写的《五脏辨证论治歌诀》《杂病论治歌诀》等中医读物流传甚广。

二、第二代传承人

1. 李继福

李继福为李斯炽侄孙，生于 1948 年，1971 年毕业于成都中医学院医学系，分配至南充医专（今川北医学院）中医系任教。1978 年考入成都中医学院攻读彭履祥教授硕士研究生，学习金匮专业。1986 年调入四川省针灸学校任副校长，2009 年退休。

2. 李继明

李继明系李斯炽之孙，生于 1958 年，自幼随其祖父及父辈学习中医。1985

年毕业于成都中医学院，分配至成都中医学院中医古籍文献研究所工作。从事教学、科研及临床工作，整理出版有《景岳全书》《遵生八笺》《叶天士医学全书》《中医药入门一本通》等。参加《中华大典》编纂，任《医学卫生典》学术秘书、《医学分典》副主编。撰写李斯炽传记《中华中医昆仑・李斯炽卷》，现任成都中医药大学研究员、中医药文化中心主任。

3. 李继华

李继华系李克光之女，生于 1957 年，1980 年毕业于成都市中医学校，分配至成都市第一人民医院中医科工作，任医师。深入学习继承李斯炽学术思想、临床经验，并有自己的见解和经验，诊治效果显著。

4. 李继娟

李继娟系李克淦之女，生于 1958 年，1978 年进入成都中医学院工作。1987 年毕业于成都中医学院函授大学，2000 年移居美国，在美国开设中医诊所，从事中医针灸医疗工作。

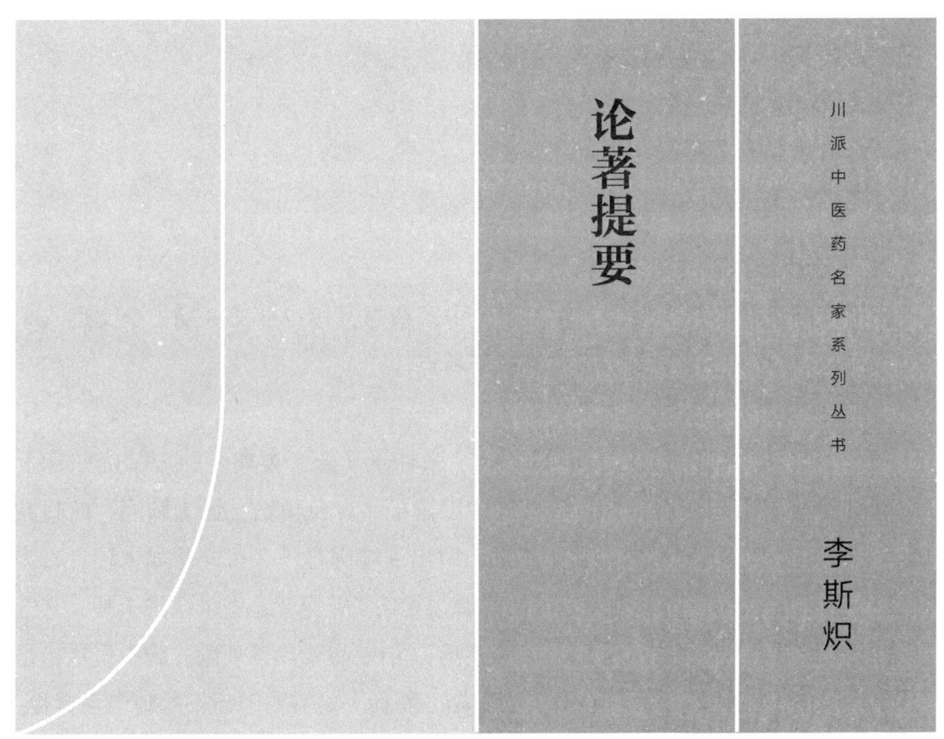
川派中医药名家系列丛书
李斯炽
论著提要

一、论文

1.《治疗肺脓肿的初步报告》

《治疗肺脓肿的初步报告》发表于《中医杂志》1957 年第 3 期，全文近八千字。发表后在业界反响良好。该文有以下特点。

（1）重视古代经验

论文开篇即以时间为序，例举了汉·张仲景《金匮要略·肺痿肺痈咳嗽上气病脉证治》:“若口中辟辟燥，咳即胸中隐隐痛，脉反滑数，此为肺痈，咳唾脓血。”“咳而胸满，振寒脉数，咽干不渴，时出浊唾腥臭，久久吐脓如米粥者，为肺痈，桔梗汤主之。”隋·巢元方《诸病源候论》:“肺痈者，由风寒伤于肺，其气结聚所成也。”《千金要方·肺痈》载苇茎汤:“治咳有微热，烦满，胸中甲错，是为肺痈。”清·程钟龄《医学心悟》:“咳嗽吐脓血，咳引胸中痛，此肺内生毒也，名曰肺痈，加味桔梗汤主之。”还引录了《医宗金鉴》关于辨认肺痈吉凶的方法：“凡治此症，唯以身温脉细，脓血交黏，痰色鲜明，饮食甘美，脓血渐止，便润者为吉。若手掌皮粗，溃后六脉洪数，气急颧红，污脓白血，懒食及大便结燥者为凶。”论文在开篇即大量研究整理了古代相关经验，学有所本。正如论文所说：“中医学的前辈在将近两千年来已给我们留下治疗肺脓肿的良好经验，值得我们深入学习，并把它结合在我们的临床治疗工作中。”

（2）病例不忽略西医内容

论文共报告了 3 列病人，主诉、现病史、既往史、治疗经过、理化检查详细客观，摒弃部分中医病案过于简单的弊端，使读者对病人各项情况能够得以翔实地了解，将 20 世纪 50 年代中西医治疗肺脓肿的情况反映下来，弥足珍贵。例如病例一：男性，43 岁，职业为自行车修理工人，住院号 20365。因咯血 20 天于 1954 年 10 月 20 日第一次入中医附院内科。入院前 40 天受凉后，发冷发烧，咳嗽，痰浓稠，量多。20 天来常有咯血，最多一次约 400mL，胸疼不能平卧，消瘦甚多，过去无咳嗽咯血史。入院时查体：发育营养中等，端坐呼吸，气管微偏右，胸部右侧背部呈浊音，有空瓮音，右肺底有湿啰音，其他正常。入院时检验：血红蛋白 44%，红细胞 3.04×10^{12}/L，白细胞 15.9×10^{9}/L，中性粒细胞 79%，血沉 34mm/h。痰：浓缩查抗酸杆菌六次阴性，病例检查三次未见瘤细胞。培养：绿色链球菌及卡他性双球菌生长二次，涂片。X 线照片：右肺上部炎性变，并伴有一个、有水平面之空洞，直径约 1.7cm，在胸之右旁。对于治疗，当时的情况是：入院后给予青霉素一天 60 万 IU，曾输血 300mL，9 天后仍低烧，常咯血，几乎每日 1 次。痰浓稠，日量 400 ～ 700mL。遂改用链霉素，剂量为每日 1g，链霉素总量约 7g。

基于上述情况，病人用中药治疗。论文中说中药用千金苇茎汤及白虎汤加减，3 剂药后，痰量显著减少，不觉发烧，病人食欲增加，精神愉快，1 个月后检查，白细胞 6.9×10^{9}/L，中性粒细胞 77%。39 天后 X 线片表现有显著好转。1955 年 4 月已经完全无咳嗽及吐痰，体重逐渐增加，并且参加修理自行车工作，仅稍觉疲倦软弱。1955 年 7 月，未再服药，完全工作，再照片已有吸收纤维化，但尚有一小的不规则空洞遗留。第 2 年 5 月访问病员，一般情况甚为良好，一直参加工作，无症状，再次照片，已至吸收纤维化阶段。论文前后呼应，客观科学，使读者实实在在地体会到中药治疗的必要性和现实效果，很有说服力。

（3）评价合理，结论明确

论文的精彩之处在于后半部分概述了西医治疗的进展、利弊。对于中医药治疗评价得非常可观，既积极肯定，又不过分拔高，实事求是。如对第三例的评价是："病员严重的病情下，停用一切抗生素及姿势引流而单独采用中医中药治疗，病情在短期内迅速恢复，如单独归于链霉素实不可能，因此，中医中药在此病员之治疗中是有明显的效果。"对第一例的评语是："病情进步的时间，距离停止青霉素治疗已有一月之久，并且是停链霉素 16 天以后，因此病员得以痊愈，当然应该归功于中医中药的治疗。"同时客观地说："在慢性肺脓肿患者，施行手术治疗有极大危险与困难时，可以考虑采取中医中药治疗。"对第二例讨论："病员一般情况好转，这不能不承认中药在此病例中是起了一定的作用，是否中药配合青霉素治疗可促进病变的恢复？此点由于观察病案尚不够多，目前不能得出结论，值得今后继续研究。"充分体现出一个中医大家的严谨、务实、科学的学术风范。

论文后部还总结了治疗的方法和体会。即咳嗽、痰多、寒热症状不显著的，用桔梗汤（桔梗、甘草）、千金苇茎汤（苇茎、薏苡仁、冬瓜仁、桃仁）为第一组方，目的是在排脓去痰。热势较重的，如发热、出汗、烦躁、口干等用白虎汤（知母、石膏、粳米、甘草）及千金苇茎汤为第二组方，目的在清肺、退热、排脓。久病咳嗽，津液亏损的，用养阴清肺汤去薄荷（大生地、麦门冬、杭白芍、贝母、牡丹皮、玄参、生甘草），目的在养阴、清肺。同时还强调辨证论治，附有五种加减方法。

《治疗肺脓肿的初步报告》中西医治疗记录详细、理法方药齐全，理论临床结合、治疗方法明确。广大读者反映实用性强、对临床借鉴意义很大。

2.《治疗瘟疫（钩端螺旋体病）的初步总结》

1958 年 7 月中旬，四川省温江地区发生了钩端螺旋体病，病情来势非常急骤，传播地区不断扩大。该病少数病人病情十分严重，治疗若不及时，则在发病二三日而致死亡。当时中医药参加了防治工作，疗效显著。李斯炽、卓雨农、宋鹭冰、何久仁于 1958 年在《成都中医药大学学报》发表了《治疗瘟疫（钩端螺旋体病）的初步总结》，全文约五千余字。有以下特点：

（1）描述准确

文中对该病的描述是：初发生的症状，有头昏、头痛、周身疼痛、发冷、腿软无力。部分病例咳嗽气紧、胸背作痛，或呕吐腹泻。少数病例有咳吐血痰，或咯血。还有部分病例，鼠蹊部淋巴肿大、有压痛，其中有少数病人，病情十分沉重，如治疗不及时，在发病二三日，便发现鼻翼扇动、心慌烦乱、面色苍白，嘴唇、指甲发绀，呼吸迫促等，心肺两绝的病状而致死亡。准确记录了钩端螺旋体病临床表现、发展。

（2）方案明确，操作性强

古代医家虽然有相关论述，但过于笼统，个性化强，不便操作。论文紧贴临床，制定出四个方案，其中发病期偏于热者用银翘散和清瘟败毒饮加减。偏于湿者用三仁汤和藿香正气散加减。恢复期脾气虚弱者用六君子汤加减，胃阴匮乏者用益胃汤加减。易于把握，对临床指导意义大。在每个方案下设发病症状、病因病机、治则治法、治疗方药、主治范围、临床加减等加以分述，条理清晰、简明扼要。现以第一方案为例：瘟疫之偏于热者，其发病较急，开始即为头痛身疼、发热恶寒，或但热不寒，或热多寒少，口渴思饮（兼湿的一般渴不思饮），心烦，小便黄，自汗或无汗；个别病例兼有咳嗽气紧、咯血、鼻衄、舌质红、苔薄白干燥（兼湿的薄白微腻）等症，脉象浮数，或弦数，治疗则应采用辛凉、甘寒、苦寒的药品，以解表热、败瘟毒为主，处第一号方，即清瘟败毒饮和银翘散加减配合而成。

组成药品：生石膏 15g，川连 3g，栀子 9g，黄芩 9g，知母 9g，玄参 9g，连翘 9g，甘草 3g，鲜竹叶 20 叶，金银花 15g，鲜芦根 15g，淡豆豉 9g。主治范围：发烧发冷，头痛身痛、口渴思饮、咳嗽、痰中带血、小便短黄、舌红或绛、苔薄白干燥，或薄黄不腻，脉数。

加减法：如口不渴，无汗或少汗，表证未解者，前六味可酌量减少；如头重昏痛，口渴不思饮，舌红，苔薄白微腻者，可酌去苦寒清热药味，加芳香、淡渗及宣化气分湿热之品。

足可见论文方案明确、操作性强。

（3）案例扼要，形式创新

文中共报道 23 例病人，每例病人下分姓名、性别、年龄、住址、治愈时间、主要症状、主要方药 7 部分记录。为便于了解，论文采取了新颖的表格形式，完整地将传染病病例呈现在读者面前。现将方案各举一例，以资佐证。

姓名：余某。性别：男。年龄：13 岁。住址：踏水乡协华五社。发病天数：2 天。临床类型：暑瘟偏热。治愈天数：4 天。主要症状：发冷，发烧，头昏，全身无力，流鼻血，食欲不振。舌质红，脉弦数，无汗。主要方药：第一号方加减。

姓名：李某。性别：女。年龄：73 岁。住址：镇子乡协亨利社。发病天数：1 天。临床类型：暑瘟偏湿。治愈天数：3 天。主要症状：恶寒，微有战栗，发烧，头昏，呕吐，腹泻，伴有腹隐痛。苔白干燥有裂纹，脉象浮缓。主要方药：第二号方加减。

姓名：王某。性别：男。年龄：17 岁。住址：三圣乡。主要症状：颜面苍白，体温较低，精神委顿，食欲不振，口淡无味，四肢软弱。苔白润，脉弱。主要方药：第三号方加减。

姓名：冯某。性别：男。年龄：22 岁。住址：永兴乡三社。治愈天数：2 天。主要症状：消瘦，身软无力，口干，口木，心慌气累，食欲不振。苔薄白干燥，脉虚弱。主要方药：第四号方加减。瘟疫病例不等同于其他疾病，不用统计的方法，而是将每一个病人各项情况详细地予以记录报道，为今天传染病的防治留下了宝贵的资料。

《治疗瘟疫（钩端螺旋体病）的初步总结》一文继承古代温病的治疗经验，分型合理、方剂平实，显示出了中医药崭新的生命力。

二、著作

1.《中医内科杂病》

《中医内科杂病》1956年在成都出版，为四川省成都市中医进修学校讲义。李斯炽在该书内容提要中说："诊断与治疗则大半根据自己的平日治疗经验，提出辨证的要点、治疗的原则。"所以，此书实际是李斯炽的临床心得、学验精华，一经出版供不应求。该书的特色为以下四点：

（1）精选病种，恰当务实

李斯炽说："本讲义重在介绍中医内科方面比较常见的、多发的病证，以便有助于临床实用。"书中共选择痢疾、疟疾、痨瘵、中风、痉病、黄疸、水肿、鼓胀、呕吐、泄泻、便秘、头痛、眩晕、咳嗽、哮喘、消渴、血症、流行性感冒18种。另外附有一篇流行性乙型脑炎的治法。目的在于为临床服务，能处理好身边的多发但不简单、常见但亦未必轻松应对的疾病。近些年，我国高等中医药院校得到大力发展，重在培养高层次中医药人才，但也存在着过分强调"高、大、全"和"高、精、尖"的某些问题。结果是高层次人才对于一些所谓的"小病"却解决不了，和人民群众的实际要求渐行渐远，丧失了中医的许多"阵地"。李斯炽在编写本书时选取病种的指导思想无疑是正确的、超前的。在今天对于加强医务人员的中医药理论知识与临床能力的培养，大力提高中医药在基层、社区的服务范围，对解决就医难问题，仍具有积极的指导意义。

（2）中西汇通，解释病机

中西医结合是李斯炽的重要学术思想之一，在本书中所列的各症的病因病理，多采用中西医结合的方式加以简要的说明。李斯炽的目的是"俾求得中西医在学理上的逐步沟通"。例如痉病，古人由于对于痉病的病因病理阐述过于简洁，造成了医家见症用方时缺乏指导，疗效欠佳。以至于徐大椿治痉病时抱怨："《金匮》诸方，见效绝少。”李斯炽的解释是：“《金匮要略》上说：‘太阳发热无汗反恶寒者名曰刚痉，太阳病发热汗出而不恶寒名曰柔痉。’‘太阳病其证备，身体强几几然，脉反沉迟，此为痉，瓜蒌桂枝汤主之。太阳病无汗而小便反少，气上冲胸，口噤不能语，欲作刚痉，葛根汤主之。’参考《伤寒论》的六经学说，太阳病是指一般外来因素所引起的疾病在初发病阶段，它主要的症状是恶寒、发热、头痛、项强，通常称这些病证为表证。刚痉和柔痉正是这样的表证，而以项背强为主要证候，以有汗和无汗作为治疗的着眼点，《金匮要略》所列的治法，刚痉用葛根汤、柔痉用瓜蒌桂枝汤，这两个方剂用于感受风寒所引起的如上所述表证，疗效确是相当好，但对于严重的痉病则不可能适应。”“痉病痉挛是一种运动能力的刺激现象，不是一个独立的病名。中医所说的痉病，既不是单指某一种神经系统的疾患，同时也并不包括各种痉挛现象的病变。”用这种中西医汇通的方法解释病机，使读者豁然开朗、疑窦冰释。

（3）辨证论治，鉴别诊断

李斯炽在每一疾病下都有辨证论治，或以八纲辨证，或以五脏辨证，或以气血津液辨证，总之以临床为本，灵活朴实。书中李斯炽还突出鉴别诊断，如在论述吐血时说：“吐血的原因，或由外感，或由内伤，血的来源，不是由呼吸系统，就是由消化系统。”并以表格的形式对两种出血做出鉴别诊断（表 1）：

表 1　肺出血和胃出血鉴别诊断

肺出血	胃出血
血液由咳嗽咳出	血液由呕吐吐出
流动性混有泡沫	凝固性无泡沫
颜色鲜红或略深	颜色暗红
不含食物	常与食物混合吐出
呈碱性反应	呈酸性反应
既往有肺病的证候	既往有肝胃病的证候
发作徐缓，持续时久	多突然发作，持续时间短
出血后大便无特异变化	出血后大便常带暗黑色

只有认真研究各种常见症状、证候和病机，才能对不同病证出现的相同症状加以鉴别。症状鉴别是从相类似的症状中，研究疾病不同的病因病机，以探求疾病的本质，这是正确进行辨证论治的关键步骤。不但学生要学习鉴别诊断，而且中医工作者在临床上也要把症状的鉴别作为疾病诊断中的重要环节。

（4）语言平实，选方实用

李斯炽此书虽为教材，但语言平实，表述简朴。例如，咳嗽节第一句话是："咳嗽也是一个有神经管理的反射动作，当呼吸系统的黏膜受到刺激便可通过神经的传导而引起咳嗽。"其后还说"不过有一些原因引起的咳嗽动作，往往是丧失了咳嗽本身的顺应性作用……因此我们也就不能不注意怎样使咳嗽减轻并消除咳嗽。但是必须指出，对于咳嗽患者的处理，切记单纯地采用镇咳的方法，最根本的办法还是在于治好那些引起咳嗽的疾病"。李斯炽平实的语言，不描摹，不夸张，准确恰当，说明事理。读者如同在亲临讲课现场，老师在传授自己的心得体会，使读者加强了理解，受益匪浅。书中在病名、病因后的随症治疗中还针对前述，列举了多个处方，方剂大都选用其自身实践过的有效之方，每个方剂中的药物有剂量，方后列主治，非常实用。

《中医内科杂病》充分反映了李斯炽的学术思想以及治学方法，公认是李斯炽的代表性著作之一。

2.《五脏辨证论治歌诀·杂病证治歌诀合编》

《五脏辨证论治歌诀·杂病证治歌诀合编》为李斯炽口述、李克淦整理。全文约 5 万字，成都中医学院老中医经验整理小组 1977 年油印。

（1）体裁新颖

记诵歌诀是中医学习的一种重要形式。一些方剂、针灸、中药书籍都采用歌诀这一体裁编写，如《长沙方歌括》《药性歌括四百味》《通幽赋》《玉龙歌》等。这些歌诀皆广泛流传，影响深远。编写歌诀不但要有专业知识，还要有很丰富的韵律、对仗等文学知识，难度很大。李斯炽国学造诣深厚，加之儿子李克淦的协助，成功采用七言歌诀形式论述了五脏辨证，以及杂病的症、因、诊、治。李斯炽的歌诀实用性和通俗性强，朗朗上口，便于读者记忆和应用。例如书中说："带下症，分五色，白带脾虚与湿邪。风冷、痰湿、气郁者，虚寒、虚热与湿热。肾阴阳，或欠缺，黄带脾虚兼湿热。赤为心火血热者，或为血分有湿热。胃火盛，带色黑，青为肝郁夹湿热。”用短短 82 个字将白、赤、黄、黑、青五带的病机分型介绍得清清楚楚。李斯炽的歌诀虚词很少，每一句都涵盖很丰富的内容，就一具体疾病而言，先是病因病机，然后是临床表现，再后是治疗方药，有条不紊，脉络清晰，熟读默记，对临床帮助很大。再以带下为例，书中说：“黄带症，濡数脉，是为脾虚兼湿热，带如黄茶气秽者，易黄汤方来清泄。心火盛，神难藏，带下赤色小便黄，心慌心悸舌尖绛，清心退火莲肉汤。血有热，吐衄血，经期提前带赤色，周身发疹脉数者，芩连清热又凉血。若血分，有湿热，带下似血又非血，淋沥不断脉滑者，清肝止淋来驱邪。胃火盛，面发赤，带下色黑如豆汁，腹疼解便如刀刺，利火汤方又除湿。带色青，气味腥，为有湿热在肝经，脉象细数微弦劲，加味逍遥效最灵。”理论与实践紧密结合，将带下证治疗概括殆尽。

（2）思想明确

李斯炽主张五脏辨证，他说：“把纷纭复杂的各种疾病症状，归纳到五条渠道上去辨认，使中医学更加系统简要，便于掌握。我认为这样处理，不但使初学中医的同志和广大工农兵学员能在短期内学会辨证论治的法则，而且对进一步整理提高中医学遗产，使它更加科学化、合理化，也可能是有补益的。”《五脏辨证论治歌诀》就是李斯炽五脏辨证思想的具体化，书中每一脏下设有许多分条，每一条下先是临床表现，然后是用药，将李斯炽的五脏辨证论治思想，具体地落到实处。如在肝脏下又分数条，其中肝气郁一条曰：“肝气郁，胸闷闭，咽间梗阻或嗳气，肋巴胀痛心口疼，耳朵发聋头发晕。心发烦，怒冲天，更加呕吐又吞酸，气塞痰喘小腹满，舌质暗晦脉细弦。疏肝气，用青皮，枳壳香附与刺藜，柴胡佛手川楝子，行血郁金与丹皮。气郁痰，成瘰疬，化瘰贝母与带皮，海藻昆布夏枯草，蛤粉瓦楞与牡蛎。”涵盖了胸闷、嗳气、脉细弦等临床表现，以及疏肝气所用的青皮、枳壳、柴胡等疏肝气的药物，同时还记录了气郁痰凝所用的贝母、带皮、牡蛎等药物，具体体现了脏腑辨证的学术思想。《杂病证治歌诀》是将临床上最常见的若干疾病，按照中医传统的病因、病机将其划分为若干类型，并列出各型同时出现的各种症状，然后举出临床上常用的有效方剂。共列有内科杂病 26 种、妇科 5 种，合计 31 种疾病。而病因、病机部分多采用五脏辨证的方法，是《五脏辨证论治歌诀》的临床实战。如果说《五脏辨证论治歌诀》是以脏腑为主线把每一脏失调所致的各种疾病串到一起，而《杂病证治歌诀》则以每一病种为线索把五脏失调的病机串到一起，一横一纵，完美体现了李斯炽五脏辨证论治的学术思想。

（3）客观平实

李斯炽治学客观平实、谦虚严谨。两种口诀涵盖了大部分疾病的证治，但李斯炽说："本书对各种疾病所列基本证型，似较烦琐，这主要是考虑如果证型列得过少，万一临床上出现了这一漏列证型，就会使初学者茫然不知所措。当然也不是说所有的证型都列完了，不过取其较为完备而已。"不仅如此，该书歌诀后还附以众多的注解帮助读者加以理解和记忆。

李斯炽在两种歌诀中都应用了"五脏辨证"的思想，但他深知每一种辨证方法既有其优点，同时也存在局限性。他客观地指出："对难以概括入五脏的疾病，如血症、风湿等，特附记在篇后。"附记歌诀谦虚地说："五脏病，基本完，脏腑相合病相连，有的病症难概括，再作补充谈一谈。"虽为补充，但并非一带而过，如"风湿病，身重沉，肢体浮肿骨疼痛，初起发热又怕冷，重时四肢木不仁。除风湿，用苍术，秦艽灵仙大独活，羌活龙骨豨莶草，海桐皮与丝瓜络。五加皮，晚蚕沙，蛇用乌梢与白花，风湿在表宜解表，入络活血效堪夸。"同样证治俱全，而血症更细分为血虚、血瘀、血寒、血热四部分。李斯炽还强调："疾病的发生，每每是错综复杂的，有时会几种病因交叉出现，有时又几脏同病，有时又寒热虚实并见。在临床上应认真细致地辨认，对具体问题做具体分析。对一些所列的代表方剂，也应根据情况进行加减取舍，切不可机械套用。对药物的使用量，应根据年龄、体质、气候、病情等灵活掌握，故本书未与标明。"字里行间尽现李斯炽治学客观平实的态度。

《五脏辨证论治歌诀·杂病证治歌诀合编》充分反映了李斯炽脏腑辨证的学术思想以及杂病辨证论治的经验，是李斯炽的代表著作之一。

学术年谱

川派中医药名家系列丛书

李斯炽

1892 年农历三月初七，出生于成都市良医巷，取名瑛。

1906 年入成都府中学堂（今石室中学）读书，并师事董稚庵。董为其家世交，擅诗文，工书法，尤精医术。

1912 年入四川高等师范学校（今四川大学）学习理化。

1915 年从四川高等师范学校毕业，留校做理化助手，并自学中医。

1920 年兼任成都联中、成公高中、成县高中等学校的物理实验教员。

1927 年在成都三桥南街住所设“李斯炽医寓”，接诊病人。与蔡品三、罗春舫等人发起组织“四川医学会”。

1929 年参加反对国民党政府“废止中医提案”的斗争。

1931 年参与组建“医药改进会”，创办《医药改进月刊》。

1932 年成都暴发霍乱，发起并参加“四川国医公会”“四川药业同业公会”等组织的“壬申时疫症救护队”，治疗和控制霍乱流行。采用自制“甘露午时茶”“辟瘟丹”等中成药，救济病者，活人甚众。

1933 年四川军阀为争夺地盘，在成都市内大打巷战，伤及无数无辜贫民。发起并参与“四川国医公会”组织的救护队，救治巷战时受伤的难民。

1934 年辞去所有教职，以医为业。在诊所开药房名“康寿药室”，贫苦病人免费送诊送药。并在“三福堂”“从心斋”两处义诊，每周四诊。

1935 年任四川医学会主席。

1936 年与“四川国医馆”赖华锋等部分中医界人士，筹组和创办“四川国医学院”，任董事兼教务主任。

1937 年日机轰炸成都，为避轰炸，国医学院疏散到外西银桂桥。上午在诊所诊病，下午到学校授课。

1938 年支持学生创办《中和医刊》，并为之作“发刊词”。

1939 年任“四川国医学院”副院长。“四川国医学院”在建立之初，为易于注册和取得合法地位，特邀陆军医院院长蔡干卿任院长，后又邀国民党师长林海坡任院长。后林出川抗日，院长一职长期空缺，实际上由副院长主持院务。支持门人赵源章在成都创办中医医院，义务担任医务主任。著《金匮要略新诠》。

1941 年支持学生王旭光等在成都创办新中医疗养院。

1942 年中央国医馆特派员曹叔实接管“四川国医学院”，自任院长。此间，每日在诊所诊治病人。参与创办《国医商钞》。

1946 年曹叔实病故后，由于学校负债累累，面临难以为继的窘境。应学校师生之请，复任“四川国医学院”院长。著《内经类要》。

1950 年成，当选为成都市各界人民代表。赴京参加第一届全国卫生工作会。成都市卫生局接管四川国医学院，后改组为“成都中医进修班”，担任成都中医进修班一、二、三、四期班主任。

1951 年与王文鼎等人筹备成立“成都中医学会”，未正式成立，即改组为“成都市卫生工作者协会”，任宣教部长。

1953 年参加首届四川省中医代表大会。参加首届成都市中医代表会，提出“按照成都市人力物力财力的可能，对医学遗产有计划地加以整理研究，使之逐渐系统化、科学化”的建议。

1954 年参加四川医学院工作，组建四川医学院中医教研室，任教研室主任。参与筹备成立中华医学会成都分会，任常务理事。建议在成都市成立中医医院。在其子李克光协助下，著成《中医内科杂病》。

1956 年所开的“康寿药室”并入四川医学院。与四川省立医院合作，进一步研究中医五脏问题。3 月，与黄德彰等人到德阳指导治疗时行肿病，中医组共收治 26 例患者，无一例死亡。被聘为《中医杂志》编辑委员会委员。

1962 年成都红十字会成立，任执行委员。

1963 年赴京参加卫生部医学科学总结会，在大会发言中，谈到中医近几年来的成就，提出对中医应有一个正确评价。建议成立中医学会，推动学术活动，在“医学科学总结”的总纲中，应该把中医中药提出来。决定将拟撰的《实用内经选释义》定名为《内经选释》。

1964 年 11 月，赴京参加第三届全国人民代表大会。

1966 年“文革”开始后，被打成“反动学术权威”，赋闲在家。从早至晚，病者盈门，皆为悉心诊治。

1972 年在其子李克淦协助下，编写成《中医五脏辨证论治歌诀》《杂病论治歌诀》等中医通俗读物。

1975 年当选为第五届全国政协委员。

1978 年在其子李克淦协助下，撰成《李斯炽医案》第一辑。

1979 年 2 月 20 日在成都逝世，享年 87 岁。

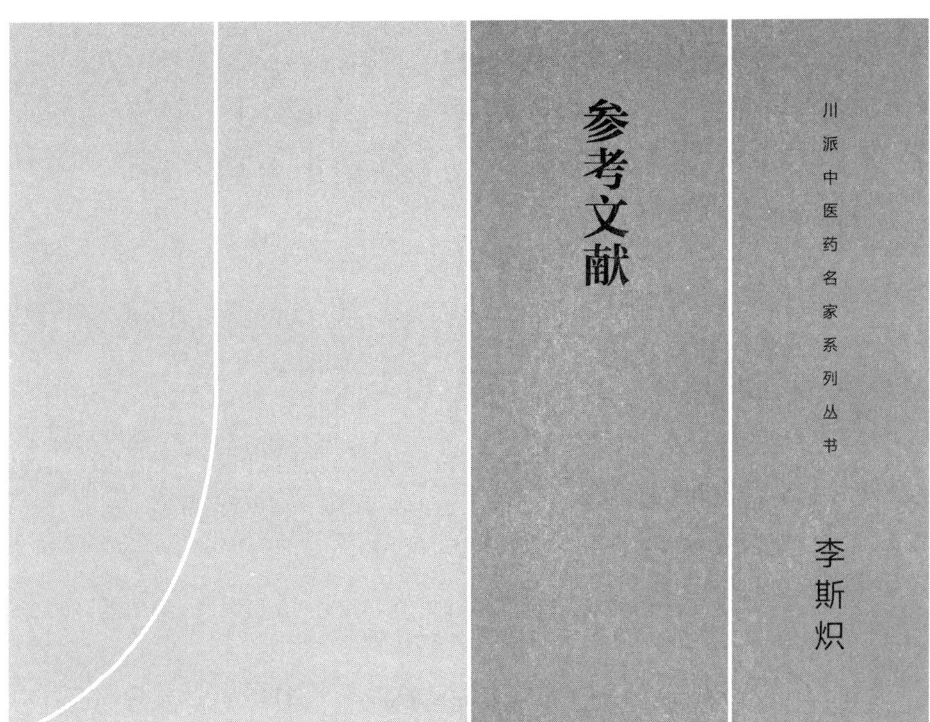
参考文献
川派中医药名家系列丛书
李斯炽

[1] 李斯炽 . 中医内科杂病 . 成都：四川省成都中医进修学校讲义，1956

[2] 李斯炽 . 金匮要略新诠 . 成都：铅印，1939

[3] 李斯炽 . 医学三字经简释 . 成都：四川人民出版社，1958

[4] 成都中医学院 . 李斯炽医案（第一辑）. 成都：四川人民出版社，1978

[5] 李克淦，李克光 . 李斯炽医案（第二辑）. 成都：四川科学技术出版社，1983

[6] 李继明 . 中华中医昆仑・李斯炽卷 . 北京：中国中医药出版社，2010

[7] 李继明 . 中国百年百名中医临床家丛书・李斯炽 . 北京：中国中医药出版社，2001

[8] 成都中医学院老中医经验整理组 . 成都中医学院老中医医案选（第一集）. 成都：铅印，1977

[9] 成都中医学院老中医经验整理组 . 成都中医学院老中医医案选（第二集）. 成都：铅印，1980

[10] 成都中医学院附属医院 . 第二届老中医经验交流会材料 . 成都：油印，1980

[11] 清・陈士铎 . 辨证录 . 北京：中国中医药出版社，2007

[12] 明・皇甫中 . 明医指掌 . 北京：中国中医药出版社，1997

[13] 明・秦景明 . 症因脉治 . 北京：人民卫生出版，2008

[14] 汉・张仲景 . 金匮要略 . 北京：人民卫生出版社，2005

[15] 清・陈念祖 . 医学实在易 . 北京：中医古籍出版社，2001

[16] 清・陈梦雷 . 古今图书集成医部全录 . 北京：人民卫生出版社，2006

[17] 清・罗美 . 古今名医汇粹 . 北京：中国中医药出版社，1997

[18] 明・王肯堂 . 证治准绳 . 北京：人民卫生出版社，2001

[19] 战国・佚名 . 灵枢 . 北京：人民卫生出版社，2007

[20] 宋・赵佶 . 圣济总录 . 北京：人民卫生出版社，1983

[21] 清・吴仪洛 . 本草从新 . 上海：上海科学技术出版社，1958

[22] 民国・张宗祥 . 本草简要方 . 上海：上海书店出版社，1985

[23] 清・魏之琇 . 续名医类案 . 北京：人民卫生出版社，1982

[24] 明・楼英 . 医学纲目 . 北京：中国中医药出版社，1998

[25] 佚名 . 神农本草经 . 北京：人民卫生出版社，1963
[26] 清・叶天士 . 本草再新 . 北京：群学社印出版社，1939
[27] 清・赵其光 . 本草求原 . 广州：广东科学技术出版社，2009
[28] 明・缪希雍 . 本草经疏 . 北京：中国医药科技出版社，2011
[29] 宋・寇宗奭，本草衍义 . 上海：商务印书馆，1937
[30] 清・吴本立 . 女科切要 . 北京：中医古籍出版社，1999
[31] 元・朱丹溪 . 丹溪手镜 . 北京：人民卫生出版社，1982
[32] 元・朱丹溪 . 丹溪治法心要 . 北京：人民卫生出版社，1983
[33] 明・张介宾 . 景岳全书 . 北京：中国中医药出版，1994
[34] 明・徐春甫 . 古今医统大全 . 北京：人民卫生出版社，2001
[35] 明・龚信 . 古今医鉴 . 上海：商务印书馆，1958
[36] 清・张振鋆 . 厘正按摩要术 . 北京：中国中医药出版社，1995
[37] 明・徐彦纯 . 玉机微义 . 北京：中国医药科技出版社，2011
[38] 明・孙志宏 . 简明医彀 . 北京：人民卫生出版社，1984
[39] 清・薛雪 . 医经原旨 . 上海：上海中医学院出版社，1992
[40] 明・倪朱谟 . 本草汇言 . 上海：上海科学技术出版社，2005
[41] 清・程杏轩 . 医述 . 合肥：安徽科学技术出版社，1990
[42] 清・张璐 . 张氏医通 . 太原：山西科学技术出版社，2010
[43] 清・吴谦 . 医宗金鉴 . 北京：人民卫生出版社，1963
[44] 明・李梴 . 医学入门 . 北京：中国中医药出版社，1999
[45] 清・吴瑭 . 吴鞠通医案 . 北京：人民卫生出版社，1960
[46] 清・陆以湉 . 冷庐医话 . 太原：山西科学技术出版社，1993
[47] 明・赵献可 . 医贯 . 北京：学苑出版社，2005
[48] 清・俞震 . 古今医案按 . 北京：中国中医药出版社，1999
[49] 三国・华佗 . 中藏经 . 北京：学苑出版社，2007
[50] 清・叶天士 . 临证指南医案 . 北京：人民卫生出版社，2006
[51] 清・傅山 . 傅青主男科 . 福州：福建科学技术出版社，1984
[52] 清・钱峻 . 经验丹方汇编 . 北京：中医古籍出版社，1988
[53] 宋・杨士瀛 . 仁斋直指方 . 贵阳：贵州科技出版社，2008

[54] 清・周学海. 读医随笔. 南京：江苏科学技术出版社，1983
[55] 明・李时珍. 本草纲目. 重庆：重庆大学出版社，1994
[56] 梁・陶弘景. 名医别录. 北京：人民卫生出版社，1986
[57] 清・沈金鳌. 要药分剂. 上海：上海科学技术出版社，1958
[58] 清・陈士铎. 石室秘录. 北京：中国中医药出版社，2008
[59] 清・张璐. 本经逢原. 北京：中国中医药出版社，2011
[60] 日・丹波元简. 金匮玉函要略辑义. 北京：人民卫生出版社，1955
[61] 清・郑钦安. 医法圆通. 北京：学苑出版社，2009
[62] 清・叶天士. 未刻本叶氏医案. 上海：上海科学技术出版社，1963
[63] 宋・陈无择. 三因极一病证方论. 北京：中国医药科技出版社，2011
[64] 清・陆懋修. 世补斋不谢方. 北京：人民卫生出版社，1955
[65] 明・龚廷贤. 寿世保元. 天津：天津科学技术出版社，2011
[66] 日・丹波元简. 杂病广要. 北京：人民卫生出版社，1965
[67] 金・刘宗素. 素问病机原病式. 上海：上海科学技术出版社，2000
[68] 清・冯兆张. 冯氏锦囊秘录. 北京：中国中医药出版社，1996
[69] 清・吴瑭. 温病条辨. 北京：人民卫生出版社，2005
[70] 清・叶天士. 眉寿堂方案选存. 上海：大东书局，1937
[71] 清・尤在泾. 金匮翼. 北京：中国中医药出版社，1996
[72] 清・王学权. 重庆堂随笔. 南京：江苏科学技术出版社，1987
[73] 清・谢映庐. 得心集医案. 北京：学苑出版社，2011
[74] 明・袁班. 医学妙谛. 太原：山西科学技术出版社，2012
[75] 清・李用粹. 证治汇补. 北京：中国中医药出版社，2008
[76] 明・龚廷贤. 万病回春. 北京：人民卫生出版社，2007
[77] 清・陈修园. 时方歌括. 福州：福建科学技术出版社，1984
[78] 清・雷丰. 时病论. 北京：人民卫生出版社，1972
[79] 清・赵学敏. 本草纲目拾遗. 北京：中国中医药出版社，1998
[80] 春秋・秦越人. 难经. 上海：上海科学技术文献出版社，2010
[81] 清・沈金鳌. 沈氏尊生书. 北京：中国中医药出版社，1997
[82] 清・费伯雄. 医方论. 北京：中医古籍出版社，1987

[83] 清・吴仪洛 . 成方切用 . 上海：上海科学技术出版社，1958
[84] 民国・张锡纯 . 医学衷中参西录 . 石家庄：河北科技出版社，2002
[85] 清・顾松园 . 顾氏医镜 . 郑州：河南人民出版社，1961
[86] 明・薛己 . 正体类要 . 上海：上海卫生出版社，1957
[87] 明・戴原礼 . 秘传证治要诀及类方 . 北京：人民卫生出版社，2006
[88] 明・李中梓 . 医宗必读 . 北京：中国医药科技出版社，2011
[89] 清・唐宗海 . 血证论 . 北京：人民卫生出版社，2005
[90] 清・叶天士 . 医效秘传 . 上海：上海科学技术出版社，1963
[91] 清・程杏轩 . 医述 . 合肥：安徽科学技术出版社，1990
[92] 明・汪绮石 . 虚损启微 . 北京：人民卫生出版社，1988
[93] 清・程国彭 . 医学心悟 . 北京：人民卫生出版社，1981
[94] 赵恩俭・津门医粹 . 天津：天津科学技术出版社，1993
[95] 邹孟城・三十年临证经验集 . 上海：上海科学技术出版社，2006
[96] 清・王旭高 . 王旭高临证医案 . 北京：人民卫生出版社，1987
[97] 民国・彭子益 . 圆运动的古中医学 . 北京：学苑出版社，2008
[98] 清・高世栻 . 医学真传 . 南京：江苏科学技术出版社，1983
[99] 清・鲍相璈 . 验方新编 . 上海：上海第二军医大学出版社，2007
[100] 清・叶天士 . 医效秘传 . 上海：上海科学技术出版社，1963
[101] 宋・杨倓 . 杨氏家藏方 . 北京：人民卫生出版社，1988
[102] 清・吴仪洛 . 成方切用 . 上海：上海科学技术出版社，1958
[103] 清・庆云阁 . 医学摘粹 . 上海：上海科学技术出版社，1983
[104] 清・李用粹 . 证治汇补 . 北京：中国中医药出版社，2008
[105] 金・李东垣 . 兰室秘藏 . 北京：人民卫生出版社，2005
[106] 徐梦斌・名师垂教 . 长春：吉林科学技术出版社，2000
[107] 民国・林德臣 . 凌临灵方 . 杭州：杭州三三医社出版社，1933
[108] 闫云科 . 临证实验录 . 北京：中国中医药出版社，2012
[109] 清・怀远 . 古今医彻 . 上海：上海世界书局，1936
[110] 清・江之兰 . 医津一筏 . 太原：山西科学技术出版社，1999
[111] 清・叶天士，薛生白，缪宜亭 . 三家医案合刻 . 上海：上海科学技术出版社，2010

[112] 宋·严用和.济生方.北京：人民卫生出版社，1980

[113] 清·王清任.医林改错.北京：人民卫生出版社，2005

[114] 明·赵献可.医贯.北京：学苑出版社，2005

[115] 明·楼英.医学纲目.北京：中国中医药出版社，1998

[116] 清·林珮琴.类证治裁.上海：上海中医药大学出版社，1997

[117] 宋·苏颂.本草图经.合肥：安徽科学技术出版社，1994

[118] 清·黄元御.玉楸药解.太原：山西科学技术出版社，2012

[119] 清·吴坤安.伤寒指掌.上海：上海科学技术出版社，1982

[120] 清·喻昌.医门法律.北京：人民卫生出版社，2006

[121] 清·叶天士.外感温热篇.南京：江苏科技出版社，1983

[122] 清·徐大椿.女科指要.太原：山西科学技术出版社，2012

[123] 明·李时珍.濒湖脉学.北京：学苑出版社，2005

[124] 朝鲜·金礼蒙.医方类聚.北京：人民卫生出版社，2006

[125] 宋·太平惠民和剂局.太平惠民和剂局方.北京：人民卫生出版社，2007

[126] 清·谢玉琼.麻科活人全书.上海：上海科学技术出版社，1959

[127] 宋·陈自明.校注妇人良方.南昌：江西人民出版社，1956

[128] 明·王化贞.产鉴.郑州：河南科学技术出版社，1982

[129] 明·许宏.金镜内台方议.南京：江苏科学技术出版社，1985

[130] 李斯炽.素问玄机原病式.成都中医学院学报，1959（10）：33

[131] 李斯炽.运气学说管窥.成都中医学院学报，1960（7）：5

[132] 李斯炽.中医对流行性感冒的认识和治疗.学习资料（内刊），1958（4）：19

[133] 李斯炽.介绍中医学文献中有关血吸虫病症的记载和治疗方法.学习资料（内刊），1958（8）：10

[134] 李克淦.李斯炽教授学术思想探要.中医药学刊，2002（5）：564